本书为河北省医学人文社会科学研究基地研究成果

高校校园文化建设成果文库

医学人文研究与探索

主　编　傅英会

副主编　李晓玲　张振宇　刘云章

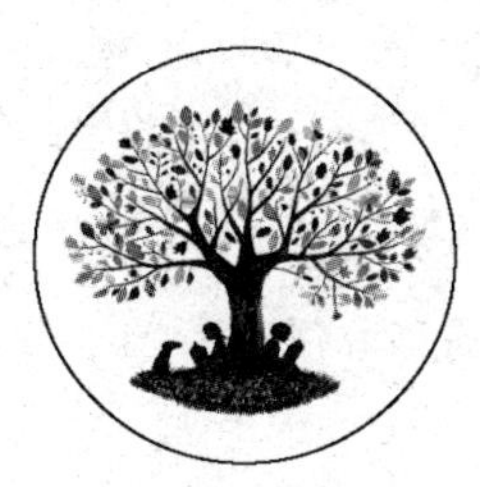

光明日报出版社

图书在版编目（CIP）数据

医学人文研究与探索 / 傅英会主编. --北京：光明日报出版社，2019.3

ISBN 978-7-5194-5237-7

Ⅰ.①医… Ⅱ.①傅… Ⅲ.①医学—人文科学—研究 Ⅳ.①R-05

中国版本图书馆 CIP 数据核字（2019）第 061414 号

医学人文研究与探索

YIXUE RENWEN YANJIU YU TANSUO

主　　编：傅英会

责任编辑：史　宁　　　　责任校对：赵鸣鸣

封面设计：中联学林　　　　责任印制：曹　诤

出版发行：光明日报出版社

地　　址：北京市西城区永安路 106 号，100050

电　　话：010-67078251（咨询），63131930（邮购）

传　　真：010-67078227，67078255

网　　址：http://book.gmw.cn

E - mail：shining@gmw.cn

法律顾问：北京德恒律师事务所龚柳方律师

印　　刷：三河市华东印刷有限公司

装　　订：三河市华东印刷有限公司

本书如有破损、缺页、装订错误，请与本社联系调换，电话：010-67019571

开　　本：170mm×240mm

字　　数：438 千字　　　　印　　张：26

版　　次：2019 年 5 月第 1 版　　　　印　　次：2019 年 5 月第 1 次印刷

书　　号：ISBN 978-7-5194-5237-7

定　　价：99.00 元

序

医学院校作为培养医药卫生工作者的摇篮，在“健康中国”建设中承担着重要的职责与使命。医学人文素养是现代医学生的必备素质之一，加强医学生的人文素质教育，提升医学生人文素质养成，不仅有助于医学生的个人成长与职业发展，也关乎我国医疗卫生事业的进步和“健康中国”建设。

医学生是国家医药卫生事业的后备军，担负着“健康所系，性命相托”的神圣使命。身患疾病的患者，需要的不仅是疾病的治愈，更是人性的呵护、人格的尊重、心理的安慰和灵魂的关怀，况且，现有医疗卫生技术并不能治愈所有疾病。因此，医药卫生工作者不仅要掌握精湛的医疗卫生技术，还应该具备良好的人文素养和高尚的医德。同时，社会公众对医药卫生事业的需求和期待开始从疾病防治转向增进健康、提高生活质量，医学模式也从“生物医学模式”转变为“生物—心理—社会—环境医学模式”，这都要求医药卫生工作者具备扎实的综合素质和良好的人文精神。

面对社会公众的期待和医学发展的新趋势，肩负培养医药卫生工作者这一重要任务的医学高等院校，必须始终坚持“育人为本，德育为先”的原则。多年来，河北医科大学坚持把培育和践行社会主义核心价值观融入医学教育全过程，教育引导医学生树立正确的世界观、人生观、价值观，增强医学生献身祖国医疗卫生事业和保障人民身心健康的使命感和责任感；大力加强以医学生职业道德、职业伦理和职业态度为基本内容的职业素质教育，培养医学生高尚的职业道德情操，教育引导医学生将预防疾病、解除病痛和维护民众的健康作为自己的神圣使命；大力加强人文关怀精神和人际沟通能力的培养，使医学生成为懂得关爱病人、尊重他人、尊重生命的德才兼备的医学人才。

为进一步做好医学生人文素质教育工作，河北医科大学党委与时俱进，积极探索，充分调动思想政治工作者、一线教师、管理工作者、临床带教老师的积极性和主动性，力求使医学人文素质教育工作贯穿到教育工作的每一个环节，通过教书育人、管理育人、服务育人、医疗育人、环境育人、实践育人，使育人成为广大教育工作者的一种使命、一种责任、一种自觉，并在全员育人、全过程育人、全方位育人的实践中，形成了人文教育与专业教育、通识教育融为一体的育人体系，使学生在无形中接受，在接受中渗透，在渗透中濡染，达到了“随风潜入夜，润物细无声”的育人效果。

本书是我校多年来开展医学人文教育与研究工作的初步总结。在认真分析我校医学人文工作特色和医学生培养方式特殊性的基础上，本书通过研究论文、实践总结、工作案例、调研报告等形式，集中反映了我校多年来在医学人文教育理论研究、实践探索、机制建设、载体创新、经验梳理、特色凝练等方面的基本情况，并对医学人文教育工作的现实语境、理论图景、实践进路等基本问题进行了一定的探讨和思考。本书注重理论性与实践性、引导性与发展性、科学性与实效性的统一，全书分为“医疗卫生事业管理”“思想政治”“实践育人”“医学人文”“医学教育”“心理研究”“医院文化”等七篇，内容涵盖了医学人文教育的多个方面。

这些成果的探索过程、梳理过程和应用过程，有力促进了我校医学人文教育与研究工作，并取得了显著成效。近年来，我校不断加强哲学社会科学课程建设，开设了《医学伦理学》《医学心理学》《护士礼仪与美学》《中国医学史》《卫生法规概论》等必修课，以及文学艺术、医学人文、中医中药、传统文化等选修课体系，探索构建思政理论课、医学专业课、医学人文课“三位一体”的教育模式。同时，加强哲学社会科学平台建设，设立医学教育学博士点，建立河北省医学人文社会科学研究基地、河北省健康发展研究中心、河北医科大学社科联、临床人文关爱与护理研究中心、医学人文研究中心等，取得了丰硕的理论和实践成果。

大学存在的终极理由和根本使命是培养人。河北医科大学作为一所百年老校，虽历经风雨沧桑、物换星移，但从未忘记自己承载的历史责任和时代使命，从未忘记坚持育人为本、德育为先，从未忘记把培养德智体美全面发展的人才作为至高追求，努力做到让每一个医大走出去的学子有个人修养，有社会担当，有人文情怀，有高尚医德，有广博知识，有科学精神，有创新意识，有精湛医技。《大学》开宗明义地指出："大学之道，在明明德，在亲民，在止于至善。"大学最重要的意义在于培养有政治素质和道德素质的一代新人。为此，我们深感任重道远。

由于时间和水平所限，本书难免会有不足之处，恳请诸位同仁不吝指教。

2018 年 1 月

目　录

CONTENTS

第一篇 01

医疗卫生事业管理篇

深化医改进程中省级公立医院内部管理问题探讨*

——基于四家省级公立医院的实证调查研究

中国医药卫生体制改革已经走过了 8 年历程，总的来看，成绩斐然。作为中国社会深化改革的重要构成部分，医改在提升国民健康水平方面发挥了重要作用。公立医院的改革是整个医改最重要、最关键的环节，当公立医院的改革进入到深水区时，也就标志着医改进入到了一个崭新的阶段。在医改的进程中，公立医院如何适应医改需要，与医改的推进方向和医改对公立医院改革的基本要求完成衔接，并通过提高医院的管理水平，真正建立和不断完善现代医院管理制度，是当前医院管理领域研究的重要课题，也是落实国务院《关于建立现代医院管理制度的指导意见》的基础性工作。本文在对某省 4 所大型省级公立医院(均为三甲医院)内部管理状况调查研究的基础上，对深化医改进程中省级公立医院内部的管理问题进行如下探讨。

一、加强和改进公立医院内部管理是深化医改的必然要求

公立医院既是深化医改的对象，也是深化医改的主体。公立医院的管理水平代表着医疗卫生体制的运行质量和效率，体现着医改所承诺的“将医疗卫生作为公共产品提供给社会”的总体供给水平，并直接影响着医改政策在医疗终端的落实状况。因此，把加强医院内部管理作为深化医改的一个重要内容，加快推进公立医院的现代医院管理制度建设，不仅可以使医院在更高水平的运行中充分体现医改的价值，让患者得到更优质的医疗服务，体会到医改所带来的获得感，也可以使医院改革发展模式、整合资源布局，从而实现深化医改所追求的医疗卫生公平

---

* 傅英会：河北医科大学纪委书记。

与效率的统一。

（一）加强公立医院的内部管理是深化医改的应有之意

伴随着中国社会改革开放的历史进程，中国医药卫生体制改革已经进行了近40年。体制改革的动力，来自于中国社会不断进步的力量。改革开放极大地推动了中国经济和社会的发展、社会财富的积累和人民生活水平的提高，推进了医药卫生事业的全面进步，提升了整个社会旺盛的健康需求。改革开放前所实行的“广覆盖、低水平”的城镇职工免费医疗和农村合作医疗制度，不能被自然地带进中国社会由计划经济向市场经济的转型过程。受到经济形态转型的强烈影响，中国的医疗卫生领域也被裹挟着加入了准市场化的进程，这个过程对完成中国医疗卫生领域的基础积累和现代医院规模的快速扩张，发挥了重要作用。但是同时也形成了医疗卫生领域市场化或准市场化的利益导向与医疗卫生作为公共产品的公益性质之间的尖锐矛盾。这一矛盾反映在医院管理方面，主要表现为以下几个特征：一是公立医院逐利文化的形成。由于政府投入的减少，医院将经济效益放在了其生存发展的首位，医院的管理模式和制度更多地向经济效益方向做出调整。在此环境下，医务工作者容易将创造更多效益放在提供高品质医疗服务之上，使得医德医风问题凸显，也就形成了越来越浓厚的逐利文化氛围。二是内部管理弱化。由于利益的牵引，近年来大型公立医院大多着眼于外延发展，从而使医院规模迅速扩大。医院规模的快速扩张，使内部管理资源被稀释，支撑发展的能力严重不足，管理水平没有同步提高，内涵建设欠账较多。三是患者满意度下降。政府对医院宏观调控的弱化和医院公益性质的淡化，从某种程度上加剧了“看病难、看病贵”的状况，患者对医院和医生的信任度下降，导致医患矛盾凸显，甚至使医患之间暴力冲突事件频出。这些问题的产生，都与公立医院公益性被消解有关。公立医院的公益性回归是深化医改的目标之一。要实现这一目标，就意味着公立医院内部管理的钟摆要从过去的注重利益导向，向其公益性本质进行调整。

（二）加强公立医院的内部管理是深化医改的关键环节

深化医改对公立医院公益性的定位，是党和国家对医疗卫生领域所赋予的职能和任务决定的，也是国家医疗卫生体制对医院管理所作出的制度设计和安排规定的。公立医院内部管理体系的构成和运行，需要与国家相关制度和由制度所决定的对医疗卫生领域的治理方略相适应。医院的内部管理体系应当主要以是否能够全方位地体现公益性定位为尺度来进行设计和运行。实际上，2017 年 7 月国务院办公厅出台的《关于建立现代医院管理制度的指导意见》(以下简称《意见》),就已经对医院内部管理问题提出了原则性要求。《意见》明确指出:"现代医院管理制度是中国特色基本医疗卫生制度的重要组成部分"。① 这是对医院管理与"医改"关系的一种明确界定,说明现代医院管理制度的建立是医药卫生体制改革的构成部分。由此可以认识到,公立医院的公益性回归、现代医院管理制度的建立以及医院内部管理的优化三个方面,都需要在医疗卫生体制改革的推进过程中一致起来才能很好地完成。其中,公益性是公立医院改革的方向和基本定位,建立现代医院管理制度是遵循这一方向和实现这一定位的基本要求,而医院内部管理的改善和整体水平的提升则是真正达到这三方面统一的具体措施和路径。

公平与效率统一是深化医改最重要的目标,公立医院的公益性更多体现了公平的要求,如果没有效率作保障,公益性就很难实现或者持续。《意见》强调:"到2020年,基本形成维护公益性、调动积极性、保障可持续的公立医院运行新机制和决策、执行、监督相互协调、相互制衡、相互促进的治理机制,促进社会办医健康发展,推动各级各类医院管理规范化、精细化、科学化,基本建立责权清晰、管理科学、治理完善、运行高效、监督有力的现代医院管理制度"。② 从中可以看出,加强医院内部管理、建立现代医院管理制度、提升医院运行效率是维护医院公益性的重要支撑,是实现深化医改目标的重要一翼。可以说,在政府投入不足,药品加成取消,新的医改政策升不足以补降的条件下,公立医院要落实医改的要求,做大医疗健康的"蛋糕",实现患者利益、医院利益、医务人员利益的共赢,充分调动医务人员的积极性,保障医院的可持续发展,就必须向管理要效益,靠管理聚人才,凭管理提升医疗水平。

二、省级公立医院内部管理所存在的主要问题的调查分析

省级公立医院一般有比较规范的管理体制,也有自身较完整和系统的内部管理理念、管理模式和管理体系,加之多年来国家对这类大型医院也制定了一整套治理方案,这些传统的管理模式和方式在公立医院多年的发展中发挥了重要的作用。伴随中国改革开放的步伐,这些已经积累多年的传统管理模式也在不断地改

① 国务院办公厅. 关于建立现代医院管理制度的指导意见. 中国政府网,2017-07-25.

② 国务院办公厅. 关于建立现代医院管理制度的指导意见. 中国政府网,2017-07-25.

进和转换,其向现代医院管理制度迈进的速度也在不断地加快并取得了一定成效。我们在对某省4所大型公立医院的调查中发现,目前,医院在内部管理上对加快现代医院管理制度的建设有着较强烈的愿望和需求,并按照有关要求做了大量基础性工作,在某些方面也进行了积极探索。但是,传统管理理念和管理模式的惯性仍然较强,其渗透面也很广,使得建立现代医院管理制度无论在思想层面、制度层面还是在执行层面上仍有大量的工作需要完成。尽管公立医院的改革已经按照医改的进程和要求列入了议事议程,但一些方面的改革更多是被动行为,前瞻性和主动性不够。造成这种状况的主要原因还是医院内部管理理念的转变与国家治理医院的理念尚未达到完全地统一。国家力求通过加快推进现代医院管理制度建设的进程,与公立医院向公益性回归的改革进程协调一致起来,从而完成国家治理与医院管理上的统一。但是我们应当充分认识到,要对既定的、已经统摄医院管理实践多年的管理理念和管理模式升级改造,甚至在一定意义上说要实现其质的更新,所触动、调整乃至彻底革新的方面和领域必然广泛而深入,特别是会触动医院本身和医务工作者的切身利益。利益的重新调整以及由此所产生的矛盾,都会在一定程度上影响新的管理理念的确立以及现代医院管理制度的全面实施。从调查情况来看,这几家医院在内部管理上均存在一定问题和短板,只是性质和程度不同,但都与现代医院管理制度的要求存在着不一致性。

调查研究的4家省级公立医院,都属于大型和特大型三级甲等医院。医院固定资产规模总计50.3亿,床位数8431张,年均门诊量约在5003493人次,年出院人数总计345864人,职工数量总计13650人,4所医院2016年的总收入95.66亿元。这4所医院各有自己的特色医疗领域和强势学科,其中一些领域甚至在国内临床医学界都占有重要地位,在全省,特别是省会及周边地区更是发挥着重要作用。这4所医院在内部管理上都具有与自身发展和学科特点一致的管理理念和模式,先后被评为国家及省一级医院管理优秀单位。在对调查结果的梳理与分析中我们认为,这些医院既存在一些公立医院共性的问题,也有自身管理上的问题。

(一)廉政风险防控机制建设需要进一步加强

部分医院相关制度不健全、内容不具体、缺乏操作性,党风廉政建设主体责任落实不到位。个别医院领导班子从严治党意识不强烈,对党风廉政建设和反腐败斗争形势的严峻程度认识不足,工作缺乏主动性和自觉性,担当精神不强。在落实上级要求方面,虽然能够及时安排部署,但存在党政主要负责人挂帅不出征的问题,也存在压力传导不够的"中梗阻"现象,在经常抓、反复抓,抓细抓实方面还做得不够。在对权力运行实行动态监控、全程监控方面,特别是对重要领域和关键环节中所潜藏的廉洁风险,实施风险预警、风险化解、责任追究等方面的力度不够大。这些问题的存在,一定程度上弱化了医院管理,也不利于医改在医院的推进和落实。

(二)绩效考核分配制度有待进一步完善

在薪酬制度设计和激励机制上,均存在某些不合理方面。医院大多实行按职称、按级别管理的工资制度,绩效工资占比较小,不利于调动医务人员的积极性。在医院综合绩效分配方案中,工作量、质控等指标占比较低。分配方案没有形成动态调整机制,随机所做的调整缺乏必要的制度依据。奖金核算分配方案中虽然明确与医德医风、患者满意度挂钩,但实际核定发放绩效工资时,不能较好地体现医德医风、患者满意度等内容。

(三)财务管理尚需进一步规范

未建立"统一领导,集中管理"的财务管理机制,存在财务分散管理问题。预算管理体系不健全,预算管理、成本核算制度落实不到位;个别医院融资审批制度未落实;内部审计机构不健全,制度不完善,有的医院中层干部未进行离任审计;财务票据管理及保险程序不完善;部分医院财务业务处理不规范,会计科目使用不正确,现金管理未做到"日清月结"。医院财务管理存在的这些问题,本质上是医院管理不够科学和规范的表现,也在一定程度上反映出现代医院管理制度建设的紧迫性。

(四)医疗质量与安全管理存在不足

总体来看,近年来,所调研的4家医院医疗技术质量与安全水平有了很大提高,但也发现了一些存在的问题。一是部分医院医疗质量管理体系不完善,质控指标更新不及时,质控组织作用发挥不充分;个别医院未设立专门的质量管理部门,没有制定质量管理方案和质控目标。二是核心制度执行不到位,病案、医疗技术管理以及投诉和不良事件处置能力有待加强。三是有的医院感染防控措施不到位,医疗废物处理不及时,存在一定的安全隐患。

(五)医患关系管理不到位

一是医院医疗环境不佳,如病房环境差、整体卫生不够良好等。二是少数医护人员责任心不强,服务态度有待改善,4家医院对患者回访的调查结果显示,这一项占比达到了20%左右。三是部分医务人员不注重与患者沟通,存在重治病轻待人,重技术轻心理的行医观念。四是对患者评价反馈重视不够。在调研中发现,某家医院门诊评价器在服务窗口只有一台且未使用,没有测评数据;而住院评价率为83.32%,满意度为77.89%,未达规定标准。

(六)信息化建设亟需提高

一是未进行信息系统评价,子系统存在信息孤岛现象。有的医院信息化建设水平和医院发展水平不匹配,模块少,版本低,医院信息管理系统没有进行功能评级,功能不完善,不能满足医院临床管理和临床工作需要,如未建立药品不良反应报告信息平台、临床路径管理、投诉信息上报系统、不良事件上报系统等。二是部分医院未对数据库进行异地备份,存在安全隐患。数据安全是现代医院信息系统安全的重中之重,一旦数据丢失,对任何一家医院来说都会产生重大影响。

上述问题只是调研时所发现的一些主要问题,在一定程度上反映出目前省级公立医院在现代医院管理制度建设上的缺失和不足。解决这些问题不能够就问题看问题,就问题解决问题,而是应该按照建立现代医院管理制度的要求,从整体上全面提升医院管理水平。

三、推进医院管理内部改革,以适应深化医改需要的对策建议

在研究建立适应深化医改需要的医院管理制度的过程中,应准确把握我国深化医疗卫生体制改革原则、目的、任务和要求,积极借鉴国内外现代医院管理制度的先进经验,紧密结合医院实际,充分调动医务人员积极性,大胆探索实践,以加快实现医院内部治理体系和管理能力的现代化。

(一)建立健全现代医院管理决策机制

在建立现代医院管理制度,加强医院内部管理的过程中,按照医院章程所形成的医院决策机制处于十分重要的地位。《意见》规定,院长办公会议是公立医院行政、业务议事的决策机构,对讨论研究事项作出决定。但在具体管理实践中,科学的决策必须保证党组织意图的充分体现,切实发挥公立医院党委的领导核心作用;必须坚持依法依规决策,加强党风廉政建设,不断强化廉政风险防控;必须充分发挥专家在技术咨询和可行性方面的论证作用,认真听取医疗质量安全管理、药事管理等专业委员会的意见;必须依法保证广大职工的参与,积极推进院务公开,确保决策公开透明。

(二)进一步加强财务管理

加强医院财务制度建设,将财务收支、预算决算、会计核算、成本管理、价格管理、资产管理等纳入财务部门统一管理;加强医院审计工作,按照上级内部审计工

作规定和医院审计制度，真正发挥审计的经济监督、经济鉴证、经济评价职能，从而为医院经济活动的健康有序发展保驾护航；完善医院的全成本核算制度，推进医院全成本核算控制，提高全体员工的成本意识，降低医疗服务成本，降低患者医疗费用；加强物资的日常管理，完善盘点制度，规范盘点要求，制定明确的盘点流程，真正做到账账相符，账实相符。

（三）建立科学合理的医院薪酬制度

现代薪酬观念认为薪酬是对员工人力资本付出的一种回报，是促进医院和员工双赢发展的一个媒介。① 公立医院薪酬制度的设计应注重公平性和激励性的统一，要在结合医院的战略性总体需求和员工的期望与要求的基础上，建立适应行业特点、科学合理的薪酬制度。一是建立稳定的薪酬投入保障制度，逐渐提高医院薪酬水平，充分体现医务人员劳动价值；二是改进医务人员工资结构，充分体现激励和约束并重，发挥薪酬的引导作用；三是以公益性为导向，完善公立医院绩效考核制度和绩效评价指标体系。②

（四）提升医院医疗质量安全管理水平

一是健全医疗质量安全管理制度和质量管理体系，制定院科两级质量控制目标，定期分析指标变化趋势，根据研判结果采取相应措施，规范诊疗行为，加强临床治疗的风险控制。二是压实医疗质量安全责任，特别是院长作为第一责任人的责任，要以落实医疗质量安全院、科两级责任为基础，将责任细化到临床诊疗服务全过程，做到责任明确具体到人，可追溯可倒查。三是突出抓好重点部位和环节的质量安全管理，加大对首诊负责、三级查房、分级护理、手术分级管理、抗菌药物分级管理、临床用血安全等医疗质量安全核心制度落实情况的监督检查。四是完善医院内部医疗质量与安全的考核制度，健全质量监控考评体系，建立多部门协调管理机制，促进医疗质量持续改进。

（五）加强医院文化建设

一是树立正确的办院理念，进一步强化公立医院的公益性，把为人民群众提供优质的医疗服务作为根本追求，在医院大力倡导“敬佑生命、救死扶伤、甘于奉献、大爱无疆”的职业精神，增强医务人员的荣誉感和社会责任感。二是培树良好

---

① 孙锐，徐勋良，沈志刚．三甲医院绩效考核与薪酬体系管理的实践性研究与体会[J]．西南国防医药，2016(3)：322－323.

② 方鹏骞，苏敏，闵锐等．中国特色现代医院管理制度的问题与对策研究[J]．中国医院管理，2016(11)：4－7.

的医德医风,开展社会主义核心价值观教育,提高医务人员的职业素养;强化医务人员尊重患者、关爱患者的意识,使其将人文关怀、帮助抚慰的理念融入诊疗过程;强化医务人员的法律意识,开展多种形式的警示教育,浓厚医院廉洁文化氛围。三是加强对医务人员的培训,提高其与患者的沟通能力,消除诊疗过程中的误解,积极化解医患矛盾,提升患者的满意度。

(六)进一步加大信息化建设力度

提升医院现代管理水平,信息化建设是不可或缺且越来越重要的手段。在一定程度上,医院信息化水平反映着医院现代管理水平。一是要做好顶层设计和规划,并为将来的升级和扩展留足余地;要着眼医疗信息资源共享,强化系统的开放性,防止出现信息孤岛。二是信息化建设要与医院的发展水平相适应,积极运用先进的信息科技成果,结合医院的管理模式和特点,丰富信息管理的模块和内容,提高信息技术应用在医院管理中的效能。三是要注重信息安全,健全相关制度,规范操作程序,加强安全监管,提高抵御网络攻击的标准和能力,防止因发生重大信息安全事故而造成严重损失。

在深化医改的进程中,建立现代医院管理制度是一项艰巨复杂的系统工程,涉及到国家政策、经济发展、制度衔接、利益调整等方方面面。随着改革的深入,新的矛盾和问题也会不断涌现,需要通过制度创新和完善去解决。公立医院,特别是省级公立医院,在深化医改中起着引导和示范作用,通过对公立医院内部管理问题的研究,找准适应深化医改和建立医院管理制度的一些突破口,从而形成一些具有规律性的共识,无疑是必要的和有益的。

202 例医疗损害审判案件的研究分析*

随着患者维权意识的增强,医疗损害责任案件正逐年增长,赔偿数额也在不断增加,甚至出现了恶性暴力伤医事件。医院场所暴力事件 2008 年平均为 20.6 次,2012 年平均为 27.3 次;2012 年更有 11 起恶性伤医事件。① 这些事件严重冲击着医患关系,影响着社会稳定。医疗损害责任案件的主要解决途径有:医患双方协商、行政干预、第三方调解、民事诉讼,其中审判是最权威的方式。本文通过回顾 202 例医疗机构承担赔偿责任的审判案件,研究分析了医疗机构的主要过错和表现,结果如下。

一、资料与方法

(一)一般资料

选取中国裁判文书网公布的医疗损害审判文书 202 例,时间区间为 2013 年 1 月 1 日至 2017 年 8 月 1 日。纳入标准:(1)审判结案案件;(2)经过鉴定的案件;(3)2010 年 7 月以后发生的诉讼案件;(4)医疗机构承担赔偿责任案件;(5)被告是县级(含县级)以上医疗机构。

(二)方法

根据《侵权责任法》《医疗机构管理条例》《执业医师法》《病历书写基本规范》等法律法规及规章要求,参照 202 例审判文书中分析的审判依据,归纳医疗机构承担赔偿责任的过错行为,分为 8 项:

---

* 田胜男、王晓路、路玲、瞿长宝:河北医科大学第二医院。基金项目:河北省 2016 年医学科学研究重点课题计划(20160556)。

① 王玲玲,王晨等. 医院场所暴力伤医趋势不良影响分析与思考[J]. 中国医院,2014(3):4-5.

1. 病情观察不到位。医务人员未能对患者的病史、主诉、症状、体征予以重视,风险评估不足,没有进行相关检查或检查不及时,甚至造成漏诊、误诊。

2. 违反谨慎避免义务。医务人员在对患者进行诊疗时,因为过度自信或疏忽大意,没有严格遵守诊疗规范,采取的诊疗措施不妥当,包括治疗前患者条件不具备、治疗中操作不谨慎、治疗后处置不及时等。

3. 违反告知义务。医务人员没有充分尊重患方的知情同意权,未按照法定要求履行告知义务,包括没有进行告知、告知内容不全面、没有告知替代方案等。

4. 违反病历书写义务。医务人员没有按照《病历书写基本规范》《电子病历书写基本规范》要求的时限、格式、记载内容等完成病历,未按法律要求的程序进行封存病历。

5. 使用药物不规范。包括使用药物剂量、方式、时间等不规范。

6. 未请会诊。

7. 人员不具备资质。

8. 其他,包括医疗产品责任、不当转诊等。

二、结果

应用 Excel 表对 8 项过错行为进行柏拉图分析可知,8 项过错行为累计发生频次是 531 次,其中病情观察不到位 184 次、违反谨慎避免义务 123 次、违反告知义务 108 次;3 项累计频次 415 次,占 78.15%。见下图:

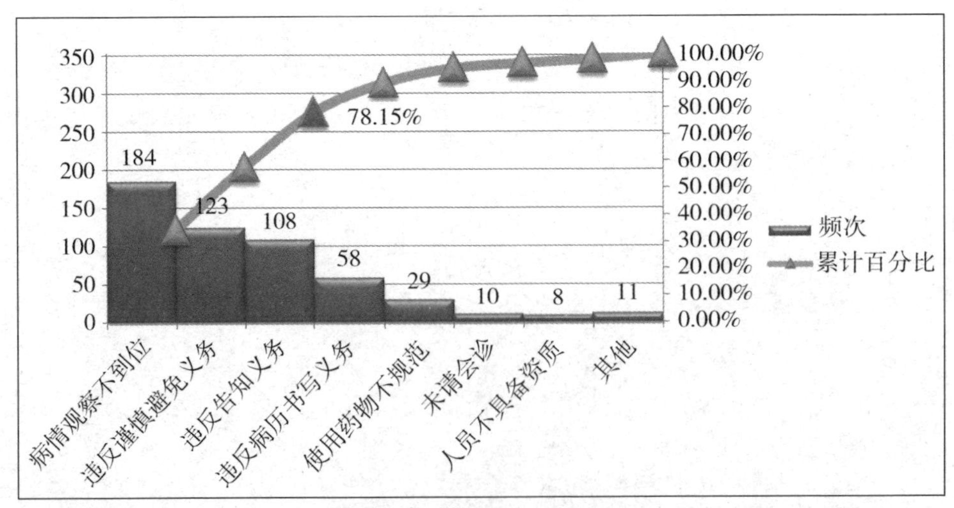

医疗机构过错行为的柏拉图分析

这8项过错行为的表现形式频次和百分比见下表。

表1 医疗机构主要过错行为的表现形式频次和百分比

项目	频次(n=531)	百分比
病情观察不到位	184	34.65%
风险评估不足	84	15.82%
检查不足	49	9.23%
漏诊	34	6.40%
误诊	17	3.20%
违反谨慎避免义务	123	23.16%
治疗及操作不妥当	88	16.57%
患者不具备治疗条件	32	6.03%
查对错误	3	0.56%
违反告知义务	108	20.34%
告知内容不充分	46	8.66%
非针对性告知	26	4.90%
未告知替代方案	13	2.45%
签字不规范	14	2.64%
告知内容与实施内容不同	6	1.13%
没有告知	3	0.56%
病历书写不规范	58	10.92%
使用药物不规范	29	5.46%
未请会诊	10	1.88%
人员不具备资质	8	1.51%
其他	11	2.07%

三、讨论

(一)病情观察不到位

病情是医务人员进行诊疗的基础,由于医学的复杂性和个体差异性,每位患者不会按照教科书描述的情形生病。相同的疾病,不同患者可能表现出不同的症状与体征;相同的症状与体征,也可能指向不同的疾病诊断。临床工作中,医务人员应当对患者的病史、主诉、症状、体征等高度重视,并综合评估与评价,预测病情的发生与发展、辨识隐含的风险因素、区分可能的疾病诊断等,必要时进行相应的检查以确定自己的判断,避免造成误诊、漏诊。病情观察不到位与医务人员的业务知识水平和责任心直接相关,如某患者术后出现疼痛的不适症状,医务人员应根据专业知识进行预见性判断,避免固化的思维方式,而不应简单地认为疼痛就是术后的正常反应,因为疼痛也可能是并发症的前兆。医务人员应强化"每一位患者都是不同的,相同的症状具有不同的诊断意义"的思维方式,对待患者的症状,要进行区分是常见病的罕见症状,还是罕见病的常见症状;要明确采取何种检查予以区分和判断、何种治疗措施能给予解决、暂时观察的严重后果等。

(二)违反谨慎避免义务

治疗措施是医务人员在诊断的基础上对患者实施治疗的行为,包括手术、各项诊疗及护理措施等。谨慎避免义务不仅仅指医务人员要严格按照规范完成治疗措施,还应包括预见义务即指治疗前能够预见到患者可能发生的风险;避免义务即指治疗前患者具备接受该项治疗措施的适应症,治疗时患者各项指标符合治疗条件,治疗中谨慎操作,防止患者发生损害;紧急处置义务是指患者发生损害时,医疗机构能够及早发现,采取有效的救治措施,必要时进行转诊,以防止损害的进一步扩大。如某案例,一位冠心病患者,冠脉造影显示前降支中段50%狭窄,钝缘支80%狭窄,右冠远端自发夹层,狭窄70%。医疗机构为患者进行支架植入术,术后发生脑出血,因此承担了赔偿责任。在案件审理中,医疗机构以其是心血管专科医院,没有神经外科及内科为由进行辩护,没有得到法院支持。法院审理认为:患者具有支架植入术的适应症,但该患者高龄,术前服用多种抗凝药物,增加了术中及术后出血的风险;术中医师应用肝素的量对于该患者而言偏大;术后患者出现脑出血症状时,医务人民没能早期发现,处理措施不及时。以上过错与患者的死亡有因果关系,医疗机构因此承担赔偿责任。

(三)违反告知义务

告知义务是医务人员必须履行的法律义务。是否按照法律要求履行告知义务,不仅仅指有无签署知情同意书,还包括告知主体、告知内容、告知时间、告知地点、签字等是否符合法定要求,以及实施手术与术前告知的手术方式是否一致等。医务人员的法律意识、专业知识、沟通技巧及医院管理制度等多种因素,是影响医务人员履行告知义务的主要因素。① 依据《侵权责任法》的法律要求,可以按照

① 刘森林,孙伟民等. 告知缺陷引发医疗纠纷的原因及防范措施[J]. 现代医院管理,2012(1):57-59.

5W1H 的方法履行告知义务。5W1H 为 Why、Who、When、What、Where、How。Why 是为什么告知，告知义务是法律明确规定的医务人员必须遵守的法定义务，更是对患者权益的尊重与保护。Who 指告知主体和告知对象，告知主体应是主管患者的医务人员，告知对象包括患者、患者的监护人、患者的近亲属、患者授权的代理人。When 指告知时间，应贯穿于患者诊疗的全过程，是根据患者的病情变化和需要采取的治疗措施而发展变化的，其中重要的阶段包括入院时、各项治疗的前中后、病情变化时、出院时、复诊时。What 是告知内容，根据王安琪等人的文献报道，告知内容包括 17 项内容，尤其应注意替代诊疗方案和针对性告知；针对性告知是对某患者所存在的风险因素进行评估，同样的治疗措施因患者病史、合并症、年龄等差异性因素，其风险也不同。① Where 指告知地点，应根据告知内容、告知方式、告知对象等情况灵活选择，可以是床头、办公室、谈话室等。How 指告知方式，可以采用口头告知、书面告知，病历记载告知情况也是履行告知义务的一种表现形式，其中法律明确实施手术、特殊检查、特殊治疗时必须采用书面告知。履行告知义务是充分尊重患者知情同意权的表现形式，希望患者在知情、理解的基础上做出选择。告知应是医患双方相互交流的过程。评价医务人员是否履行告知义务的标准是从患者的角度出发，即患者行使知情同意权所必须掌握的信息是否足以使其做出正当合理的判断。②

四、防范措施

（一）提高医务人员业务水平是防范医疗损害案件发生的根本

诊疗行为是指医疗机构及医务人员借助医学知识、专业技术、仪器设备及药物等手段，为患者所提供的紧急救治、检查、诊断、治疗、护理、保健、医疗美容以及为此服务的后勤和管理等维护患者生命健康所必需的活动总和。③ 医务人员以业务水平为基础，为患者做出诊断、确定诊疗方案、提供治疗措施、预见患者在治疗中可能发生的损害、避免并发症发生等。医务人员病情观察不到位、违反谨慎

---

① 王安琪，高树宽等．北京市 18 家医院手术知情同意书现状调查与分析［J］．中国医院，2015(8)：31－33.

② 奚晓明．《中华人民共和国侵权责任法》条文理解与适用［M］．北京：人民法院出版社，2010：400.

③ 王利明．中国民法典学者建议稿及立法理由：侵权行为编［M］．北京：法律出版社，2005：265.

避免义务、违反告知义务的过错，都与业务水平有直接关系。

（二）针对性法律教育是促进医疗安全的重要保障措施之一

有研究表明，法律教育得分和风险意识得分呈正相关，通过学习医疗相关法律法规知识，可增强医护人员的风险意识，防范医疗纠纷的发生。① 与医疗实践密切相关的法律法规有《侵权责任法》《中华人民共和国执业医师法》《医疗事故处理条例》《护士条例》《病历书写规范》等。我国医疗教育体系中虽然设置法律课程，但医学生对法律知识的认识及重视程度远低于医学知识。医疗院校在法律课程的设置上，包括课时数量、授课时间、授课内容、授课形式等方面需要进一步改革。医疗机构也应加强对医务人员的在职法律培训，结合案例分析讲解法律条文，将法律知识与医疗行为有机结合，以增强其对法律条文的理解。

（三）加强病案管理是实现诉讼保护的基础

病案是医疗行为的原始记载，是患者病情演变的真实体现，是医疗损害案件审判的重要证据，是医疗过错鉴定的重要依据。司法鉴定意见对案件审判起关键性作用，鉴定人只能通过病案还原诊疗过程，病案中记载的事实就成了评价医疗行为的核心。② 病案的真实性、完整性、书写及时性、封存的合法性等，直接影响着案件审判结果。如在同一病历中同时出现两份手术记录单，一张记录单写手术出血1000毫升，一张记录单写手术渗血1000毫升，患方对病案的真实性就会提出质疑。若医疗机构不能给予合理的解释，法院可能会认定医疗机构伪造病历，将依据《侵权责任法》五十八条的规定直接推定医疗机构有过错。医疗机构应加强病案质控，包括终末质控和运行病历质控、病历质量的形式质控和内涵质控，以避免因病案质量问题直接导致败诉。

（四）其他

医院可以通过完善信息化建设，如在系统中维护诊疗、用药等信息字典，对于违规行为给予警示、拦截等；也可通过优化工作流程，加强对医务人员的培训与质量管理，健全规章制度，督导各项制度落实等措施，来共同构建医疗安全环境，防范医疗损害的发生。

---

① 胡玉莲，张志英等.288名医护人员医疗纠纷防范认知调查[J]. 中华医院管理杂志，2013(1):45－47.

② 李影，胡志强等.500件司法鉴定医疗纠纷案件研究[J]. 中国医院，2015(1):5－6.

浅析医疗机构的注意义务*

一、案例介绍

（一）案例一

某患者因左股骨颈骨折入院治疗，因患者进食少，营养差，医院为患者鼻饲肠内营养治疗。鼻饲后患者咳出的痰液中有鼻饲饮食，医院给予吸痰、暂停鼻饲饮食、冲洗胃管等处置，之后继续鼻饲。当日夜间，患者口鼻突然溢出营养液，呼吸困难，双肺全肺湿罗音。医院立即给予停止鼻饲，自口腔内吸出约 80 毫升鼻饲样液体，胸片考虑肺部感染、急性肺水肿，胃管有移位，遂拔除胃管。11 天后患者死亡。

患方将医院起诉至法院，法院委托司法鉴定，鉴定意见为：患者为高龄女性，超声心动图提示患者心脏基础功能差。患者为特级护理，医方在行鼻饲饮食方面未尽到谨慎注意义务，造成其吸入性肺炎，继发感染性休克，故患者最终死亡与医方的医疗行为存在因果关系，建议医方承担共同责任。

法院审理认定，医院在对患者的护理过程中未尽到谨慎注意义务，患者死亡与其医疗行为存在因果关系。一审法院判决医院承担 50% 的责任，二审法院维持原判。

（二）案例二

某患者因“右肾积水”入 A 医院治疗，患者签署拟行“右肾盂输尿管连接部成形术”知情同意书，而 A 医院为患者实际实施的是“右肾异位动脉结扎术、右输尿

---

* 田胜男、刘爱和、王晓路、邵福忠、李峰：河北医科大学第二医院。基金项目：河北省 2016 年医学科学研究重点课题计划（20160556）。本文曾发表于《中国卫生人才》2017 年第 7 期。

管粘连松解术”。术后第2天,患者发热,A医院给予对症治疗,术后13天患者出院。术后1个月A医院超声诊断其右肾积水,右肾周积液;术后2个月A医院超声诊断同前,同日A医院拟为患者行“B超引导下切口积液穿刺或切开引流术”。患者自行离开,未进行该手术。

术后3个月,该患者因右肾积水4年入住B医院。B医院给予“右侧经皮肾穿刺引流术”治疗。A院手术后半年,B医院为患者行“右肾探查术”,因肾门部粘连严重,肾盂未能完整游离出来,且游离足够长度肾动静脉困难,遂改行右肾切除术。

患者将A、B两家医院诉至法院,法院委托司法鉴定,鉴定意见为:1. A医院手术知情同意书上所列手术方式与最终实施的手术方式不同,但未记载改变术式的原因,未有告知患者改变术式的记录。A医院在为患者实施手术过程中对异位血管切断而影响肾下极血运的情况估计不足,对右侧输尿管长期受压的病理改变认识不够,应行输尿管受压段切除再吻合。由于医方存在的过失,造成患者术后右肾盂输尿管连接处狭窄未解除,导致右肾积水,与患者右肾切除的后果有因果关系。2. B医院对患者实施的诊疗行为符合诊疗规范。

法院审理认定,A医院存在手术方式选择不当的过错;手术中缺少评估异位动脉供血的环节,术后患者出现发热,未考虑异位动脉结扎后造成部分实质缺血坏死引起发热,未履行医方谨慎注意义务。一审法院判决A医院承担50%的责任,B医院无责任,二审法院维持原判。

(三)案例三

某患者因冠心病住A院,接受经桡动脉支架置入术。术前签署知情同意书,知道接受手术可能会发生脑出血。术后当日患者发生脑出血,遂转B院治疗,术后4天在B院死亡。患方将A院诉至法院,法院委托司法鉴定。鉴定意见为:患者存在高龄、高血压及使用多种抗凝药物等出血风险,医方术前风险评估不足,手术时机选择欠妥;患者体重80千克,术中肝素使用75毫克,剂量偏大,可增加出血风险;术后患者出现异常,医方处理不够及时,视为过错。A院医疗过错与患者死亡存在因果关系。法院认定A院上述医疗过错,与患者死亡存在因果关系,医院承担40%的责任。

二、什么是医疗机构的注意义务?

医疗机构履行注意义务的法律依据是《侵权责任法》五十七条,医务人员在诊疗活动中未尽到与当时的医疗水平相应的诊疗义务,造成患者损害的,医疗机构应当承担赔偿责任。医疗机构的注意义务是指,医务人员在进行诊疗活动时,应对患者高度的谨慎和注意,避免给患者造成不应有的危险或损害。医务人员对患者高度的谨慎和注意,是指其凭借专业知识应当预见到诊疗行为可能会给患者造成的危险或损害,并采取措施避免发生危险或损害;当危险或损害实际发生时应积极采取措施防止损害扩大。不应有的危险或损害是指,在当时的医疗水平下危险或损害不该发生,不因诊疗行为的介入而出现,医务人员在诊疗原有疾病的同时,可以通过自己高度的谨慎和注意避免和防范危险或损害的发生。若医务人员应当预见但没有预见到,或是预见到但没有谨慎避免,或是损害发生时未能采取措施防止损害扩大,均说明医务人员存在过失,没有履行或没有完全履行注意义务。

三、医疗机构如何履行注意义务

医疗机构恰当的履行注意义务,包含两个阶段的五个环节。第一阶段的重点是避免损害发生,包括预见义务、充分告知义务、谨慎避免和防范义务;第二阶段的重点是防止损害扩大,包括积极救治义务、必要时转诊义务。医务人员履行了第一阶段义务,但患者因医疗意外出现了损害,或因医务人员疏忽没有履行第一阶段义务患者出现了损害,医务人员必须履行第二阶段义务,进行积极救治、必要时转诊。任何一项环节没有做到都是没能恰当履行注意义务,都会因此承担侵权责任。

(一)预见义务

是指医务人员基于自己的专业知识水平,应当预见到自己的诊疗行为可能会给患者造成的风险或损害。医务人员因业务能力低没有预见或是疏忽大意没有预见均是过失的表现。在案例一中,患者为高龄女性,超声心动图提示心脏基础功能差,为此患者进行鼻饲饮食时,其食物反流的风险高,食物反流后发生误吸的风险高,误吸后造成严重损害的风险高,但该医院对这些风险没有重视。在案例二中,A医院拟为患者实施“右肾盂输尿管连接部成形术”,实际实施的是“右肾异位动脉结扎术、右输尿管粘连松解术”,术中出现了什么情况?这些情况术前是否能够预见?为什么要改变手术方式?改变后的手术方式会对患者造成什么样的损害?A医院没有在病历中记载。A医院在为患者实施右肾异位动脉结扎术过程中,对切断异位血管而影响肾下极血运的情况估计不足,对右侧输尿管长期受压的病理改变认识不够,没能充分预见其实施的行为会给患者造成哪些风险及损害。在案例三中,患者存在高龄、高血压及使用多种抗凝药物等出血风险,医院应当充分风险评估后确定患者此时是否适宜实施支架植入术。医务人员是具备医疗知识的专业人员,其为患者制定诊疗计划前,需要对患者进行全面的风险评估,患者需要什么样的诊疗?此种诊疗方式对于该患者具有何种风险?此处特别强调是针对该患者的风险,而不单纯是诊疗行为自身的风险。在案例三中,"支架植入术"介入治疗项目本身就有出血的风险,若应用在高龄、高血压及使用多种抗凝药物的患者身上,其出血的风险就相应增加,若当时相应的检测指标不适宜,实施"支架植入术"的救命作用就可能变成了致命结果。

(二)充分告知义务

是在预见风险的基础上进行的,医务人员因过失没能预见,或是预见了但没有给予高度重视,自然不会向患方进行充分告知,最后造成患方不理解、不接受。在案例二中,A医院因未预见需要改变手术方式的因素,因此病历中未有告知患者改变术式的记录。在为患者实施手术过程中对异位血管切断而影响肾下极血运的情况估计不足,对右侧输尿管长期受压的病理改变认识不够,因此也未能向患方充分讲解实施"右肾异位动脉结扎术、右输尿管粘连松解术"的原因、风险、替代方案等。充分告知要求医疗机构将应当预见到的风险或损害发生的可能性、后果告知患者。

(三)谨慎避免和防范义务

是在预见风险的基础上进行的,并且是医疗机构履行注意义务的重要环节,要求医务人员应当采取各种安全措施避免不应有的损害发生,甚至在损害发生的风险增加时,医务人员应果断停止该诊疗行为。在案例一中,患者入院时为特级护理,护士应做好患者的鼻饲护理,为患者进行鼻饲时,应预防饮食倒流发生误吸,观察患者鼻饲后的反应,发现异常时应及时处理,一旦发现有误吸现象,应立即停止喂养,吸尽胃内容物。此患者为高龄女性、超声心动图提示心脏基础功能差的患者,其谨慎注意义务要相应增加,包括鼻饲时患者的体位、鼻饲量、速度,尤其是观察鼻饲后的反应。在初次患者咳出的痰液中含有鼻饲饮食时,医院给予了吸痰、暂停鼻饲饮食、冲洗胃管等处置,处置后继续鼻饲,但没有确认胃管的位置,没有评估患者是否能够继续鼻饲,没有评价继续鼻饲的注意事项和观察要点。当日夜间,患者口鼻突然溢出营养液,自口腔内吸出约80毫升鼻饲样液体,胸片考虑急性肺水肿,胃管有移位。本案例通过医务人员的谨慎注意,是可以避免患者发生误吸的,患者的损害与医务人员没有履行注意义务有关。在案例三中,医疗机构为患者实施“支架植入术”,术前预见到可能发生脑出血的风险,患者也签署了知情同意书,但当患者发生脑出血后,医疗机构为什么还有承担责任呢?医务人员将风险告知了患者,只是履行了告知义务,但损害后果的发生是因为患者体质特殊而发生的医疗意外?是限于目前的医疗水平难以避免的?还是医疗机构因疏忽大意造成的?需要对医疗行为的进一步评价。本案中,患者高龄、高血压、使用多种抗凝药物,其出血风险高于普通患者,医务人员没有高度重视,反而在患者体重 80 千克的情况下术中使用肝素 75 毫克,剂量偏大。医疗机构承担责任主要原因是医务人员没有采取措施避免和防范出血的发生,其行为反而增加了出血风险。因此,医务人员即使已经预见到风险的存在,并将此风险告知患者,患者也在知情同意书上签字,但当损害发生后并不能一律免除医疗机构的责任,还行评价医疗机构是否采取措施避免和防范损害的发生。

(四)积极救治义务

注意义务进入第二阶段后,首要环节是积极救治,不管患者因为何种原因发生了损害,医疗机构都必须防止损害的进一步扩大。在案例三中,医院答辩称其是专科医院,没有神经外科及内科,因此在患者发生脑出血后,需要将患者转到其他医院诊治,手术选择、操作无误,出现并发症是不由医生控制的。法院没有采纳医院的观点,而是认可鉴定意见:术后患者出现异常,医方处理不够及时,视为过错。患者出现脑出血后的积极救治是该医疗机构必须履行的义务,不能因该医院是专科医院,没有神经外科及内科就能免除。此医疗机构开展“支架植入术”,该项手术的风险之一就是脑出血。医务人员为患者实施此项手术时应该预见到且已经预见到发生脑出血的风险,医务人员的注意义务应当延伸到发生脑出血后的基本救治义务,若仅局限在“手术选择、操作无误”而免除责任,不符合“以患者为中心”的医疗服务宗旨,不符合“保护民事主体合法权益”的法律精神。医务人员只关注手术选择及操作的规范性,就会忽略对人的整体治疗,治疗前不会评估和高度谨慎的关注患者与治疗措施结合的风险因素,治疗中忽视患者对治疗的个体反应,治疗后忽略患者出现并发症的征兆,更怠于对并发症的处置,患者的生命权、健康权等合法权益也就得不到保障。因此,医疗机构的积极救治义务不因其条件限制、人员水平能力而降低或免除。

(五)必要时转诊义务

是积极救治的延续,因为积极救治是医疗机构对突发情况的紧急处置,是对发生损害的基本诊疗，患者的专业化治疗或更高水平的治疗，需要医疗机构在患者病情允许的情况下进行转诊。转诊义务中，原医疗机构应注意选择合适的转诊时机，转运前联系接诊医院，转运过程中配置相应的人员、设备，并与接诊医院进行交接。

四、医疗机构履行注意义务的建议

医疗机构的诊疗行为是以促进患者康复为目标，以保障患者安全为中心，其注意义务应贯穿于患者入院至出院的全时段，体现于诊疗行为前中后的全过程，并非局限于某一点、某一段。注意义务需要医务人员能够预见诊疗行为可能为患者带来的风险或损害，需要将实际情况如实告知患者，并采取措施避免和防范损害的发生，当损害实际发生时医务人员能够合理处置，必要时转科或转院治疗。医务人员恰当地履行注意义务，扎实的专业知识和技能是基础，认真负责的态度是前提，规范的诊疗措施与个体化治疗相结合是关键，应为患者建立知识、技术、设备、环境相融合的立体诊疗保障。医疗机构的“应为而不为之”或“不应为而为之”，都是过失的表现，都可能因此承担侵权责任。

医疗卫生体制改革视域中的医患关系论*

邓小平曾指出,“制度好可以使坏人无法任意横行,制度不好可以使好人无法充分做好事,甚至走向反面。”①尽管这段话并不是针对中国的医疗卫生体制而言,②但是中国的医疗卫生体制作为整个社会制度的最重要构成,同样也存在“好”与“不好”之分。伴随中国社会的进步,中国医疗卫生体制正在经历一个不断完善和不断趋于合理的改革过程,这个过程对医患关系具有不可小视的影响作用。如果良善的医疗卫生制度和由此形成的相关环境缺失,则可从根本上破坏患者权利实现的土壤,进而会对医患关系产生十分不利的影响。所以科学、完善的医疗卫生体制是实现和谐医患关系的重要保障。

一、建构和谐医患关系是医疗卫生体制的应有之意

我国在20世纪80年代之前,“体制”还是一个令人陌生的概念。随着我国改革开放的进程,政治、经济、文化、教育等领域均发生了多方面巨变,其中最主要的变化是体制的改革。时至今日,“体制”一词的具体内涵是什么,它与“制度”究竟有什么样的关系,仍然不断地困扰着人们。“百度百科”从管理学的角度对“体制”做出了解释:“体制是国家机关、企事业单位的机构设置和管理权限划分及其相应关系的制度。有关组织形式的制度,限于上下之间有层级关系的国家机关、企事业单位。如:政治体制、领导体制、学校体制等。体制是国家基本制度的重要体现形式,它为基本制度服务。基本制度具有相对稳定性和单一性,而体制则具

---

* 柳云:河北医科大学社科部。

① 邓小平文选:第二卷[M]. 北京:人民出版社,1987:333.

② 由于我国对于医疗卫生体制、医药卫生体制及医疗体制等并无明确区分,一般情况下会将这些提法作为一个整体进行讨论,本文也沿袭了这一模式。

有多样性和灵活性”。简言之,“体制”是基本制度的表现形式,是为反映与实现某一基本制度的要求所确立的关于机构设置、权限划分、资源分配以及各部门之间相应关系等内容的具体制度。

长期以来,医疗卫生体制是一个笼统的概念,无论官方还是学界很少有专门性的阐释,虽然这种解释十分必要。以至于尽管人们都知道医疗卫生体制改革十分重要,几乎达到耳熟能详的地步,但是对什么是医疗卫生体制却并不熟悉。柯杨教授认为,医疗体制应该包括四个方面的内容:第一个是公共卫生体系,最主要的机构是中央的、地方的和基层的疾病预防控制中心;另外一个则是医疗保障体系,也就是医疗保险体系;第三个是医疗体系,也就是医疗服务体系,具体来讲就是医院,包括基层医疗单位及高层级医疗单位;第四是药品生产销售使用体系。①石光教授则认为,医疗体制还没有一个特别公认的定义,世界卫生组织认为用于改善健康的那些努力活动都叫健康行动,提供这些健康行为的机构、人员以及体系都属于卫生体制,所以它是一个非常大的范畴。具体来说,医疗体制应该包括三个方面的内容:第一是医疗保障制度,诸如医疗保险、医疗救助体系;第二是医疗服务提供体系,包括像疾病的预防、健康教育、医院或者是诊所;第三是医疗服务的监管体系。

纵观我国医疗卫生体制改革的实践,也可以帮助我们理解“医疗卫生体制”概念的内涵。改革开放初期,我国对于医疗卫生体制改革并无系统的认识,多局限于扩大医院自主权,主要是管理上的修缮,并没有涉及体制上的变革。从 1998 年开始,政府推行“三项改革”,即医疗保险制度改革、医疗卫生体制改革、药品生产流通体制改革。2000 年国务院专门召开会议就“三改并举”问题进行部署。在此期间,有关部门对中国医改的构成以及具体内容进行了探讨,以期界定具有中国特色的“医改”范畴,对医疗卫生体制的认识也日益深刻。时隔七年,在 2007 年 1 月召开的全国卫生工作会议上,又提出医疗卫生体制包括四大基本制度,即基本卫生保健制度、医疗保障体系、国家基本药物制度和公立医院管理制度。2007 年 10 月,党的“十七大”报告中首次明确提出卫生医疗领域的“四大体系”,即“覆盖城乡居民的公共卫生服务体系、医疗服务体系、医疗保障体系、药品供应保障体系”。“四大体系”的提出不仅系统总结了以前的研究,还为今后的改革构建了崭新的框架。2009 年 3 月《中共中央国务院关于深化医药卫生体制改革的意见》发

---

① 柯杨. 我所理解的医疗体制与医患关系[M]. 北京:北京大学出版社,2014:11.

布,之后又先后出台了具体落实这一改革意见的政策性文件50多个,将医改不断推向新的阶段。“十八大”报告进一步提出,“重点推进医疗保障、医疗服务公共卫生、药品供应、监管体制综合改革,完善国民健康政策”,使得医疗卫生体制的内涵更加丰富,标志着对这一概念的认识更加科学与深入。在2016年8月19日召开的全国卫生与健康大会上,习近平总书记强调:要加快把党的十八届三中全会确定的医药卫生体制改革任务落在实处。要着力推进基本医疗卫生制度建设,努力在分级诊疗制度、现代医院管理制度、全民医保制度、药品供应保障制度、综合监管制度五项基本医疗卫生体制建设上取得突破。

在梳理我国医疗卫生体制改革脉络的基础上,我们可以对医疗卫生体制这一概念的内涵作出大致的界定:医疗卫生体制是指为了实现“人人享有医疗保健”的目标,在政府主导下建立的关于公共卫生服务、医疗资源分配、医疗服务与医院运营等方面的各项制度的总称,具体包括医疗保障、医疗服务、公共卫生、药品供应、监管体制等制度。医疗卫生体制改革就是优化各项制度,实现医疗卫生服务领域的效率与公平,重点是通过提升医疗服务的可及性、提高医疗工作的质量与水平,保障每一个公民享有基本医疗保障权利,获得优质的医疗卫生服务。① 一个国家健全的医疗卫生体制,是公民充分享有医疗权、建构和谐医患关系的根本保障。

自20世纪80年代实施改革开放政策以来,我国进入了社会转型时期,在这一时期,医疗卫生体制改革受到社会转型的深刻影响,其走向成了摆在社会面前的难题;而政府与市场的关系及作用也一度不够明晰,甚至出现了所谓“双失灵”的情况。这是导致医患关系开始出现问题的大环境因素。正是在这个阶段,医患关系开始呈现出前所未有的紧张状态,以至于整个中国社会都在问为什么多少年来十分和谐的医患关系竟然到了这一地步。医患关系所表现出的不和谐状态,既包括相对缓和的医患双方总体上的关系冷淡、双方信任感缺失、不能站在对方立场上相互理解、甚至缺乏必要的尊重,也包括尖锐的医患冲突与纠纷的时有发生。前者体现了医患关系的“亚健康”状态,本身也是一种病态的存在,而且为演化为医患冲突埋下祸根;后者则是直接对医患关系造成了摧毁性伤害乃至破坏。尽管政府、社会、医院等各个方面做了大量工作,但是建立起和谐的医患关系,仍然任重而道远,破解医患关系困局依然是当前所面临的一个重要任务。

---

① 王晓波. 患者道德权利保护与好和谐医患关系建构[M]. 北京:人民出版社,2015:146.

二、从中国医疗卫生体制市场化倾向转轨前看和谐医患关系的制度基础

由于多发的医患矛盾,特别是医患冲突,已演化为受到中国社会普遍关注的焦点问题之一,因此社会一旦有医患冲突个案或者严重的医患矛盾问题发生,最为世人诟病和指责的是两部分人,一是小部分“无良”的医疗机构和个别缺乏职业精神和道德沦丧的医生;再就是置道德于不顾的无理取闹的家属。这些只是医患关系紧张所表现出的一些现象,这些现象让人们看到的似乎只是双方个体或者群体的道德善恶问题,而其背后则与医疗卫生体制和相关政策密切相关。事实上,医患关系受到以医疗卫生体制为主体的社会大背景和大环境等复杂因素的深刻影响。从对中国医疗卫生体制市场化倾向转轨前的历史考察,分析那个时期医患关系和谐的制度基础,对认识两者之间的关系还是有一定说服力的。

新中国成立之初,百废待兴,解放前的医疗卫生发展状况水平低下,广大普通民众没有任何的医疗保障,基本上处于看不起病、买不起药的境地。当时,我国国民健康指标极其恶劣,人均寿命只有 35 岁,婴儿死亡率高达 20% 。① 中央与地方政府为了尽快改变广大人民群众缺医少药的状况,努力保障他们的身体健康,从我国国情出发,在医疗卫生体制上通过政府的统一规划、组织和大力投入,形成了包括医疗、预防、保健、康复、教学科研等在内的比较完整的、布局合理的医疗卫生服务体系。到 20 世纪 80 年代初,人民的健康水平大幅度提高,很多流行性疾病,如天花、霍乱、性病等得到较彻底的消除,而寄生虫病如血吸虫病和疟疾等得到了大幅度的削减。同时,人均寿命增加到 70 岁,初生婴儿死亡率也减少到低于 5% 。短短几十年内成绩斐然,主要归功于建立起一套符合中国国情的医疗卫生保障体系。其主要特点是:全覆盖、保基础、低成本、高效率,具有鲜明的社会公益与劳动保障性质。依靠这一保障体系,我国用占国内生产总值(GDP)3% 左右的卫生投入,大体上满足了几乎所有社会成员的基本医疗卫生服务需求,不少国民综合健康指标已经达到了中等收入国家的水平,成绩十分显著,因而被一些国际机构评价为发展中国家医疗卫生工作的典范。

在城镇地区,医疗保障体系分为两种形式:劳保医疗与公费医疗。前者面向国有企业职工与退休人员,县以上集体企业参照执行,由企业负担与支付。职工家属的医疗费用由企业承担 50% ,对于困难职工,企业适当增加补助。后者面向

---

① 张栋. 新中国以来医疗卫生事业的发展轨迹[J]. 团结,2011(2).

国家机关与全民所有制事业单位的职工、高校在校学生、二级乙等以上革命残疾军人，由国家财政按照人头付给各级卫生行政部门，专款专用。职工家属的医疗费用也由职工单位统筹负担或单位福利补助。在农村实行的是农村合作医疗制度，这种制度以集体经济的公社大队为依托，集体承担大部分的医疗费用，农民缴纳数额较少的费用，形成基本医疗保障基金，农民治疗常见性疾病几乎不花什么费用。在公益属性明显、各项制度相对健全的医疗保障体系下，人民群众看病没有后顾之忧，生命健康权得到较好保障，也就不会有因为经济压力太大形成思想上的紧张与焦灼之情，有利于促进医患关系的和谐，而且也避免了因患者欠费而引发医患纠纷的发生。同时，在高度集中的计划体制下，政府统一实施宏观调控，既保证了医疗卫生事业资金的投入，又能使医院医务工作者的收入与患者之间没有直接关系，而是由国家统一发放，医患之间不存在直接的经济关系，杜绝了源于经济利益的冲突和矛盾，成为减少医患冲突的主要原因。

此外，当时国家十分重视加强基层医疗卫生工作，基层医疗服务机构主要有职工医院、卫生所、诊所、医务室等。尤其对占全国人口80%以上的广大农村地区的医疗卫生保健予以充分的重视。毛泽东在1965年6月26日的讲话中指出，要“把医疗卫生的重点放在农村去”，史称“6.26指示”。所以，大批的城市优秀医务人员奔赴农村、边疆，走与工农相结合的道路。医疗卫生工作中人力、物力、财力逐步投放到农村与基层，极大地促进了这些地方的医疗卫生事业发展，大多数的常见病（如流行性感冒、发烧、腹泻、肺炎等）主要在基层医疗机构就能够得到解决。在农村则有为数众多的乡村“赤脚医生”与公社卫生院为农民提供周到细致的服务，在城市由单位医院（机关医院、工厂医院、学校医院等）承担。无论在农村还是城市，由于医患之间一般比较熟悉，相互之间具有较高的信任度，有利于形成比较和谐的医患关系，因而很少发生医患纠纷。不但如此，大部分患者留在基层与农村接受诊疗，也避免了大城市大医院人满为患现象的发生，很大程度上也缓解了重大疾病患者在大医院“看病难”问题，有利于提高医疗服务质量与更好地维护患者的生命与健康利益，从而为和谐医患关系的建构提供了有力保障。

总之，20世纪80年代以前我国建立起一套特色鲜明、以保护广大人民群众身体健康为目的、以公共卫生和预防保健为导向、迥异于西方国家医保体系的医疗保障制度。同时，这一时期的医患关系总体上处于比较和谐的状态，很少有医患纠纷与医患冲突的发生。这一体系不仅是实现医疗保健目标、提升人民权重健康指数的强有力保障，同时也为形成健康、和谐的医患关系提供了合适的土壤。

但是限于中国社会的发展水平，医疗卫生体制虽然符合中国国情，总体上却是低水平的全覆盖，而且在医疗公平理念上过于追求绝对平等，忽视了差异原则，医患关系的和谐也是建立在这种医疗卫生体制基础上的，其中不乏社会心理上满足从原来极低水平向低水平的过渡，也与平均主义的色彩相吻合，与发达国家的医疗卫生保障水平有极大差距，也与中国社会对医疗卫生保障尚未形成强烈的较高水平的需求有关。从这样的意义上分析，中国医疗卫生体制在向市场化倾向的转轨前，总体上和谐的医患关系虽然与制度的设计有关，但是在这种和谐的局面下，却隐含着社会发展之后出现矛盾和问题的可能性。根本原因在于这种关系和谐是建立在有缺陷的体制基础之上的。

三、体制公益性弱化所导致的医患关系问题梳理

伴随我国经济体制的市场化转型，医疗卫生体制同样也开始随波逐流于市场化风浪之中，也试图采用“摸着石头过河”的方式前行。这个过程，一方面是公益性越来越被市场化的洪流所淹没，医院的自负盈亏、自主经营、产权变革等都使医院越来越演变为市场化的运营模式和商业化的激励机制，过度市场化的结果必然是导致公立医院公益属性锐减，最终演变成以追求经济利益为主要目标的市场主体；另一方面，总体上加速了中国医疗卫生资源的积累和结构调整过程，虽然这个过程造成了医疗资源配置上的不平等和不合理，但是对整个国家的医疗卫生事业来说，却是完成了一次大的跨越。正是这种体制转型所呈现出的多方面矛盾，带来了对医患关系的强烈影响。在一定意义上说，医患矛盾和问题的出现，正是体制本身所含矛盾一种反映。

医患关系异质化，引发大面积的医患冲突。当体制开始对市场化更加青睐的时候，公立医院虽然还是定位为非营利性医疗机构，但事实上政府仅投入极少的一部分运作经费，所以无疑将公立医院推向了市场。由于医院成了市场主体，其趋利动机大大增强，追求高额利润成为医院及其医务人员的重要目标，甚至出现了唯利是图倾向。在利润成为医疗动机的背景下，也就意味着医院的运行成为一种资本运作，医务人员越来越热衷于使用费用高昂的技术设备和药物，为患者提供超过治疗疾病本身需要的“大检查”“大处方”，患者的经济负担越来越重，医患关系因此迅速异质化。在这样的背景下，医患之间的信任关系逐渐解体。尽管政府部门多次出台关于疾病处方管理等各项规定，医院在牟利动机驱使下，这些政策最终无法落实，以至于我国医患关系在很大程度上呈现出了一种畸形发展的态

势,给医患纠纷大面积发生埋下了隐患。由于患者对医院和医生抱有先入为主的不满情绪,就医过程中哪怕出现一个小小的瑕疵,都可能引发一场大的医患纠纷,甚至酿成伤医、杀医等极端恶性事件,医患关系已经到了伤不起的地步。

医患之间的这种"零和""博弈",为医患纠纷的发生埋下隐患。医患"零和"是我国目前公立医院改革面临的一大困境。一方面,为了调动积极性以解决老百姓"看病难"问题,政府必须坚守"以医为本"的价值取向,采取维护医方利益的政策措施,以确保"医务人员受鼓舞"。但"以医为本"的价值取向和维护医方的政策措施,难免会将医患双方陷入"医益患损"的零和困境。另一方面,为了维护公益性以解决百姓的"看病贵"问题,政府必须坚守"以患为本"的价值取向,采取维护患者利益的政策措施,以确保"人民群众得实惠"但以患为本的价值取向和维护患者利益的政策措施,难免又会将双方陷入"患益医损"的零和困境。我国医疗卫生体制改革初期出台的一系列政策"放权让利,扩大医院自主权""只给政策不给钱",其实质都是实现医疗服务的市场化,使本来作为社会福利机构的公立医院逐渐演变成自负盈亏、自食其力的市场主体。医院千方百计盈利,致使医院行为模式发生改变,逐渐淡化了医院的公益性、福利性色彩,患者花钱看病成为理所当然的事情。"患者花钱、医院营利"现象的出现,使得原本美好、纯洁的医患关系打上了金钱的烙印,经济属性显而易见,为医患纠纷与冲突的发生埋下了伏笔。

政府投入减少以及医疗卫生资源分配失衡,限制了医院的发展,加剧了"看病难、看病贵"。在医改过程中,政府投入减少,尤其是未把不同档次层级的医院给予区别对待,把医院推向市场的过程中实施"一刀切"。城市大医院可以用这种方式生存,而基层医院、农村医疗机构和社区医院必然会因其承担的医疗工作性质,不可能"自我生存"而逐渐萎缩,医疗水平下降。这使为数众多常见病患者涌向大城市、大医院。结果导致了小医院患者流失,门可罗雀,医院经费更加紧张,职工收入更加微薄;另一方面大医院人满为患,不堪重负,医务人员超负荷运转,不可避免地影响了服务质量与水平,也使得"看病难、看病贵"现象进一步加剧。多项调查显示,在一些大医院,不少专家每天的门诊量都在 100 人以上,从早上开始接待病人,往往都是下午两三点才吃中午饭,下午接着干,患者"排队几小时,看病几分钟"是这些医院的真实写照。病人如果半夜三更来挂号等待,期望值就会更高,费尽周折、花费较大代价前来求医问药的患者自然心生不满,更加失去对医院的信任与好感,医患关系困局也因此陷入了难以破解的状态。

四、合理的医疗卫生体制对重新建构和谐的医患关系具有重要作用

2009年3月，《中共中央国务院关于深化医药卫生体制改革的意见》颁发，其后深化医改领导小组等有关部门起草和又下发了近60份落实该意见的政策性文件。“新医改”最重要的改革指向就是要将我国的医疗卫生事业拉回到公益性，将医疗卫生作为公共产品提供给全社会，解决广大人民群众“看病难、看病贵”等面临已久的一系列难题，重新建构和谐的医患关系。

政府加大对医疗卫生的投入力度，医疗卫生人力资源总量与卫生服务可及性也持续增加，医疗保障制度进一步趋向完善。“新医改”8年来，我国卫生总费用显著增加，政府卫生总费用占国内生产总值（GDP）比重已经达到了5.57%。① 同时，大医院与中、小医院合作，通过建立医疗联合体，实施双向转诊制度，在一定程度上解决了医疗资源分配不均衡问题，通过这样的方式努力实现了优质医疗资源下沉与各医院资源互补。政府投入的增加与新医改政策的稳步实施，为实现人民群众的生命健康以及疾病治疗权利提供了有力保障，进而极大地促进了和谐医患关系的形成。

医患纠纷处理平台建设日趋完善。长期以来，我国缺乏解决医疗纠纷合适的平台，医疗纠纷的解决主要通过3种路径：当事人协商、卫生行政部门调节、民事诉讼。这三种解决方式都存在着一定弊端，患者与医方协商很多时候难以达成一致，而且签订的协议约束力不强、效力不高，当事人容易反悔；卫生行政部门与医疗机构存在千丝万缕的联系，处理医患纠纷能否立场中立令人质疑，患者往往难以认同调解结果；民事诉讼耗费大量时间和精力，成本高昂，令许多当事人望而生畏。近年来，全国各地都在积极探索完善解决医疗纠纷的路径问题，目前依托司法局、居委会、保险公司或纯民间性质的第三方调节机构——医疗纠纷人民调解委员会相应地在大多数省市成立，为医患双方实现充分沟通、公平合理地处理各种问题提供了合适的平台，使医疗纠纷能够在心平气和的氛围中得到解决，这些都有利于维护医患关系的和谐。

打击医闹现象取得诸多成效。多年来，“医闹”在医患关系日益恶化、医患冲突持续发生的过程中扮演着重要角色。尤其是大量的“职业医闹”在医患纠纷发生时推波助澜，故意扩大事态，教唆他人实施涉医违法犯罪行为，或借医疗纠纷实

---

① 中华人民共和国卫生和计划生育委员会.2014年中国卫生统计年鉴.

施敲诈勒索,毒化了医疗工作环境,进一步加剧了医患矛盾。因而,打击“医闹”势在必行。2013 年 10 月 28 日,由中国医师协会主办的“反对暴力严惩凶手”呼吁会召开,中国医师协会、中华医学会、中国医院协会、中国卫生法学会联合发出呼吁对医疗暴力“零容忍”。2014 年 4 月,最高法、公安部等五部门联合向社会发布《关于依法惩处涉医违法犯罪维护正常医疗秩序的意见》,要求严肃追究、坚决依法打击涉医违法犯罪行为,并明确界定了“医闹”的六种情形,被称为打击职业“医闹”最严规定的新规。2015 年 11 月 1 日起实施的《刑法修正案(九)》增加了一条规定,即:聚众扰乱社会秩序,情节严重,致使工作、生产、营业和科研、医疗无法进行,造成严重损失的,对首要分子,处 3 年以下有期徒刑;对其他积极参加者,处 3 年以下有期徒刑、拘役、管制或者剥夺政治权利。根据此规定,带头“医闹”的患者家属,以及“医闹”团伙中人,都有可能被追究刑事责任,最高坐七年牢。这些意见和制度的出台,使得“医闹”现象得到一定遏制,净化了处理医患矛盾的外部环境,有助于医患关系健康、良性地发展。

医务人员的人文素质低也是引起医患纠纷的一个不可忽视的原因。所以,近年来医疗卫生部门十分重视加强医德医风建设,积极采取措施促进医院的医德医风建设,提升医务人员职业道德素养。2013 年,国家卫生计生委、国家中医药管理局制定了《加强医疗卫生行风建设“九不准”》,要求“坚决纠正医疗卫生方面损害群众利益行为,严肃查处医药购销和办医行医中的不正之风问题”。2014 年,国家卫生计委发布《关于开展医患双方签署不收和不送“红包”协议书工作的通知》,要求医疗机构和住院患者签署《医患双方不收和不送“红包”协议书》,建构良性、和谐的医患关系。同年,中国医师协会发布《中国医师道德准则》,规范医师的道德底线,促使医师把职业谋生手段升华为职业信仰。一系列措施的实行,必将极大地提升医务人员的职业道德素质与医学人文素养,对医患关系产生积极、有益的影响。

总而言之,经多方坚持不懈的探索,使缓和医患关系、建构和谐医患关系的努力初见成效。虽然目前我国医患关系状况仍然不容乐观,建构和谐医患关系依然是一个十分艰巨的任务,但是最近几年医患关系持续恶化的局面已有所改变,逐渐呈现出一些良好的发展态势。2016 年 2 月 25 日,国家卫生计生委有关领导透露,2015 年跟 2014 年相比总的诊疗人次增加了将近 3 亿人次,但是医疗纠纷数量持续下降,严重的伤医和医闹事件总体趋势是减少的。也就是说,2014 年和 2013 年同比医疗纠纷数量已经下降了 8.7%,但 2015 年在总的诊疗人次增加的情况下医疗纠纷的数量继续下降。或许,这是一个信号,昭示着我国医患关系开始好转,也使我们看到了医患和谐的曙光。可以肯定的是,随着社会各项制度的日趋完善,医务人员的职业素养不断提升,社会公众的心理不断成熟,我国医患关系最终会向着好的方向转变,当前的医患关系困局将从根本上得到破解。

医患关系涉及到一系列政治、经济、文化等制度性问题和各种制约。虽然我国医疗卫生体制改革取得了十分显著的成绩,但是随着改革进入快车道和深水区,触及到的深层次矛盾和问题越来越多,加大了改革的难度。尽管新的医疗卫生体制改革体现出了既保障患者利益,又保护医生权益的局面,但对于医患之间的矛盾而言,正如一句俗语所说,“冰冻三尺,非一日之寒。”医患纠纷还需慢慢化解。美好的愿望不可能一蹴而就,还需要政府的卫生管理部门精心的呵护、社会各界的长期努力以及医疗卫生体制的不断完善。除此之外,还需要医患双方长期的磨合。当全社会共同建构一个新型的医疗文化环境,一定会形成健康、和谐的医患关系。

澳大利亚护理教育与护理实践概述*

一、三层护理教育体系

澳大利亚的护理教育主要分为三层,由低到高分别为:初级护理教育、本科护理教育、高级护理教育。近几年,澳大利亚把护理与助产士教学分开,从而形成了两门独立学科。在过去,如学助产士需在完成两年护理学习的基础上才能再进行,现在可直接上三年独立的助产士课程,两门课程不再交叉。

(一)初级护理教育

其初级护理教育类似于我国的中专与大专教育,高中毕业后经过护士学校1—1.5年的培训可取得护理文凭(类似中专学历),在此基础上再经过0.5—1年的培训可取得高级护理文凭(类似大专学历)。获得护理文凭的人员可以在医院从事基础护理工作,类似于我国的护理员,在澳大利亚称其为登记护士。获得了高级护理文凭的人员相当于初级注册护士,能从事大部分的护理工作。

(二)本科护理教育

澳大利亚的注册护士均为本科起点,本科护理教育始于1981年,目前有33所大学设有护理专业,大学针对不同年龄及背景的学生提供形式多样的教育方式。通过本科教育成为注册护士,主要通过两条途径:一是高中毕业,通过正规大学入学考试,经过三年在校全职教育(两年理论,一年临床实践);二是已经成为登记护士的人员,经过等同于本科三年的护理教育(全职、兼职均可),通过毕业考试及护士局评估,可授予注册护士证书。

---

* 赵滨:河北医科大学第二医院;王培珠:卫生部人才交流服务中心。本文曾发表于《中国卫生人才》2012年第3期。

(三)高级护理教育

澳大利亚的高级护理教育为护士向深层次的专业发展提供了明确的方向及便捷途径。它主要包括两方面:一是面向临床培养专科护士,如伤口治疗护士、呼吸疾病相关教育护士、糖尿病教育护士等。注册护士经过0.5—1年左右的学习,经过培训机构评估,即可获得相应继续教育证书。二是硕士和博士教育,其主要课程包括老年护理、儿童和家庭健康护理、重症护理、急诊护理、基础护理等,拥有相应教育水平的人既可从事临床工作也可从事护理研究。

值得指出的是,即利用业余时间进行的继续教育也必须按时上课,课后还有大量的家庭作业,且大部分为论文性质,从书本上根本找不到答案,必须经过综合分析拿出自己的观点。所以完成学习并非易事,这与澳大利亚人严谨的工作作风密不可分。

二、务实的继续教育

(一)每年注册的必要条件

毕业后继续教育对护士职业生涯的持续发展起着重要作用,澳大利亚护士和助产士协会对继续教育有明确标准要求,达到此标准才可进行每年一次的再注册。例如,每年须完成20个小时的继续教育,必须与执业内容直接相关。同时,护士和助产士协会每年还要审核一定数量注册护士继续教育的完成情况。我国在护士继续教育学分的管理上虽有明确的各类学分完成情况的规定与审核,但并未成为护士注册的必要条件。

(二)形式多样,与专科紧密结合

澳大利亚有多种继续教育方式供护士选择,可通过培训机构的广播、网站进行自学,也可通过与大学共同进行课题研究完成。最值得借鉴的是,澳大利亚将专科护士的培训与继续教育进行有机结合,注册护士可通过各类证书、文凭的学习,既完成继续教育学分又达到专科发展的目的。

(三)内容实际,考核灵活

护士与助产士协会可提供多种继续教育培训内容,包括基础生命支持、护理法律与伦理难题、治疗性沟通、老年护理的资金申请、非人力搬运、零损伤、伤口护理、呼吸道管理等。护士在完成继续教育学分时,基本不用考试,但必须通过实际的工作来体现作业和论文的完成。

总之,澳大利亚护士的继续教育使人明显感到在按照临床需要培训护士,按照护理专业发展培养护士,而不仅仅是形式上的完成,如急危重症专科护士接受培训时必须至少在 ICU 工作六个月以上。

三、健全的护士分层培养与分层使用体系

澳大利亚的护士分为护士助理(AIN,Assistant In Nursing)、登记护士(EN,Enrolled Nurse)、初级注册护士(EEN,Endorsed Enrolled Nurse)、注册护士(RN,Registered Nurse)、开业护士(NP,Nurse Practitioner)。各类护士均有明确的教育要求及职责范围,如登记护士需参加 18 个月—2 年的课程,或是在其他卫生机构取得登记护士的证书。登记护士在注册护士的指导和监督下工作,无发药权,不可以做任何侵入性操作,也不能通过 CVC、PICC、动脉导管等给药。初级注册护士有权利为患者进行药物治疗,但不能进行侵入性操作,有权利抽血,但没权利更新护理计划,工作仍然接受注册护士的指导和监督等。

需要指出的是,开业护士的存在是澳大利亚与我国非常不同之处。开业护士是在本专业工作三年以上并在大学通过高级课程取得硕士学位和进行了大量临床训练的注册护士。开业护士拓展了传统意义上的注册护士角色,可以开处方和诊断性检查。通过交流得知,开业护士的发展是医生短缺的一个有效补充,此种方式对我国护理人才队伍建设的可借鉴性有待商榷。

注册护士的职业结构又分为一至六级,各级护士所能承担的职业角色有明确要求,如三级以上的护士才能成为临床带教护士、护士长,四级以上的护士才能成为开业护士,五级以上的护士才能成为主任等。各级护士均可通过教育体制中所介绍的各类护理证书、文凭、学位、学历等方式,完成进阶任务。

可以看出,完善的护士分层管理使用体系保证了临床护理质量,充分体现了能级对应的特点,而教育体制的健全是分层使用体系的充分保障,更是提升护士自身价值,是促进专业发展的必经之路。目前我国护理仅有职称体系,无明确的护理分层体系,也缺乏护理教育体系的支持,这也是当前开展优质护理,实施责任制整体护理最为困扰的问题之一,相信澳大利亚的做法将对此起到很好的启发作用。

四、重视社区护理

澳大利亚政府非常重视疾病的预防,把医疗卫生的焦点从医院转到社区,统一规划设置社区服务中心,组成以社区护士为主体,有全科医生、心理治疗师、理

疗师的卫生服务团体，根据社区居民的需要，提供围产期保健、疾病筛查、慢性病管理、老年人照护、健康评估、伤口护理、预防接种等综合卫生服务，使居民能就近得到基本的、连续的、全方位的卫生服务，其目标是让能够生活自理的患者在家里得到适当的医疗护理。即便是在偏远地区的土著人居住地，也同样有社区护士活跃的身影。

在澳大利亚的卫生体系中，社区护士是发展最快的部分。社区护士主要职责包括六项：对某些疾病进行监测，如麻疹、传染性肝炎等；对重点疾病进行随访；预防接种；对居民有计划地进行健康教育，尤其是婴幼儿保健；到家庭中去评估患者的生理心理需要并予以指导，帮助患者逐步学会自我照料；和其他医疗卫生人员一起提供咨询与建议，把患者转到适合的医疗机构等。

社区护士在澳大利亚的医疗卫生体系中扮演着重要角色，对降低慢性病的支出、增加可使用的护理服务、降低患者就医等待时间、改善公众接受程度、密切与医院护士的沟通及得到更高的患者满意度等方面有着突出贡献。

五、启示与建议

尽管澳大利亚的国情和体制与我国存在许多不同，但其在医疗卫生领域的制度建设及细节管理上给我们带来了很好的启示。

（一）明确护士分层，完善教育体系

健全的护理教育体系，明确的护士分层体系，是澳大利亚护理体制的一大特点。责任制整体护理是其主要工作方式，每名护士负责四个患者，交接班时间长达1.5个小时，以保证对患者的连续护理。同时，各层护士均有明确职责范围，各司其职，绝不越权，确保了患者得到应有护理质量及护理人力资源的合理使用。

针对目前我国护理队伍除职称体系外无明确分层、学校护理教育仅提供学位与学历教育与临床实践脱节、专科护士发展无专门机构进行规范培养而仅靠一些学术团体支撑等现象，特提出以下建议：

首先，将注册护士标准作为护理毕业生标准。借鉴澳大利亚护理毕业生的标准及护理课程设置由认证委员会审核，由主管注册的护士与助产士局审批，毕业后即可注册护士的方法，建议由相关部门将护士注册标准与教育标准进行统一；护理教育系统以达到注册护士标准为目标，围绕培养合格的注册护士为核心改革课程设置。

其次，完善各类护理人员不同层次教育。目前，我国在护士毕业后继续教育及护士职业生涯发展的培养路径上缺乏系统、规范的体系，学校教育有所缺失，更多地依赖于社会团体，无统一标准与界定，缺乏公信度。因此，建议加大对护理学院示教设备、用具的投入力度，建立更多的模拟实验室，使护理学院教育与临床教育紧密结合，培养实用型护士。同时，鼓励护理教育系统充分利用教育资源，承担更多的学历及学位之外的护理教育项目，将继续教育与专科培训合二为一，统一标准，规范培训，既为各层护士的进阶发展铺平道路，解决专科护士培养上的难点问题，又弥补了社会团体培训公信度不足的缺憾。

第三，加快各类护理标准、规范、流程的统一过程。澳大利亚护士有着灵活的择业性，但工作质量却能得到保障，根本原因是其工作标准非常细化，且至少做到了全州统一。例如患者主诉前胸痛，护士就会按照相应的标准化流程，在医生到达之前对患者进行适当地救护。在病房的计算机上，有护士局的各种护理资料，护士可以搜索下载打印，作为工作参考。我国各级护理主管部门也在规范标准与流程方面进行了大量的工作，但各省发展不均衡，即便是建设很好的省份也未达到完全细化、统一的程度，建议有关部门将护理工作的细化与规范进度作为五年护理规划的部分，提出具体时间及明确任务，以加快此进程。同时，护理工作标准的规范统一也是教育与临床统一的前提，二者相辅相成。

第四，明确各级各类护士的职责范围。目前我国护士的分层仅限于职称体系，较为笼统，对临床护士的分层使用缺乏具体指导。建议卫生部门组织各类护理机构、社团组织，参考各国不同情况，立足我国实际，将各类各级护士职责及人员配置进行研讨，可制定出指导性方案，以解决护理发展中的瓶颈问题。

（二）加大对护士身心健康的关注

澳大利亚的各级医疗机构非常注重对护士身心健康的保护。如教育机构会培训护士使用各类搬运工具和保护具来推动实现搬运患者“零损伤”；政府会为老人院、医院无偿提供各类先进的搬运工具及护理设施；护士与助产士协会有24小时热线，帮助护士解决各类问题等。

（三）大力发展社区护理，缓解“看病难”

澳大利亚政府通过提供人力、设施、财力和制定相关法律法规等手段，充分利用当地卫生资源，确保居民能就近获得连续综合的卫生保健服务。考察团通过参观一些医院，发现医院的床位很少，大部分患者是通过全科医生及社区护士解决看病问题。虽然近年来我国也越来越重视社区卫生保健体制的健全和完善，但由于众多原因，社区卫生保健机构建设及全科医生、社区护士的人员配备还远远不能满足需求。由此建议:一是社区护士选择临床经验丰富、有一定年龄层次的护理人员经规范化培训后上岗。二是选择有专科技能的专业护士从事社区专科护理,从而进一步完善社区卫生服务项目,提高服务质量,减轻公民医疗费用支出,提高全民健康水平。三是护理学院开设社区护理的研究生证书或研究生学位课程,凡具有两年社区护理工作经历的注册护士均可申请学习,从而为社区注册护士提供专业学位学习机会,以提高社区护士学术水平。

情商培养在护士培养中的作用与方法*

医疗服务是满足患者生命与健康需求的诚信服务，最终目的是尽力满足患者日益增长的健康需求，使其生理、心理、社会适应能力等都达到良好状态。患者的满意度及生命质量已成为衡量医疗水平的重要标准。医护人员的情商高低与患者的满意度有着密切的联系。① 高情商者在日常生活中更多地表现为渊博知识基础上的自信力，良好的心理素质和人际协调能力。对护士进行情商培养能帮助其减轻心理压力，建立良好的心理素质，密切护患感情，提高护理工作的质量。

一、情商的概念

20 世纪 90 年代，情商概念逐渐引起了人们重视。心理学家们认为情商是个体准确、有效加工情绪信息的能力。Goleman 对情商的定义是识别自己及他人情绪的能力，自我激励能力，管理自我情绪及人际关系中情绪的能力，是一个人重要的生存能力，是一种激发情感潜能并运用此能力影响生活及人生未来的关键因素。② 其对情商的理解既有智力因素又包括人格特征和动机方面的内容。总之，情商是一种管理情绪的能力，是一种处理冲突、维持良好人际关系的平衡心态，是一种使大家同时共感的人格魅力。③

---

* 赵滨、徐开丽、赵玲：河北医科大学第二医院。基金项目：河北省医学科学研究重点课题计划（20100088）。本文曾发表于《河北医科大学学报》2012 年第 10 期。

① WAGNER PJ. MOSELEY GC. *Physicians emotional intelligence and patient satisfaction*. Fam Med，2002（10）：750 – 754.

② GOLEMAN D. *Emotional intelligence：Why it can matter more than IQ*. New York：Bantam Books，1995：36 – 42.

③ 罗慧珍．住院部护理工作与情商[J]．中国西部科技，2010（5）：72.

二、情商的内涵

Salory 等认为情商具体表现在四个方面：准确地觉察、评价及表达情绪的能力；通过感情促进思维的能力；理解情绪及相关知识的能力；调节情绪以助情绪和智力发展的能力。① Goleman 把情商分为五个部分：认识及觉察个人情绪的能力；妥善处理个人情绪的能力；自我激励的能力；认知他人情绪的能力；处理人际关系的能力。

三、情商培养重要性

情商引入护理工作，首先关注的是护士自身的情绪，更重要的是关注护士是否具备同情共感的能力，通过良好的情绪及敏锐的洞察力去护理不同年龄、生理、心理及文化背景的患者。Cadman 等研究认为，护士在护理工作中需要处理护士、医生、相关科室以及患者和家属的各种关系，②这些都需要护士具备高情商。情商比智商更重要，一个人的成功情商占 80%，而智商占 20%。③ 因此，为了满足现代护理工作的发展，护士情商培养势在必行。

（一）现代医学模式要求护理工作者具备高情商

随着现代医学向纵深发展，传统的以疾病为中心的生物医学模式已转变为以人为中心的生物—心理—社会医学模式。护理模式也相应地由对疾病的护理转向对人的全方位照顾。以人为本的整体护理理念要求护士深入接触患者，主动发现患者的问题，注重患者的情绪和感受，调动其主观能动性，使之积极参与配合护理活动，并为其提供准确及时的护理与服务。情商的特征正是以人为中心的整体护理服务中护士所必备的心理素质。情商理论为护理人力资源管理提出了新观点，避免了单纯重视智力因素的缺陷。

（二）护士的多元化角色要求其具备高情商

护士在工作中既是实施者、教育者、监督者、管理者，又在家庭中承担着父母照顾者、子女抚养者等多重社会角色。当今社会节奏快，竞争激烈，人们承受的心

---

① SALOVEY P, SLUYTER DJ. *Emotional development and emotional intelligence: Educational implication*. New York: Basic Books, 1997: 331.

② CADMAN C, BREWER J. *Emotional intelligence: a vital prerequisite forrecruitment in nursing*. Nurs Manag, 2001(6): 321－324.

③ 邹瑞芳．培养年轻护士不可忽视情商教育[J]．护理与康复，2009(1)：4.

理压力日渐增加。集众多角色于一身的护士,在不同角色转换时易发生角色冲突,这既给护士带来了一定的心理压力,又直接反映到了对患者的服务上。因此,只有对护士进行情商培养,使之正确认识自己、合理调整自己,善于克制不良情绪,才能适应不同角色的需求。

(三)情商培养是密切护患关系,减少护患冲突的有效途径

现实工作中护士对情绪的把握控制及感知远达不到整体护理模式下对护士高情感水平的要求,许多患者对护理工作不满意的不是技术问题,而是护士对自己的情绪控制及对他人的感知能力,缺乏对患者的关怀沟通,给患者造成心理紧张,使不满意增加。医务人员情商缺失主要表现为在医疗活动中缺乏责任感和同情心,对患者的痛苦冷漠视之,缺乏自我控制和调节能力。① 高强度的护理工作易使护士忽略患者及家属的焦虑心情,缺乏有效沟通,导致纠纷出现。周芳意等研究显示,急诊科护士心理健康水平明显低于中国健康成人常模,其中情绪智力总分与强迫症状、人际关系敏感、抑郁、焦虑、敌对等因子的负相关最为明显。②王宝珠等对 365 例住院患者沟通需求调查表明,患者满意度有 50% 以上来自服务性活动,与技术无关。99.4% 患者希望护士多与其进行沟通,了解他们的需求。③刘咏梅等研究结果显示,情商水平对协调型冲突管理风格的预测具有显著作用。④ 可见,如果护士多一分耐心和同情心,具有一定的自我认识能力、控制能力及理解他人的能力,不少纠纷是可以避免的。

(四)情商培养是提高护理人员心理健康水平的有效方法

医院是一个充满各种沟通障碍、变化和焦虑的场所,又是一个社会学、心理学、技术学和生物学的复杂体系。众多研究证实医疗工作环境中存在许多潜在的紧张因素,护理面临的琐碎、繁重、抢救、死亡等各种应激事件,会在生理及心理各个方面对护士产生影响。由于护理工作环境和服务对象的特殊,护理人员终日面对不同患者,工作量大,频繁轮换班次,出现职业倦怠。朱慧娟等研究显示,儿科护士情商水平与职业倦怠存在一定关系,并推断根据情商水平可以预测职业倦怠

---

① 陈绍斌. 情商培养是构筑医患沟通的桥梁[J]. 中国医学伦理学,2006(1):53.

② 周芳意,耿文娟,陈芳. 情绪智力对急诊护士心理健康状况影响的调查[J]. 社区医学杂志,2011(16):60-62.

③ 王宝珠,韩春玲. 365 例住院患者沟通需求调查分析[J]. 护理研究,2002(3):151-152.

④ 刘咏梅,卫旭华,陈晓红. 情绪智力、冲突管理与感知凝聚力关系研究[J]. 科研管理,2011(2):88-96.

发生的可能。① 通过情商培养能够使护士加强情绪控制能力，提高应对应激事件的能力，客观冷静地面对错综复杂的局面，有效平衡自身压力，保持身心健康。

四、影响护士情商因素

(一)护理管理者对情商认识欠缺

受传统医学模式的影响，护理管理者长期以来只注重护士的技能操作能力，很少关注护士的心理素养。在对护士的培养与选拔中注重学历、专科技术水平等，对情商水平重视不够，缺乏科学的测评方法。这不仅影响到对护士全方位的培养使用，更阻碍了我国护理事业向多元化、国际化发展的进程。

(二)护理人力资源缺乏

我国护理人力资源缺乏主要表现在两个方面。一是医院护士严重缺编，床护比例严重失调。护士的严重不足使此群体出现许多健康问题。胡敏予等研究发现，护士群体中抑郁情绪发生率为25%—38%，有焦虑情绪的占20%—25%，易出现神经衰弱、腰酸背痛、习惯性便秘和经前期紧张综合征等。② 二是缺乏高学历护士。不同教育背景的护士在接受教育的层次、时间、广度及深度等各方面存在很大差异。护理能力随学历层次的上升而随之增强。③ 教育级别不同，护士接受专业社会化的过程也不同。我国中专护理教育的培养目标定位于“实用型初等护理人才”；专科教育定位于“实用型中等护理人才”；本科教育定位于“高等护理人才”。④ 基于不同的教育目标及要求，各层次学历护士在知识和技能方面存有差异，本科和大专学历护士掌握的广度和深度要优于中专学历护士。学历越高，知识面越宽，对自我能力提高的要求也越高。因此，护士的严重缺编及高层次护理人才的缺乏使护士缺少系统的情商培养，无法很好地进行自我调控，面对纷杂的局面缺少应对措施，导致各类身心疾病的发生。

---

① 杨晓颖，杨小芳，张仲霞．浅谈培养护理人员情商的策略[J]．中国医药指南，2010(22)：160.

② 胡敏予，周昌菊，肖水源．长沙市护士心理健康状况与相关社会心理因素的研究[J]．中华护理杂志，1997(4)：192.

③ 黎雪梅，李继平．临床护士护理能力及影响因素的调查研究[J]．中国循证医学杂志，2007(8)：586－590.

④ 刘迪成，黄惟清，王富珍等．护理专业不同层次毕业生职业综合能力的调查研究[J]．中华护理杂志，2003(6)：426－428.

五、情商培养方法与途径

大量事实表明，一个人的情商并非天赋而是经过后天的社会实践和教育熏陶，并在个人自觉的锻炼和修养中潜移默化形成的。通过学习和练习与情商有关的能力，可以提高情商。

（一）提高护理管理者及护士的认识水平

情商培养的第一步是提高护理管理者及护士的认识水平。吴维库等研究显示，领导者情商水平对于员工某些方面工作绩效具有正向影响。① 在情商培养中要提高护理人员关于情绪情感是情商的基础，是对客观世界认知、体验所引起的特殊反映的理解与认识。如果护士在体验中，得不到主客观的认可，将会产生错误的情感及情绪调控行为，在临床工作中就会将负性情绪转嫁给同事甚至患者，易导致冲突的发生。② 只有真正认识到情商的重要性，护理管理者才能主动地去推动情商培养，使护士将情商学习作为必修课，二者的有机结合会使情商培养达到最佳效果。

（二）加强在校护生情商培养

传统护理教学方法：传统护理教学方法注重对护生医学知识及专业技术能力的培养，对人文、社会、心理方面的知识没有给予应有的重视，③这对护士情商的培养非常不利，而其所接受的学校教育又对以后的临床护理工作影响巨大。因此，在学校阶段加强护生情商培养对其今后走上工作岗位具有重要意义。护生情商培养主要途径为在课程设置中加大人文学科、社会学、心理学、传播学、人际关系学等课程比例；④创造社会实践、社区服务等多种机会，使护生多接触社会，加强人际沟通能力、通情能力的培养；加强文化礼仪、人文理念等方面的培训，以演讲、讲座、讨论、角色扮演等形式，提高护生心理素质。多读书、多思考、多总结、多

---

① 吴维库，关鑫，胡伟科．领导情绪智力水平与领导绩效关系的实证研究［J］．科学学与科学技术管理，2011（8）：173－179.

② 殷婷，李付菊．培养护士情商方法的探讨［J］．护理研究，2004（6）：942－943.

③ 李继平，刘素珍，李卉青．对21世纪护理本科人才培养的思考［J］．现代护理，2004（1）：1－2.

④ 唐莹，张静平，余小波．从护士工作应激中的人际关系处理谈护士情商的培养［J］．现代护理，2005（3）：225－226.

实践是提高学生情商的重要途径。① 肖远等运用质性研究的方法,在学生参与情商培养系列活动结束后进行访谈,发现学生参加此类活动是有效的,情商培养对学生有积极的意义。②

(三)加强临床护士情商培养

针对护理工作特点,加强护士情商培养,可提高护理质量,增加患者满意度。对临床护士的情商培养主要方式包括有针对性地开展护理讲座,培养护士自身情绪感知及控制能力,优化护士情感品质;举办各种经验交流活动,加强健康教育能力,提高沟通技巧;以继续教育为依托,加强在职护士护理专业领域新理论、新知识、新技术的学习,完善其认知体系。

(四)加强护士文化艺术修养的内化

情商所蕴含的各种能力在很大程度上可以在文化艺术教育中潜移默化地形成。在各种艺术中,护理人员所学习的不是艺术本身的创作技巧,而是对融入其中的语言、色彩和声音的揣摩及对表现在艺术作品中生活情感的运用。把所学的知识和艺术融合在一起转化为自己的魅力,给患者以美的享受。因此,加强文化艺术修养内化能使护士提高情商,保持健康心理。

六、小结

提高护士情商对于减少护患纠纷,提高护理工作质量具有重要意义。如何将理解他人,自我情绪控制调节及人际沟通能力等情商内涵通过专业文化教育在实践中发挥渗透作用,如何将情商培养规范化并将培养效果进行量化评价,尚有待深入探讨,这也是对当今护理管理者和教育工作者们提出的新课题。

---

① 徐于玲,林松霞. 在毕业实习教学中加强学生情商培养的实践与思考[J]. 中国医疗前沿,2011(18):86-87.

② 肖远,丁璐,刘琦等. 医学生情绪智力培养效果的质性研究[J]. 继续医学教育,2010(4):27-29.

第二篇 02

思想政治篇

医学专业课"课程思政"建设的实践探索*

——以河北医科大学为例

2016 年 12 月，习近平总书记在全国高校思想政治工作会议上指出，"要用好课堂教学这个主渠道，思想政治理论课要坚持在改进中加强，提升思想政治教育亲和力和针对性，满足学生成长发展需求和期待，其他各门课都要守好一段渠、种好责任田，使各类课程与思想政治理论课同向同行，形成协同效应。"2017 年，中共中央、国务院《关于加强和改进新形势下高校思想政治工作的意见》指出，要"充分发掘和运用各学科蕴含的思想政治教育资源，健全高校课堂教学管理办法。"2017 年 12 月，中共教育部党组印发《高校思想政治工作质量提升工程实施纲要》，明确指出，要"大力推动以'课程思政'为目标的课堂教学改革，优化课程设置，修订专业教材，完善教学设计，加强教学管理，梳理各门专业课程所蕴含的思想政治教育元素和所承载的思想政治教育功能，融入课堂教学各环节，实现思想政治教育与知识体系教育的有机统一。"可见，开展"课程思政"建设，已经成为目前加强和改进思想政治工作的一项重要内容。

河北医科大学深入学习党的十九大精神，认真贯彻落实全国全省高校思想政治工作会议精神，积极贯彻落实中共中央、国务院《关于加强和改进新形势下高校思想政治工作的意见》、中共教育部党组《高校思想政治工作质量提升工程实施纲要》精神，坚持以立德树人为根本，以理想信念教育为核心，以社会主义核心价值观为引领，以全面提高人才培养能力为关键，把思想价值引领贯穿教育教学全过程和各环节，积极推进"课程思政"建设，在专业课中有效渗透思政教育，形成全员

---

* 李晓玲、刘学民、马梦瑶、曹晓菲：河北医科大学党委宣传部。基金项目：河北医科大学人文社会科学研究项目"医学院校'课程思政'教学体系建设路径探索"（SKYY201805）。

全过程全方位育人格局,切实提高工作亲和力和针对性,着力培养德智体美全面发展的社会主义建设者和接班人,着力培养担当民族复兴大任的时代新人,不断开创新时代学校思想政治工作新局面。

一、挖掘思政元素,不断提高专业课的思政功能

学校认真挖掘和梳理各门专业课程所蕴含的思想政治教育元素和所承载的思想政治教育功能,融入课堂教学各环节,实现思想政治教育与知识体系教育的有机统一。例如,学校通过解剖课的教学,开展了生动的生命教育;通过法医课的教学,有机融入了公平、公正和职业观教育;通过护理课程的教学,加强了人文护理理念的培育等。

(一)拓展育人资源,打造有温度的解剖学教育

学校的解剖学教研室十分注重专业课程的思政功能,通过一系列举措,不断丰富教学形式,整合教学资源,拓展课堂空间,打造有温度的专业课程,提高了解剖学课程的育人效果。

一是建设人体科学馆。学校不断加强人体科学馆的建设管理,人体科学馆在教育教学、科学普及中发挥了重要作用。人体科学馆是一所集教学、科研、临床、科普作用于一身的科学场馆,由多媒体交互体验区、塑化标本展区、系统标本展区、断层标本展区、科普展廊、文化长廊、遗体捐献宣传栏等展区组成,同时,在馆内装饰中加入了学生人体解剖学绘画竞赛优秀作品,从而使之成为集中展示科学精神和人文精神的重要教育场馆和教育平台。同时,馆中至今保存着学校老前辈、河北省首位遗体捐献者、曾任省卫生厅厅长和省政协副主席等职的段慧轩教授的遗体标本,他无私奉献医学事业的至诚精神感动了无数师生。

二是建设解剖文化长廊。解剖学教研室坚持环境育人,利用走廊等公共空间建设"解剖文化长廊",生动展现解剖学发展史中蕴含的人文理念,切实把医学人文精神融入人文景观建设,培育了师生人文情怀,陶冶了师生人文情操,把解剖文化长廊打造成了医学精神诠释区。

三是积极开展遗体捐赠教育活动。为提高育人效果,学校举办庄重的校友遗体捐献纪念仪式,并与省红十字会在石家庄平山县古中山陵园共同主办"延续新生命,荣归古中山"器官与遗体捐献纪念碑落成仪式以及纪念碑落成一周年纪念活动,使师生真实感受到了遗体捐赠者高尚无私的人道、博爱、奉献精神。

（二）注重公正教育，筑牢法医学的精神命脉

法医学的重要功能是为侦察犯罪和审理民事或刑事案件提供科学证据，法医学关系到司法公正和法治建设，公正观念与法治精神是法医学的精神命脉。在法医学教学中，有机融入社会主义核心价值观教育，是实现育人目标的重要手段。

为培养合格的法医学人才，学校法医学院着重从法医学专业本科生的教学、科研、辅助鉴定工作入手，积极探索人才培养新模式，例如在全国率先实行本科生导师制，即从大一入学时就为法医学专业学生指派导师，每位授课教师指导 2—3 名本科生。从大二开始，学生利用假期时间参与导师科研课题或法医鉴定工作，实现早实践、早鉴定。通过这些措施，不断培养学生缜密的逻辑思维和推理能力，并不断渗透公正做好每个案子的理念，使学生认识到公正、法治是法医人要牢牢守住的底线。同时，每位导师以身作则，坚持独立办案，不受外界干扰，本着实事求是的态度，遵循科学、客观、独立、公正的原则，认真受理每一例委托案件，为学生树立了良好的榜样。通过以上措施，学校培养的绝大部分法医专业人才受到了用人单位的好评，并有多名学生毕业后在工作岗位因工作表现突出而受到嘉奖。法医学院在法医专业课教学中融入社会主义核心价值观教育，以实际行动提高了我省法医队伍的整体水平，提高了法医学各分支学科的法医鉴定质量，从而为更好地推进社会主义法治建设贡献了自己的力量。

（三）践行人文精神，打造人文护理课堂

人文性是护理学的重要属性，学校护理学院不断创新工作方法，始终坚持人文精神教育，夯实护理工作者的专业技术基础，坚持对标培养，着力打造“人文护理课堂”。

护理学院以“培养什么人、如何培养、为谁培养”作为教育教学工作的出发点和根本点，以“人文课堂”为抓手，有机地融入社会主义核心价值观教育，注重用社会主义核心价值观的践行者的可贵精神和社会情怀感染学生、引导学生，使学生以优秀临床护理工作者为榜样，树立坚定的职业理想，弘扬社会正能量。

学院坚持以人为本，加大培养人文课程的比重，增加包括护理心理学、护理伦理学、护理美学、护理管理学、护理教育学、护理人文修养等课程的教学时长，同时注重临床护理教育，注重教师集体备课，确保了课程的理论性、实用性、人文性高度结合的教学效果。为了促进学生更好掌握人文护理的操作要求，学院克服用房紧张的问题，建设了包括母婴、康复、老年、ICU、基础护理等在内的 13 个专业实训室，占地面积近 2000 平方米，面向全体学生开放。为了帮助学生尽早适应临床环

境，老师们深入临床，与医院科室负责人反复交流、自主设计，将原来按照教学需要安排的空间布局改造为临床模式，进一步促进了医教协同育人。在此基础上，学院积极开展叙事护理、婴儿抚触、慢病康复、基础生命支持等深受学生喜爱的实践课程，同时着力推行 PBL 教学，先后引入情景模拟、反思团队、案例分析、实战演练等教学法，以培养学生的综合素质。学院还创造性地开展了以“合作对话”为载体的教学改革活动，并推广应用至教学管理、文献学习、集体备课、班级活动等方方面面，进一步激发了师生的内在力量和智慧，提高了教学效果。

学院与母婴俱乐部、老年公寓、社区卫生服务中心以及志愿者服务基地建立了长期合作关系，以普及健康知识、传授专业技能。学生们学以致用，在为群众服务的过程中提高了修养和技能，增加了学生的基层感情和服务意识。

二、切实入脑入心，始终坚持实验课的价值引导

（一）坚持数据真实，践行学术道德规范

学校注重大学生科学道德教育，在实验课中，始终贯穿科研诚信、数据真实的要求，要求并监督学生必须边实验边作实验记录，及时记录实验原始数据，禁止事后补写，以确保实验数据的真实性、可靠性、准确性。教师在批改实验报告时，注重审查学生实验记录的真实客观性。在实验中，注重树立正确的科学实验观念，使学生不仅认识到在任何时间、任何情况下都不允许数据造假，同时更让他们认识到无论实验结果是阳性还是阴性，都有科研意义和科学价值，都值得深入思考和探求。为进一步加强学生的科研诚信意识，学校安排专门教师，坚持每学期均面向本科生讲授知识产权法内容，以丰富广大学生的知识产权知识，提高大学生对他人知识产权的尊重和知识产权意识。

学校坚持把科学道德作为研究生新生入学教育的第一课，并举办研究生科学道德与学风建设宣讲报告会，邀请河北省科协主席、学校副校长段惠军教授，学校副校长张海林教授等结合自身科研工作经历，为新生举办科学道德专题讲座。学校将科学道德建设纳入研究生教育培养方案，对研究生导师进行集中培训，采取切实措施保障学术道德，严格检查研究生实验记录，集中会审学位论文，认真举办毕业论文公开答辩，并积极开展主题征文、学生辩论赛、学生报告会等活动，培养了研究生科学道德意识和严谨求实的优良学风。

学校不断加强科学道德制度建设，制定并实施《河北医科大学学术道德规范及管理办法》《河北医科大学科技工作登记备案及公示的有关规定》《河北医科大

学研究生学术道德规范实施细则》《河北医科大学研究生实验记录管理规定》等制度，并进一步修订《河北医科大学科技奖励办法》，明确规定对学术不端行为者要追回并终止对其相应业绩的奖励和配套经费。通过把科学道德建设纳入日常工作范畴和新生入学教育常规内容，并通过完善学术研究奖励办法、建立健全学术评价机制，使学校形成了尊重科研真实、践行科研诚信的良好氛围。

（二）关爱实验动物，强化医学伦理观念

学校结合医学实验课的特点，在学生中积极开展“关爱生命、尊重动物、培育医学人文精神”活动。为纪念实验动物，学校在校园内设置了“慰灵碑”，积极开展“珍爱生命——向为人类健康而献身的实验动物致敬”的实验动物福利伦理科普活动，并设置了实验动物福利知识主题宣传展板，使大学生深刻认识到，实验动物是人类的“替身”和“替难者”，在生命科学研究中，尤其是在医学研究中，动物实验有着无可替代的作用。动物们为科学进步、社会发展和人类健康做出了巨大的牺牲和贡献。

学校不断加强动物实验伦理规范制度建设，发布了《关于加强动物实验伦理审查的通知》《关于规范实验动物尸体、器官处理的通知》，制定并实施《河北医科大学实验动物福利伦理审查办法》（试行），成立了实验动物福利伦理委员会，以进一步加强动物实验伦理审查，引导大学生切实关爱、尊重实验动物。实验动物福利伦理委员会是对全校实验动物的生产和使用等进行监督指导的专门管理机构，负责对实验动物使用的必要性、合理性和规范性进行专门检查和审定。校内利用实验动物开展的各项研究均应提出申请，接受实验动物福利伦理审查，获得批准后方可开始相应工作。学校相关文件规定，“对严重违反实验动物福利伦理审查的部门和个人，委员会将做出限期整改决议，并作为警示信息记录在册。警示信息应当作为申请人再次申请审查的参考资料，并通报相关部门。对肆意虐待实验动物情节严重者提出处分意见，直至终止其实验。”

在动物实验中，学校坚持充分考虑项目必要性原则，坚持对动物实验采取优化、减少、替代的“3R”原则，坚持科学公正原则、动物保护原则、动物福利原则、利益平衡原则和伦理原则，坚持在不可回避和没有其他方法可供选择的情况下，方可选择适当的实验动物，用实际行动监督和引导了学生尊重生命、爱护生命。

三、力求服务实效，着力优化实践课的育人效果

（一）强化临床实习，提高学生服务意识

在充分发挥医学基础课程的思政功能的同时，学校始终注重提高临床课程的育人效果。

一是不断加强临床实习阶段学生党建工作。为加强各附属医院、教学医院的学生党建工作，学校成立临床教学处党总支，统一负责临床实习学生党员组织建设、思想教育和日常管理等工作。针对临床阶段学生工作的特殊性，临床教学处党总支制订了《临床教学处党总支学生党员管理制度》《临床教学处党总支学生党员考核办法》，制定了《临床教学处党总支学生党员发展工作综合流程图》，并在各医院聘任兼职组织员，进一步规范了党员发展和党员管理工作。同时，坚持要求学生党员拟发展对象返校参加党的基本知识考试，对其进行逐一谈话，强化党性认识，保证党员发展质量。为适应新形势下党建工作的需要，探索新媒体时代党建工作的有效途径，临床教学处党总支开设了“河北医大临床教学处党总支”微信公众平台，搭建了党建工作学习、交流的微平台。临床教学处党总支定期到各医院进行调研考察，召开医院领导、教学管理人员、学生党员干部等不同层面的座谈交流，同时给所有学生发放调查问卷等，及时了解各医院教育教学、学生管理和党建工作的开展情况，全面把握学生思想动态，帮助学生解决学习、生活中存在的问题，帮助医院加强教学、学生管理和党建工作的规范化管理。

二是不断提高学生临床操作技能，夯实学生服务能力。临床操作技能是医疗卫生行业的职业需求，提高学生的临床操作水平，对于提高学生服务能力至关重要。为此，学校每年均组织开展学生临床技能比赛，由各医院组织代表队参加比赛，比赛坚持贴近临床实际，以临床病例为基础，全面考察学生的临床思维、临床动手能力和综合运用临床知识技能解决实际问题的能力，内容包括内科学、外科学、妇产科学、儿科学、护理学和物理诊断学等专业知识。同时，学校每年选派学生代表队参加全国高等医学院校大学生临床技能竞赛，多次取得华北赛区第一名、一等奖、全国总决赛三等奖等好成绩。通过以赛促学，切实提高了学生对技术精益求精的意识。

三是注重临床教学中的医学人文教育。学校在临床教学实习工作中秉承“厚基础、高素质、重创新”的人才培养理念，有效融合白求恩精神培育工作，努力为学生搭建能力培养平台。在临床技能比赛中，学校也坚持把人文关怀能力、医患沟

通能力、团队合作能力作为重要考核内容。同时,学校在各医院坚持遴选医德医风高尚、医术精湛的专家学者带教,让学生耳濡目染大家风范,帮助学生扣好走入职业生涯的"第一粒扣子",使学生在开始接触病人时,就体悟到医学事业的伟大意义和医者仁术、大医精诚的崇高理念。

(二)深化社会服务,提高服务基层效果

一是深化临床教学改革,构建服务基层新机制。为使医学生深入基层、服务百姓,学校积极探索"沉下去"的人才培养新模式,改革本科生临床教学制度,建立了县级以下医疗机构实习制度,安排学生到县级以下医疗机构试点进行实习,掌握基层常见病、多发病的诊疗技能,从而增强了学生对基层人民群众的感情和为人民服务的意识,提高了解决实际问题的能力。在基层医院承担实习带教工作的同时,学校对基层医院进行定点帮扶,并派医务人员到基层医院进行教学查房和示范教学,进一步规范了基层医院医务人员的带教流程,提升了基层医院的业务技术水平。

二是传承创新社会实践,凝聚服务基层新力量。在实践课中,学校始终坚持弘扬服务基层医疗卫生的办学特色和办学传统,把"擎灯精神"打造成了学校的亮丽名片。学校组织学生积极开展社会实践,通过义诊、送医送药、知识讲座等方式推进优质医疗资源下沉。同时,学校中西医结合学院坚持把专业课程建设、大学生科技创新活动、社会实践、青年志愿者服务四者相结合,与灵寿县中药材基地、井陉县洞阳坡经济生态园区等保持密切合作,先后组织大学生开展"中药材野外调查实习"等实践活动,协助基地完成了《现代化控技术在远志规范化栽培生产中的应用研究》《灵寿金银花花期化学调控及品质比较研究》等科技攻关课题,编写了《洞阳坡常见部分野生植物辨别彩色图谱》《洞阳坡常见八种野生植物资源开发与利用可行性报告》等,应用于山区中药材栽培实践,不仅提高了药材的产量和品质,而且降低了栽培成本,为当地药农带来了可观的经济收入。为进一步提高服务水平,学校创新高层次人才培养模式,发挥研究生的知识储备、专业水平优势,将"送医下乡"社会实践纳入研究生必修课,打造了"博士团"等研究生社会服务活动品牌,不断扩展社会实践辐射范围,覆盖了更多的老少边穷地区。

学校积极贯彻落实中央和上级部门重要决策、部署,不断探索"课程思政"建设的工作方法和工作举措,取得了一定成效。在今后的工作中,学校将进一步加强专业课的思政教育作用,坚持专业课"守好一段渠、种好责任田",专业课与思想政治理论课同向同行,梳理专业课所蕴含的思想政治教育元素和所承载的思想政治教育功能，融入课堂教学各环节，实现思想政治教育与知识体系教育的有机统一，形成育人工作协同效应，构建育人工作大格局，以更好地完成人才培养目标，培育更多合格医药卫生人才，为决胜全面建成小康社会，夺取新时代中国特色社会主义伟大胜利，为实现中华民族伟大复兴的中国梦，提供强有力的智力支持和人才保障。

以“供给侧改革”思维谈“原理”课“一线三点相统一+互联网技术”讲授方法*

“供给侧改革”的原意是指经济领域通过提高供给质量,优化资源要素配置,实现更有质量和效益的发展,以更好地满足消费者的需要。近两年来,“供给侧改革”成为社会生活中备受关注的热词,受此启迪,将其扩大到带有服务属性领域中处于相互制约关系的矛盾双方,引申为一种“供给侧改革”思维,某种角度上也是成立的。

在我国高等教育领域,马克思主义原理概论(以下简称“原理”)课是高校思想政治理论课程体系中的主干课程,并具有基础性作用。其教学目的在于帮助学生从整体上了解什么是马克思主义,掌握马克思主义的科学世界观和方法论,正确认识人类社会发展的基本规律。根本任务是增进大学生对中国特色社会主义的理论认同、道路认同和制度认同,以便将其培养成社会主义事业的建设者和接班人。这就决定了该课程体现国家主体意志,具有主动“授予”(供给)的特质。为了促使教育对象——需求侧欣然接受,进而积极求学,作为“供给侧”的高校就应力争做到给予的内容要精彩、优质、有针对性,给予的方式、方法要带着温度,有亲和力,讲究技巧。

基于此,近年来我们借用“供给侧改革”思维,着力在供给端改进方面下功夫,努力“用好课堂教学这个主渠道”,将教学资源整合、提炼,从供给内容优化,到供给方法、手段改革都进行了积极探索,从而形成了与网络技术结合的“一线三点相统一”讲授方法,刺激“需求侧”产生了良好反应,成效令人鼓舞。

---

* 武菊芳:河北医科大学社科部。基金项目:河北省高等教育教学改革研究与实践项目(2016GJJG073)、河北医科大学教育教学研究课题(2016ZD-6)。

一、逻辑主线清晰：培养学生树立科学的世界观与方法论始终是贯穿原理课供给内容的一条主线

马克思主义是一套严整的科学体系，其内容博大精深，涉猎的领域十分广泛，科学与实践价值是任何社会科学理论都无法比拟的。但在我国，仅就其作为高校专业课和公共课的教学内容而言，侧重点是有所不同的。“原理”作为高校的公共必修课，是给青年学子提供精神产品——以马克思主义理论影响和感染他们——的重要渠道和思想平台，其根本目的就是帮助学生掌握马克思主义的科学世界观和方法论，正确认识人类社会发展的基本规律，从而认同并坚信中国特色社会主义制度与道路。对此，《中共中央宣传部、教育部<关于进一步加强和改进高等学校思想政治理论课的意见>实施方案》中有明确要求。

恩格斯说“马克思的整个世界观不是教义，而是方法。它提供的不是现成的教条，而是进一步研究的出发点和供这种研究使用的方法”。① 所谓马克思主义的科学世界观和方法论，实际上就是马克思主义对待“实物、现实和感性”所持的基本立场、观点和方法。从直接意义上说，就是辩证唯物主义和历史唯物主义，但从本质上说，马克思、恩格斯运用辩证唯物主义和历史唯物主义所揭示的资本主义社会和社会主义社会发展趋势和规律也具有世界观、方法论意义。所以教师在“课堂教学这个主渠道”中，既要讲清、讲透辩证唯物主义和历史唯物主义是无产阶级的科学世界观和方法论，又要全面地讲授渗透体现在马克思资本主义论和社会主义论中的世界观和方法论，必须让马克思主义的科学世界观和方法论始终作为贯穿整个原理教学的一条主线，统领整个教学内容。围绕这一主线，我们在教学实践中将教材体系灵活转化为教学体系，并通过辩证唯物论、唯物辩证法、辩证唯物主义认识论、唯物史观、资本主义论、社会主义论六部分体现出来。这六层内容依次递进、互相衔接、相互贯通，最后落脚于中国特色社会主义，综合起来构成一个完整的知识系统，从内容与形式上都体现出马克思主义整体性，②从而可以避免对原理分门别类的乃至碎片化的讲解，保证了供给的科学性、引领性。

“理论只要说服人，就能掌握群众，而理论只要彻底，就能说服人，所谓彻底，

---

① 马克思恩格斯选集：第 4 卷[M]. 北京：人民出版社，1995：742 – 743.

② 凌小萍. 马克思主义基本原理概论课专题式教学的尝试[J]. 教育探索，2012(3).

就是抓住了事物的根本。"①在"原理"课教学中牢牢抓住讲授和传播马克思主义科学的世界观和方法论这个根本,就可以显示理论的威力、魅力,让学生感受、分享马克思主义的"普照之光"。

二、三个环节耦合:抓好"重点、难点、热点"三个环节是提高供给质量的重要法宝

在逻辑主线清晰的前提下,如何围绕主线展开教学,做到提纲挈领、纲举目张,将马克思主义这一科学世界观、方法论的理论表达为学生所接受并把握,则是需要倾心投入、积极探索的。这同样属于"供给侧改革"之义,是提高教学质量的必要环节。

(一)突出重点,详略得当

内容多与课时少的矛盾是高校"原理"课教师普遍认同的观点。现在的"原理"课程实际上涵盖了以往高校公共课教学中的马克思主义哲学原理、马克思主义政治经济学原理以及科学社会主义原理三门课的内容,而按教学规定总学时基本在50左右(3学分)。要想在有限的学时内尽可能地将马克思主义的精神实质与核心内容从理论上表达出来,在教学过程中,就不能以知识传授为中心刻意追求"基本"原理的面面俱到,而是要按照"基本原理概论"的教学目的要求贯穿主线,突出重点,详略得当,实现基本中有重点,重点中显基本,从而达到使大学生由理论清楚到制度自信的教育目标。

在实际教学实践中,我们将以下内容凸显为重点:一是辩证唯物论原理与一切从实际出发的基本原则,二是唯物辩证法原理与矛盾分析方法,三是辩证唯物主义认识论原理与辩证思维方法,四是唯物史观原理与科学技术是第一生产力标准、以及群众观点、群众路线方法,五是剩余价值理论与"两个必然"与"两个绝不会"立场,六是科学社会主义理论和理论与实践相结合原则。而对其他具体原理则或概括讲授,或布置阅读材料课下自学、教师利用网络线上线下对话或集中辅导答疑。

在讲授这些重点内容时,我们又特别强调以下几点:第一,注重讲授运用原理分析实际问题应把握的原则、立场和方法。比如在讲授辩证唯物论时,特别强调这一原理所决定的客观的立场和实事求是的态度,是我们正确认识世界的前提,这是马克思主义最基本的原则;在讲授唯物辩证法时,特别强调这一原理所决定

---

① 马克思恩格斯文集:第1卷[M]. 北京:人民出版社,2009:11.

的全面的视野、发展的眼光、辩证的思维，是我们把握复杂多样、变幻莫测世界的可靠保证；在讲授辩证唯物主义认识论、唯物史观时，特别强调这些原理所决定的辩证分析、阶级分析、历史分析等方法，是我们理论与实践相结合、透过现象抓住本质、正确认识当今世界"一球两制"的锐利武器等等，从而使学生在理性思维的方向上和逻辑上得到训练，有助于科学世界观与方法论的培养。第二，注重无产阶级政治立场的感化。在教学过程中，我们还始终坚持渗透马克思主义的政治立场——致力于实现以劳动人民为主体的最广的人民的根本利益，我们选取特定案例，将马克思、恩格斯毕生以谋求人类解放为己任，参加和领导当时无产阶级争取解放的革命实践以及感人事迹等感性资料与其科学理论论述相融合，使学生受到深刻感化，达到了直抵人心的效果。第三，注重崇高社会理想的引导。在教学过程中，我们运用从马克思主义所揭示的人类社会发展规律、资本主义发展规律、社会主义发展规律，引导学生去认识共产主义理想是人类的必然归宿，领会今天现实的中国特色社会主义共同理想的提出及其实践与最高理想的关系，这实际上就是崇高的社会理想的价值取向引导、接受和确立的过程。正如恩格斯所说：当我们拥有了这样的立场观点方法，就能够把"现代社会关系的全部领域看得明白而且一览无遗，就象一个观察者站在最高的山巅观察下面的山景那样"。①

（二）抓住难点，精准施教

上述凸显重点是提高供给实效的首要之义。但是，要使这些要点带着足够的吸引力、理论穿透力来引起学生关注，真正做到"入心""入脑"，真信、管用则是我们更要下气力解决的难点。

毋庸置疑，新形势下"原理"课教学的重要性与实效性存在落差，还有很大的提升空间。通过调查问卷及座谈，我们了解到影响"需求侧"——学生学习兴趣与动力的主要因素有以下几点：首先，从外部因素分析，马克思主义产生近 170 年了，目前全世界范围内社会主义与资本主义斗争的大环境，使当代大学生对马克思主义理论以及国家和民族的命运产生困惑与不安，成为接受马克思主义基本原理的障碍之一。其次，就原理课教学内容而言，其理论深刻，并且是以特定的范畴和逻辑论证形式表述出来的，学生感觉深奥、抽象、枯燥，不是十分容易理解，这就增加了学习的难度。再次，从学生思想现状来看，随着改革开放的深入与扩大，各种现代西方社会思潮大量涌进，特别是互联网的普及，使多元化的价值观迅速在学生

---

① 田培炎．马克思主义经典的永恒魅力[J]．求是，2011(13)：62.

中扩散,这在满足青年学生好奇心的同时,也使他们良莠难辨,以致造成了负面影响,也一定程度上影响了大学生马克思主义基本理论素养养成。

面对这些难题,我们的认识与做法是:

第一,提升马克思主义理论的穿透力。我们在教学中着力真实地还原和体现马克思主义理论与时俱进的理论品质,密切关注世界局势与发展进程,结合当代资本主义新变化、结合现代西方社会思潮研究动态和国内外马克思主义前沿理论成果,进行比较讲授,在阐明各种西方社会思潮昙花一现的同时,着重阐明一百多年来马克思主义的曲折发展历程和深刻影响力,解读和发展21 世纪马克思主义,努力使原理课反映新时代特征和学术生长点,在推进马克思主义时代化上下功夫。① 比如,我们开设现代西方社会思潮讲座,通过与马克思主义理论进行比较让学生了解到:一方面,现代西方社会思潮中,特别是西方马克思主义有对经典马克思主义文本的回归、挖掘和解读,有对资本主义现实矛盾的针砭、批判,也有对人类思想文化研究的深化,这些启发了我们对马克思主义真精神的探讨;但另一方面,他们也夸大甚至制造了马克思主义理论的内在矛盾,使马克思主义作为严密完整的科学思想失去了内在的统一性,特别是他们观察历史、观察社会发展趋势的主观立场和抽象思辨方法,又给人们在理论上造成了混乱和迷茫。对此我们要有辩证地理解和清醒的认识。这样既增强了学生运用马克思主义立场鉴别各种社会思潮的能力,也丰富了学生的知识结构,扩宽了理论视野,从而提高了学习兴趣。

第二,增强马克思主义理论的吸引力。针对原理课理论性强、比较抽象的难题,我们树立"把理论融入感性材料,用感性材料讲清道理,以道理赢得认同"的教学理念,注重话语风格。在教学中特意注重话语体系转化,贴近理科学生知识结构特点,易于学生理解。在讲授各个基本原理时,尽力做到语言表达接地气,具有中国风格、中国特点,要结合精选案例、历史典故、趣味故事等翔实的感性材料进行理论解析,深入浅出,既通俗易懂,又言简意赅,在推进马克思主义大众化上下功夫,从而满足了大学生审美需求,赢得了充分认可。

第三,彰显马克思主义理论的说服力。在教学中我们特别强调问题意识,注重马克思主义理论与社会主义实践相结合,既直面国际共运中的曲折、低潮,以及我国现代化建设过程中出现的重大问题、困难所造成的对马克思主义理论的挑

---

① 齐鹏飞. 思政课:透彻的理论有说服力[N]. 光明日报,2016-12-09.

战，又引用大数据展示我国社会主义现代化建设过程中的辉煌成就，特别是运用马克思主义基本观点进行解析，即摆事实、讲道理，引导学生既不要以偏概全，也不要一概而论，而是要透过现象看本质，了解事物螺旋式发展规律，形成对上述问题全面、科学的认识和理解。比如，我们通过案例教学，展现我国在高科技领域令人瞩目的三大名片——高铁、核电、航天技术在国际、国内巨大的经济价值和社会影响，让学生领会中国特色社会主义在全球范围的社会影响力，领会马克思主义在新时期仍然发挥着重大指导作用，描绘出社会主义必将春色满园的美好愿景。

（三）关注热点，凝聚共识

为提高教学效率，增强“供给侧”的针对性、感染力，在“原理”课教学中认真抓好“关注热点”这一环节也是不可或缺的。

今天处于“需求侧”的大学生都是“90 后”，他们身处经济全球化、政治多极化、文化多元化，科学技术高度发达、信息技术日新月异的时代，由此造就了思维活跃、兴趣广泛、关注点多，但又缺乏独立思考、分辨是非真伪的能力等特点。这就要求作为“供给侧”端的原理教师，在授课时，始终要坚持理论联系实际原则，以现实生活中学生关注的热点问题、深层次问题作为切入点，在用马克思主义基本原理说明、解释现实问题上下功夫，从而融会贯通地把马克思主义基本理论传授给学生。比如，针对“看病难、看病贵”这一全国上下最关心的，同时也是与医学生职业生涯密切相关的问题，我们运用唯物辩证法的普遍联系观点，从医疗服务体系、基本医疗保障体系、药品价格监管体系、我国经济社会发展总体水平、人民群众对医疗服务的期待等诸多方面和环节进行全面深入分析，引导同学们理性看待我国医疗体制改革过程中存在的问题、困境以及近期实施的“三医联动，重点建立医联体”，优质医疗资源下沉等新举措，相信我国医疗卫生事业的改革发展终将缓解“看病难、看病贵”现状，赢得人民群众的认可与满意；提升了大家对将来自己从事工作的信心、责任与荣誉的认识。这样的措施使学生感受到了教学内容与他们所关心问题的关系，有助于提高他们分析问题的能力，也有助于增强他们的职业责任感。另外，我们还抓住阿尔法围棋（AlphaGo）与韩国围棋高手李世石人机博弈取胜、精准医疗、“一带一路”高峰论坛等热点问题，分别运用马克思主义基本原理进行分析，找到马克思主义理论与学生思想深处的契合点，从而达到了拨动学生心灵的琴弦，与他们的精神世界共鸣、共感、共振以实现形成共识之目的。

三、方式方法灵活多样：供给方法、手段的创新跟进是提高供给质量的有效路径

众所周知，内容决定形式，形式反作用于内容，为内容服务。在确立了供给内容的"一线三点相结合"讲授方案的基础上，如何进行供给方法、手段的改革与创新，就成了能否增强亲和力，真正提高供给质量的重要抓手。

（一）供给方法多样化

课堂讲授是实现"供给侧"与"需求侧"无缝对接的主渠道，但怎么讲、谁来讲以及供与求双方的地位、作用如何等等，则是需要供给者真情投入、精心打造的。几年来我们在教学中探索了案例式教学法、问题启发式教学法、专题讲座教学法、开放式教学法等。这些方法虽然形式多样、各有千秋，但归根结底是在教师的引导和启发下，学生结合所学原理围绕真实的典型案例、社会热点话题、疑难困惑问题进行质疑、思考、分析、评判和讨论，进而得出结论或解决问题的方案，深化对相关原理的认知与理解，并促进学生分析、解决问题能力的提高。其核心是千方百计使学生积极主动参与教学活动过程，构建师生合作、生生合作的良好教学格局，根本目的是使学生对马克思主义理论爱学、学懂、真信、会用。

（二）供给手段现代化

在信息科学高度发达，互联网普及的今天，充分利用多媒体和网络技术等现代化的教学手段，将声音、图像图表、文字相结合，让同学们真正感受马克思主义的理论魅力，对于提高"原理"课教学水平势在必行。并且这些方法、手段必须与上述"一线三点相结合"的教学内容有机结合、相互照应。把握这一原则是与某些偏离"原理课"教学内容、目的，一味追求热闹，迎合部分学生的心理、兴趣以哗众取宠做法的根本区别。比如，前面所述"贯穿一条主线"原则，我们将"原理"课的主要内容画成一图表，将科学世界观、方法论做中心线或曰根目录，重点问题做二级分目录，难点、热点问题做三级子目录，相互衔接，首尾呼应，直观、清晰，让学生一目了然、胸中有数；又如，将精心选择的案例提前交给学生，让学生自己扮演角色进行情景模拟，制作成影像资料或舞台剧，展开教学，即"微课堂"；或者讲课中适时插播3—5分钟切题的影像资料，使教学更加生动、形象，提高学生的学习、参与热情及兴趣。特别是近一、二年来，我们利用微信平台，让每位教师与授课班级学生建立微信朋友圈，进行阅读书目布置、讨论问题发布、教学问卷调查、答疑解惑等开展线上线下师生互动，既扩展了教学内容，又使学生学习时间比较灵活，还增进了师生情感,收到了比较令人满意的效果。

综上所述,通过“供给侧”改进,刺激“需求侧”欣然接受,且创造主动需求,形成供需双方良性互动,努力使“原理”课成为学生真心喜爱,终身受益、毕生难忘的优秀课程,是我国高校师生的共同愿望与目的。我们相信在外部生态——有党和国家以及各级主管部门的高度重视与措施到位,和内部条件——有高校原理课教师的积极努力以及学生的有力配合——的共同作用下,这个目的的实现,不仅可及,而且必然。

高等医学院校"三转"工作存在的问题及解决思路*

一、"三转"问题的提出

2014年5月，王岐山同志在纪检监察机关"转职能、转方式、转作风"专题研讨班上强调，纪检监察机关要深入贯彻落实党的十八届二中、三中全会精神，贯彻落实中央纪委二次、三次全会部署，明确职责定位，聚焦党风廉政建设和反腐败斗争，紧紧围绕监督执纪问责，深化转职能、转方式、转作风，全面提高履职能力。① 这是王岐山同志对全国纪检监察机关提出的工作要求，自此，全国各地、各级、各单位纪检监察部门迅速传达会议精神，学习和领悟"三转"丰富内涵，并尝试提出实现"三转"的具体措施。高等学校纪检监察部门作为全国纪检监察机构的重要组成部分，也在积极贯彻落实会议精神，认真研习"三转"在高校落地生根的办法，并尝试采取一系列具体措施推进"三转"。

"三转"是一项系统的工程，需要长期间不断地摸索推进。转职能是根本，就是要聚焦主业、把握主责，即围绕党风廉政建设和反腐败工作开展监督执纪问责；转方式是关键，强化"对监督的再监督、对检查的再检查"，即对职能部门履行职责情况的再监督、再检查；转作风是保证，纪检监察干部要带头纠正"四风"，带头落实中央八项规定精神，自觉接受群众的监督。

高校开展"三转"工作具有十分重要的意义。"三转"工作是高校党建工作的

---

* 袁培行、温瑞、王鹏：河北医科大学纪委、监察处。

① 马彦军，杨诗琪，王少伟．王岐山在纪检监察机关"转职能转方式转作风"专题研讨班上强调"三转"要聚焦中心任务 往监督执纪问责上转[N]．中国纪检监察报，2014－05－20.

重要组成部分，实施效果直接关系人才培养、科学研究和服务社会功能的实现。高校实施“三转”有利于提高纪检监察工作效能、解决工作发散问题，有利于遏制腐败发展趋势、守卫教育净土，有利于使高校把更多的时间和精力放在开展廉政教育上，通过开展丰富多样的活动，促进广大干部廉洁从政，广大教师廉洁从教，广大医护人员廉洁行医，广大职工廉洁从业，广大学生较早地接种“廉洁疫苗”。

二、医学院校“三转”工作存在的问题

医学院校“三转”工作有其他普通院校实现“三转”过程中存在的共性问题，但也有个性问题。医学院校与其他普通高校的区别在于有多家附属医院，体量大，与社会接触面广，涉及资金数额大，关系群众切身利益，廉政风险多样、廉政指数高，纪检监察部门的工作任务更加繁重。学校纪委下面还有一级纪委，即医院纪委，推进学校纪委“三转”还要综合考量医院的具体情况，应该说面临的局面更复杂，需要协调的内容很多，推进起来有更大的难度。结合工作实际和对其他医学院校“三转”工作的了解，高等医学院校“三转”工作所存在的问题主要有以下几个方面：

（一）对“三转”问题的认识不足

经向其他兄弟院校调查了解，绝大多数院校纪检监察部门不清楚究竟如何实现“三转”，基本上都寄希望于上级出台明确的“三转”文件，以做好具体贯彻执行。多数院校积极尝试探索“三转”路径，但头脑中并没有一个清晰的认识，并不知道该怎么转、往哪儿转、转到什么程度、怎样算是完成“三转”。① 有的高校纪检监察部门甚至认识不到“三转”的重要意义，表现出了“不愿转”，一方面担心工作交出去，其他部门会做不好；另一方面担心工作交出去，会失去部分权力，从而被其他部门“边缘化”。这些反映了纪检监察部门对“三转”问题认识存在不足。

受多年来惯性思维的影响，有的高校党委仍然把党风廉政建设工作任务交给纪检监察部门完成，仍然分配给纪检监察部门一些不该由纪检监察部门承担的任务。如每年的党风廉政建设工作计划、任务布置以及贯彻执行，每年的党风廉政宣传教育构思设计、组织开展、执行验收，每年招生考试、招标采购、人事招聘等工作都要求纪检监察部门参与等，这些工作分散精力，影响了纪检监察部门聚焦主

---

① 李延涛，商植桐，张洁，张旭．高校纪检监察工作实现“三转”的思考[J]．河北工程大学学报（社会科学版），2015(3)．

业,执行监督执纪问责职能。这反映了有的学校党委对"三转"认识不足,对党风廉政建设主体责任认识不到位。①

(二)对自身职能定位不够清晰

这些年来,高校纪检监察部门工作涉及内容非常繁杂,监督范围非常广泛,与职能部门对纪检监察部门的过度"依赖"关系很大。例如教务处、人事处、基建处、研究生学院等很多部门和单位主动要求纪检监察部门直接参与到他们认为廉政风险指数较高的具体工作中,仿佛只要有纪检监察部门参与,就不会有违规违纪行为发生一样。纪检监察部门无形中成了"挡箭牌",这与"三转"要求的"对监督和监察对象实施再监督、再检查"的职能定位相背离。专门监督变成了直接参与,"运动员"+"裁判员"的双重角色实际带来的结果是监督范围泛化、监督方式异化、监督作用弱化。②

多年的惯性思维使高校纪检监察部门参与的事项过于繁杂,在工程建设、财务管理、招标采购、学术诚信、科研经费、干部选任、人事招聘、人才引进、职称评聘、招生考试、评优评先、福利发放甚至报废物资处置等领域都可以看到纪检监察干部的身影,在各种议事协调机构中不乏纪检监察部门的领导干部,范围大得有点"包打天下"的意思。③ 而作为纪检监察部门主业的线索处置和案件查办工作却因为时间和精力问题做得并不是很专业、很到位,职能不清、工作发散直接导致"种别人的地、荒自己的田",造成工作的越位、缺位和错位。

(三)探索思路不够开阔,办法不够多样

目前高校纪检监察部门在"转职能"方面的探索基本限于从一些领导小组、一些议事机构中撤出来,不再出席与工作关系不大的会议,不再参与类似投标单位资质考察等事务,至于该如何定位自己的职责,各高校都没有一个较为明确的说法。

在"转方式"方面,根据上级安排部署,各高校纪检监察部门开始注重从细节、从小事抓起,例如在重要节点印发廉洁过节提醒、对"四风"问题进行明察暗访等。在管理体制上,大学纪委正逐步探索强化对直属医院纪委的管理,特别是在直属医院纪委书记、纪委副书记的考察和提名上,有的医学院校探索尝试通过由学校

---

① 刘江平. 高校纪检监察部门怎样"转职能、转方式、转作风"[J]. 中国高等教育,2015(2).

② 邓洪禹,常业军. 高校纪检监察部门推进"三转"工作存在的问题及对策[J]. 廉政文化研究,2014(6).

③ 陈治治. 聚焦监督执纪问责,不发散不跑偏[N]. 中国纪检监察报,2016-10-14.

纪检监察干部担任上述角色,进一步强化监督力度。但这一问题并没有得到全面推进,一方面是要结合学校干部调整实施,另一方面还要综合考量上级纪委对高校纪检监察管理体制改革的影响。

在"转作风"方面,各高校纪检监察部门对调研工作的重视程度有所增加,实际上到直属事业单位、下属二级学院调研的次数有所增加,在党风廉政建设方面给予的指导有所增加,在会风文风方面逐步推行开短会、讲短话,讲务实、不空谈。通过向兄弟院校了解,目前,高等学校在推进"三转"工作的探索上基本限于这些,由于受传统固化思维模式的影响,"三转"的探索思路并不开阔,方式方法缺乏,①显性成效不大。

(四)工作中顾虑太多,难以实质推进

"加大信访举报核查力度、强化对问题线索的处置"是聚焦主业、深化"三转"的应有之义,但在实际执行过程中因有过多的顾虑,导致效果并不是很好。第一,有为难情绪。高校纪委有监督同级党委的职能,但还要接受同级党委的领导,年度考核也由同级党委来决定,同体监督和同级考核的管理体制不免给纪检监察干部开展监督检查工作带来思想包袱。② 第二,怕得罪人,怕受制于人。学校所有职能部门和二级单位都要接受纪检监察部门的监督,但纪检监察干部的工资发放、职称评聘、选拔任用都要由具体的职能部门来负责,对这些部门进行监察或者给予过多的配合纪委办案的工作任务,难免会被误认为跟人家过不去或者"找茬",这自然会造成纪检监察干部在监督执纪问责上的畏首畏尾。第三,孤军作战。"三转"确实是对纪检监察部门提出来的,但在实际执行过程中,绝不是由纪检监察部门单独来完成的,这需要学校党委的大力支持和其他部门、二级单位的密切配合。通过向兄弟院校了解,多数高校对"三转"的宣传力度不大,多数高校"三转"工作由纪检监察部门主导,推进艰难,收效不大。③

(五)纪检监察干部业务素质不能很好地适应党风廉政建设和反腐败斗争新形势、新任务要求

---

① 沈琼. 加强高校纪检监察工作职能本位回归的若干思考[J]. 南京理工大学学报(社会科学版),2015(1).

② 张增田,谢丽. 高校纪检监察机构履职状况调查及影响因素探析[J]. 广州大学学报(社会科学版),2014(4).

③ 李延涛,商植桐,张洁,张旭. 高校纪检监察工作实现"三转"的思考[J]. 河北工程大学学报(社会科学版),2015(3).

随着社会主义市场经济向纵深推进，高校不断扩招，新校区不断建设，反腐倡廉的建设任务越来越繁重和艰巨。根据近年来公布的违纪案件，高等院校腐败涉及基建、后勤、采购、财务、教学、科研、招生等多个领域，违纪人员作案手段越来越隐蔽，且呈现出智能化、高科技化趋势，案件情况也越来越复杂。而高校纪检监察干部编制数额较少，工作人员较少，而且有的纪检监察干部长期在同一岗位、同一部门工作，知识结构单一，创新意识不足，案件查办手段有限。① 高校纪检监察干部接受专业培训的机会不多，业务知识不能得到及时补充和跟进，能力不足、本领恐慌问题直接影响着纪检监察工作的效果，这与反腐倡廉新形势、新任务对纪检监察干部业务素质的要求不相适应。

（六）大学纪委对附属医院纪委指导不够

这里主要是指具体业务指导，表现在以下几个方面。一是学习培训开展较少。学校纪委是基层纪委，而医院纪委应该说是基层中的基层，接受的业务培训较少。医院纪委有接受培训的渴求，以进一步提高理论水平和业务能力，但大学纪委本身人单力薄，很多工作都是在摸索中进行，造成对医院纪委开展的培训较少，很多高校纪委都没有组织过系统的全员培训，这是个比较普遍的问题。二是工作流程规范指导不够。在指导各基层纪委建立科学规范的工作流程上重视不够，造成学校纪委与各基层纪委之间有时工作衔接的不够紧密，有的高校是因为人手不够，精力达不到，有的高校是对自身工作流程规范与否还在持怀疑态度。三是在强化聚焦主业方面抓得不紧。附属医院纪委书记工作职责大多根据医院具体情况而定，多数医院纪委书记还分管其他工作，这与上级要求不符。在如何保证纪委书记把主要精力放在纪检监察工作问题上，多数大学纪委没有做过多要求，给出的解决办法也不多。

三、解决“三转”工作存在问题的思路

（一）转变思想观念

“转思想”是实现“三转”的前提，只有经历思维观念的深刻变革，思想认识才能得到转变，“三转”工作才能有实质上得到推进的可能性。思想观念上的转变主要是指以下三类人群认识上的转变：一是学校党委和医院党委认识上的转变，即深刻理解“三转”对纪检监察部门的要求，主动履行党风廉政建设主体责任，在工

---

① 闵文杰．当前高校纪检监察干部队伍建设：困境、目标与路径[J]．老区建设，2016(4)．

作部署和安排时落实“三转”要求；二是学校各级纪委认识上的转变，通过向上级请示和综合考量单位实际情况，充分认识到哪些工作属于职责范围内的，哪些不属于职责范围内的，对于职责范围外的就明确提出不再参与；三是职能部门和二级单位党政负责人认识上的转变，通过提高对“三转”的认识，改变过去把纪委作为“挡箭牌”的做法，给予纪委“三转”更多的支持和配合。总体来讲，转变思想观念需要学校的顶层设计，需要二级单位和职能部门的配合，需要做到全校“一盘棋”，①需要进一步系统地学习“三转”内容和要求，正确把握“三转”的科学内涵、定位和措施，在实施“三转”的原因、目标、方式、内容等关键问题上统一思想认识。

（二）明确职能定位

找准职能定位是实现“三转”的核心。深化“三转”的核心要义，就是要求纪检监察部门根据党章规定和党中央要求，聚焦党风廉政建设和反腐败斗争，全力履行监督执纪问责职能。“三转”说直白了就是往监督执纪问责上转，监督、执纪、问责，三者互相联系、互相作用、互相影响，是新形势下纪检监察部门职责定位最精炼的表述。②

在实际工作中，高校纪检监察部门绝不能无所不管，必须紧紧围绕本职，强化监督、严格执纪、严肃问责。要严明政治纪律和政治规矩，加强执纪检查，增强干部职工组织纪律性，维护党的团结统一；要抓住关键少数，加强对二级单位“一把手”执行民主集中制和落实“三重一大”制度情况的监督；要紧盯“四风”新形式新动向，组织明察暗访、互查互访，狠抓“四风”问题及违反中央八项规定精神行为；要强化权力运行监控机制建设，抓好重点部门、重点领域和关键环节权力运行的监督；要严肃执纪，综合运用纪律审查“四种形态”，规范执纪审查各项工作流程，做好信访举报和问题线索的核查，严肃查处违规违纪行为。要严格按照“三转”要求，坚决破除“监督 + 协助”的工作模式，改变过去“运动员”与“裁判员”的双重角色，切实有效地履行纪委监督责任。

（三）建立制度体系，规范工作流程

制度和规范是实现“三转”工作的基础。要根据形势的需要，不断创新工作制度，建立健全制度体系，利用制度来约束和规范“三转”过程中的行为，固化并体现“三转”的成果。一是根据职能定位，结合学校实际情况，出台相关的制度规定，如

① 杨明．论高校开展“三转”工作的意义和路径[J]．学校党建和思想教育，2015(1).
② 刘江平．高校纪检监察部门怎样“转职能、转方式、转作风”[J]．中国高等教育，2015(2).

建立领导干部问责实施办法、干部廉洁自律规定、监督执纪工作规则实施办法、问责条例实施办法、线索处置和案件查办报告制度、干部职工操办婚丧喜庆事宜规定等，进一步明确纪检监察部门的职责。二是贯彻落实上级关于业务工作的要求，如认真学习并执行中国共产党《纪律处分条例》《党内监督条例》《党员干部廉洁自律准则》《问责条例》《纪律检查机关监督执纪工作规则》等，深化理解认识并自觉运用到“三转”工作中。三是规范信访接待、线索处置、谈话函询、初步核实、立案审查、案件审理、处置执行等各项业务工作的流程，进一步推进业务工作的规范化、科学化。为进一步践行《中国共产党纪律检查机关监督执纪工作规则》，我校纪委结合实际工作出台了一系列具体实施办法，如信访接待办法、问题线索集中管理办法、谈话函询制度、立案审查制度、初步核实制度、重要工作汇报制度、每周例会制度、业务知识学习制度、诫勉谈话实施办法等，制作了《问题线索登记表》《线索分析排查会记录表》《函询通知书》《诫勉书》等制式表格，进一步突出主责主业，践行“三转”。

（四）落实“两个责任”

落实党风廉政建设主体责任和监督责任是做好“三转”工作的抓手。党委主体责任和纪委监督责任是密切联系的一个整体，对党委主体责任的强调对于纪委监督责任来说其实是提出了更为严格的要求，认真落实好“两个责任”有助于深化“三转”。一是明确党风廉政建设责任。制定党风廉政建设责任清单，厘清党委主体责任、党委书记第一责任人责任、党委领导班子其他成员分管责任、纪委监督责任，各司其职，各负其责。二是签订履行责任书。组织二级单位、职能部门主要负责人，基层纪委主要负责人每年签订履行党风廉政建设主体责任和监督责任承诺书，层层传导压力、传递责任。三是开展约谈。学校领导约谈分管的部门和单位领导干部，二级单位党政负责人约谈本单位各部门主要负责人，问情况、提要求、讲责任，促进党风廉政建设责任层层落实，发现苗头性、倾向性问题要及时约谈，抓早抓小，防患于未然。四是述责述廉。二级单位党委、纪委要每年两次向学校党委、纪委报告履行主体责任、监督责任情况。此外，严格落实责任追究制度和“一案双查”制度，对责任范围内出现重大违规违纪案件，影响恶劣的，不仅要追究当事人和所在部门的责任，还要追究主管部门和有关领导的责任。

（五）推进纪检监察体制改革，这是落实“三转”要求的根本

党的十八届三中全会对改革党的纪律检查体制、完善反腐败体制机制提出了履行“两个责任”、实施“两个为主”、实现“两个全覆盖”、进行“两个追究”、做到

“两个零容忍”的明确要求，①有的省委对高校纪律检查体制改革提出了指导意见，这有利于破解制约高校“三转”的现实瓶颈，从深层次解决“三转问题”。推进高校纪检监察体制改革可从规范机构设置、增加干部人数、配强领导班子、加强干部交流、强化教育培训、改革考评办法、强化工作职能、完善运行机制、提供物质保障等多个方面进行，统筹推进，为实现“三转”提供体制机制上的保障，把“三转”融入各项具体改革举措之中，使之相互协调、相互促进。

（六）加强纪检监察干部队伍建设，这是落实好“三转”工作的组织保障

一是要坚定信念，打造政治过硬的纪检监察干部队伍。要强化理论武装，注重加强对中国特色社会主义理论体系、习近平总书记系列重要讲话精神的学习，增强“四个意识”，对党忠诚；要严肃执纪审查，敢于碰硬，遇到矛盾不怕事、碰到问题不回避，敢于直面矛盾，勇于解决问题，敢于担当。二是要严格要求，打造纪律过硬的纪检监察干部队伍。坚持律人先律己，纪检监察干部要带头遵守党纪法规和学校各项规章制度，严格按程序、按规则办事，以身作则；严格落实报告制度，执纪审查工作以上级纪委领导为主，线索处置和执纪审查情况在向同级党委报告的同时向上级纪委报告；健全内控制度，对纪检监察干部监督执纪工作进行全方位、多角度规范，加强自身廉政风险防控，坚决防止“灯下黑”。三是要加强学习，打造业务过硬的纪检监察干部队伍。要强化专业意识，锻造深厚的专业素养，把纪检监察工作作为事业来干，作为专业来探究，向着职业化方向努力；要加强业务学习，在重点学习纪检监察工作业务知识，特别是党风廉政建设新理论、新思维、新要求的同时，还要学习与开展工作相关的工程、财务、科研、审计、法律等领域的知识，以丰富干部的知识储备，完善干部的知识结构，培养复合型的纪检监察干部。

---

① 温瑞，张振宇. 论高等医学院校纪检监察工作面临的新形势[J]. 传承，2016(3).

把握四个关键环节,扎实做好归国留学人员统战工作*

——河北医科大学归国留学人员统战工作的实践创新

近年来,河北医科大学深入贯彻落实中央和省委关于统一战线重大决策部署,围绕习近平总书记在中央统战工作会议上指出的留学人员是人才队伍的重要组成部分,也是统战工作新的着力点的重要论述,结合学校实际,在归国留学人员统战工作方面不断进行实践探索和创新,取得了积极成效。

一、创新目的

河北医科大学有归国留学人员320余人,他们多为各领域学术骨干、省内外知名专家,承担着国家自然科学基金或国家863、973项目,在SCI及国家级核心期刊等发表有较大影响的学术论文,有的获国家科技进步一、二等奖,多人入选国家"百千万人才工程""千人计划",是高等教育事业和经济社会发展的重要力量。学校党委高度重视归国留学人员的统战工作,着力抓好教育引导、平台建设、培养使用、发挥作用四个关键环节,不断创新工作方法,从而更好地实现了党对归国留学人员的思想引领和政治把握,增强了对中国特色社会主义共同理想的理解与认同,进一步坚定了理想信念和"四个自信"。

二、主要做法

(一)搭建平台载体,在增强凝聚力上下功夫

学校党委将归国留学人员的统战工作纳入重要议事日程,加强统筹规划,积

* 赵淑英、陈潜:河北医科大学党委统战部。

极搭建他们便于参与、乐于参与的平台载体，使其在参与中建立归属感、成就感、认同感，最大限度地调动广大归国留学人员的积极性。一是成立归国学者联谊会。在组织机构中，侧重安排工作热情高、留学时间长、学术造诣深、专业后劲足、无领导职务、无其他平台的中青年；在开展工作中，实行轮值主席制，让更多的人能够参与其中，施展才华。目前，联谊会已发展会员 210 余人，有效地建立起了他们与学校及相互之间沟通交流的渠道。去年归国学者联谊会加入河北欧美同学会，成立河北医科大学分会，为广大归国学者投身我省建设提供了广阔的舞台。二是深化联谊交友。重新修订了联谊交友实施办法，进一步明确了交友内容与保障措施，调整了交友名单。党委书记亲自联系归国学者联谊会，校、院领导干部，分别联系归国留学人员和党外知识分子，用真心和真情真诚与他们交友，关注他们的工作、学习，关心他们的生活、成长，切实帮助他们解决实际问题。三是开展网络信息沟通。分别建起了归国学者联谊会、联谊会工作委员会、统战之家三个微信群和 QQ 群，随时就办学理念、高校改革、国内外新闻等方面与书记、校长交流互动；书记、校长也经常选题一起讨论，从而实现了归国留学人员与党委间零距离交流，融洽了感情，形成了凝聚力和感召力。

（二）强化教育培训，在加强思想引领上下功夫

学校党委把思想引领贯穿于归国留学人员统战工作全过程，通过形式多样的教育培训，不断扩大政治认同。一是成立社会主义学院，将归国留学人员及党外人士教育培训纳入总体规划。党委聘请省政协副主席、副校长段惠军同志担任社院院长。学校社院成立以来，先后按计划量身定制课程，举办了“中青年归国学者读书班”、“统一战线各界代表人士西柏坡培训班、重庆培训班”等，已培训学员 150 余名。其中“中青年归国学者读书班”，以学习中央统战工作会议和习近平总书记系列重要讲话精神为主要内容，5 位校领导一起参加了学习，书记、校长、社院院长亲自授课；“各界代表人士重庆培训班”由学校党委副书记带队赴重庆社会主义学院，充分利用当地独特丰富的统战资源，安排了重庆与民主党派、重庆与抗战等专题讲座，在红岩魂广场、白公馆、渣滓洞、红岩村、重庆抗址遗址博物馆等地开展现场教学，了解了历史，增强了合作共事意识。每次培训，都特邀学校两办、组织、人事等部门领导参加，以便了解情况，同做工作。二是拓展“第二课堂”教育。依托省内外红色教育资源，举办了“新中国从这里走来”“重温历史、同心同行”“踏着英雄的足迹”等教育活动，组织归国学者赴西柏坡、卢沟桥、狼牙山等地进行传统教育，增进共识，升华一致性；挖掘提炼出学校博士将军殷希彭、毕生奉献医

学段慧轩、解剖学泰斗张岩等老一辈归国学者的事迹，打造“历史发展长河中的灵魂人物”，发挥以史育人、以文化人的作用。三是开展自我教育。通过微信群、QQ群、学术论坛，围绕热点、关注话题展开讨论，互相交流学习，发出好声音，传递正能量。通过“自己讲、讲自己”的方式，从他觉变为自觉，真正实现对党的理论方针政策的内心认同。

（三）夯实队伍建设，在培养使用上下功夫

“用才之基在于储才，储才之要在于育才。”校党委高度重视对归国留学人员的培养提高和科学使用。一是在因材培养中造就人。根据归国留学人员的不同特点，有针对性地加强培养。对于专注研究、成就突出的，在教学、医疗、科研方面给他们压担子，支持其专业发展，致力于培养成影响广泛的大家、专家、名家；对于参政议政和管理能力较强的，积极为他们锻炼成长创造条件。近年来选送3名党外归国学者处级干部到市县或高校挂职，在实践中历练成长。二是在安排使用中感召人。党委坚持“使用是最好的培养”这一工作理念，大胆起用优秀归国学者。目前全校归国留学人员中校级6人、处级26人。同时，我们还多方举荐，积极做好归国留学人员的政治安排。本届我校归国学者担任市级以上人大代表或政协委员19人，在党派中央、省市委任职7人，担任省政府参事、文史馆员、省市侨联、台联副主席、主席、省市党外知识分子联谊会名誉会长、副会长等职务9人。此外，经推荐担任中国侨联、省侨联特聘专家7人，切实增强了归国留学人员的荣誉感和使命感。三是储才后备。建立留学人员数据库，对这支队伍制定长期规划，在培养重点人士的同时，夯实后备人才基础。

目前，一支具有较大规模和较强学术水平、管理能力、参政议政能力的归国学者队伍已经形成。

（四）发挥优势作用，在彰显成效上下功夫

校党委的一系列举措极大调动了归国留学人员的积极性。我们适时利用教学评估、“十三五”规划制定、省部共建等重大发展机遇，引导归国留学人员发挥优势，充分彰显他们立足本职服务学校、社会的重要价值。一是立足岗位“建功”。近五年来，中青年归国留学人员承担国家自然科学基金72项，承担或参与863、973项目8项，在SCI及国家级核心期刊等发表较大影响学术论文997篇，获国家科技进步一等奖1项、二等奖4项，入选国家“百千万人才工程”5人，“有突出贡献中青年专家”3人，“青年千人计划”1人，省百人计划2人，校区入选国家专业学会的理事、常务理事等74人次。二是助推发展“献计”。归国留学人员关心学校的建设发展,积极建言献策,党委不定期召开座谈会、情况通报会,听取他们对学校发展规划、体制机制改革、学科建设、科技创新、人才培养、服务基层等方面提出的意见建议,发挥他们在提升学校核心竞争力中的重要作用。三是为服务大局"出力"。积极引导支持归国留学人员参与学校事务和服务社会,每年都主动邀请他们参与学校迎新,为新生及家长释疑解惑,为新生作专题学业引导,积极作为,并组建高层次专家队伍,开展学术对接、医疗帮扶等活动。积极与海内外学人友人联系,为学校的引智、引资、引项目及国际合作办学等牵线搭桥。举办"历史启迪与科技创新"研讨会,积极参与学校教学改革。同时,他们通过人大、政府、政协及人民团体等多种途径参政议政。近年来,我校归国留学人员在各领域提交议案、提案等130余项,其中多项被列入省政协重点提案。

三、工作成效

上述举措极大地调动了广大归国留学人员的积极性,为学校健康持续发展凝聚了人心、汇聚了力量。

一是增强了归国留学人员对中国特色社会主义共同理想的理解与认同,使他们能够正确分析对待东西方文化、社会制度、思维方式、价值取向的差异,进一步增进了共识,汇集了正能量,坚定了信仰和"四个自信",更加爱党爱国。

二是广大归国留学人员借助顺畅的沟通平台,随时就办学理念、高校改革、国内外新闻等方面与学校领导交流互动,书记、校长也经常选题一起讨论,实现了归国留学人员与党委间的零距离交流,融洽了感情,形成了凝聚力和感召力。

三是进一步增强了他们的主人翁意识和责任感与使命感,使他们工作热情空前高涨,更加关注、关心学校的建设发展,更加爱校爱岗。如学校在研究制定十三五规划时,大家分别从学科建设、人才培养、学校管理、校区和医院的融合及资源共享、信息宣传等方面提出了许多中肯的、建设性的意见建议。

四是促进了归国留学人员之间的学术交流与科研合作,通过多种平台和活动,增强了学者之间的相互了解、交友交心、互通有无、资源共享,有的已开始合作或达成合作意向,有的正在探讨合作途径。

五是通过他们的示范感召、免费宣传以及与海内外学人友人的联系及牵线搭桥,为学校赢得了声誉,扩大了影响,同时也为学校的引智、引资、引项目及国际合作办学等奠定了良好基础。

对医院党委落实党风廉政建设主体责任的思考*

党的十八大以来,以习近平同志为总书记的党中央高瞻远瞩,以壮士断腕的勇气和决心,下大力气抓党的建设,掀开了反腐斗争大幕,尤其在党的十八届三中、四中全会之后,全面推进依法治国的基本治国方略,党风廉政建设得到了空前重视,反腐倡廉工作在各个层次的部门、机构和单位深入开展,从根本上改变着我们的党,改变着我们的社会。党的十八届三中全会明确指出:"落实党风廉政建设责任制,党委负主体责任",这是新时期党风廉政建设和反腐败斗争的关键决策,是党建工作的重大实践与创新。公立医院(以下简称医院)作为新形势下具有明显自身特点的一个群体,面临着党风廉政建设的重要任务,对于如何很好落实党委的主体责任,存在着一定的探索空间。

一、医院面临的形势

社会发展状态是医院运行的大环境,也是医院党风廉政建设必须把握的背景条件。

(一)医疗资源与社会需求矛盾突出

随着我国社会经济的发展,人民的生活水平得到了快速提高,与之相随的医疗服务质和量的需求也大幅提高。由于社会发展的自身规律以及社会全面发展能力限制,社会医疗服务能力的发展存在明显不适应状态。而受相关政策协调滞后和培养周期限制等因素影响,较高水平的医疗服务能力尤其不能满足民众的需求,因而形成了比较明显的需求矛盾。这种矛盾产生的根源无关医院自身,但矛盾的焦点却集中表现在医院,成为患者甚至社会对医院、对医务工作者的过度关

---

* 张文军:河北医科大学第三医院。

注和负面认识的重要来源之一。

(二)公益机构实行企业式经营管理的窘境

在完善的社会运行模式下,医院完全属于社会公益性质,由国家负担医院运行的各种保障性供给,经济收入不应是医院运行要考虑的因素。但我国目前处于社会主义市场经济发展的初级阶段,社会功能发展不够健全,国家财力尚不足以支撑医疗福利的全面实施,因此,国家对医疗卫生事业实行"一定福利政策的社会公益事业"①政策,一段时期以来,医院的生存和发展主要靠企业式经营管理来维持。这种在国家政策框架下的经营模式,使得医院发展出现了一个百舸争流的局面。很多医院得益于技术优势、地域优势、经营理念优势等,自身在经济收入、技术力量和医院规模扩大方面获得快速发展。但医院的这种发展模式存在两个根本问题:一是发展不平衡,基层医院由于竞争劣势而呈现萎缩势态;二是公益性质淡化,在趋利目标引导下,医院会不自主地向最大盈利经营模式靠拢。这两个问题的存在,一方面使民众医疗需求无限度地指向优势医院,给医务人员的工作带来沉重压力,另一方面也给医院党风廉政建设工作造成了很大的挑战。

(三)社会公众维权意识膨胀的压力

在社会快速发展的背景下,广大民众的维权意识也在迅速提高,而传媒与信息技术的发展和信息传播的不规范,又容易使一些受民众关注的问题和事件被畸形放大,甚至出现信息混乱,造成不良社会影响。在国家医疗管理体制改革尚不到位的历史条件下,由各种原因所形成的医疗费用高企和优势医院看病难的问题普遍存在,客观上把医院推到了民众关注和社会媒体聚焦的中心位置;在相关机制作用下医疗卫生机构内出现的一些问题,往往更容易被放大传播,从而在民众心目中形成恶性认知,致使人们针对医疗机构和医务人员的维权意识常常处于一种膨胀状态。上述多种因素,给医院的行风建设提出了更高的要求。

(四)市场经济冲击下的困难

在现有医疗体制之下,医疗机构还难以形成完善的管理机制,市场经济的一些消极因素在医院中存在还有一定的土壤和空间,如过度检查、过度医疗、收受药品器械回扣、收受红包等现象在一定程度上仍然存在。面对这样的客观现实,我们除了在医院管理制度上严格控制之外,更需要在人的法律意识、党纪意识、职业道德意识和思想观念方面发挥作用,并在制定制度、落实制度、增强意识和转变观

① 《中共中央、国务院关于卫生改革与发展的决定》第一条第3款,1997年1月15日。

念方面大量工作,从而为医院的党风廉政建设工作不断提出新的更高标准。

二、医院行业特点

医院开展党风廉政建设工作,受到以下行业特点影响。

(一)服务性

医院是为社会大众提供医疗服务的机构,需直接面对患者。医疗服务与需求的矛盾一方面造成了患者的就医困难和焦虑,另一方面也使医院和医务人员超负荷运转,难以全方位实现较高质量的服务,加之医疗行业内经济管理和一些不正之风等公众较为敏感因素存在,因而对医院党风廉政建设工作与人民群众的感受产生了最直接的影响。

(二)专业性

医疗本身是一门专业性很强的行业,在理念和技术上不易为公众所掌握和理解,同时医学又是一门发展中的科学,在许多方面存在一些未知与分歧。这样的未知和分歧本身就足以造成医患双方认识上的距离,加之行风方面存在着的一些问题与顾虑,于是这些因素就成了社会公众对医院和医务人员产生过度关注、怀疑、误解甚至不满的主要原因,而这些也是医院廉政建设工作中的重点和难点。

(三)公益性

医院受到社会公众关注的原因,很大成分是由医院的社会公益性质所决定的。由于背负着公益性这块招牌,在人们潜意识里会对医院有着更多的期待和要求,对医院带有经济因素的行为就会产生一种固有的抵触情绪。在这种心理和情绪之下,人们会对医院的廉政建设有更多的关注和更高的期待。

(四)利害性

医疗行业与人民群众的切身利益息息相关。一方面,医院的治疗是患者解除痛苦、挽救生命的唯一指望;另一方面,在医保覆盖局限之下,经济负担也是患者及其家人主要顾虑,因病致贫、因病返贫的压力始终与病痛一样折磨着患方,这就对医院、对医务人员的工作设定了更高的标准。而在这种情形之下,无论是治疗效果不满意,还是经济付出超过预期,患方都会十分在意,甚至怀疑医院方面的作为。这种情况又为医院的廉政建设增加了复杂程度。

(五)管理模式

在医院的管理中,有两个特点比较突出:

一是医院的领导体制。现行医院的管理政策是:“卫生机构实行并完善院

(所、站)长负责制。要进一步扩大卫生机构的经营管理自主权。"①在医院管理工作中,院长为第一责任人,党委起着为医院运行和发展"监督、促进,保驾、护航"的作用。院长负责制与党的领导之间交叉互补,形成合力,共同推动医院运行和发展。

二是医院的发展模式。一个时期以来,在国家政策支持和社会需求的共同作用下,一些优势医院在"自我发展"的模式下得到快速扩展。这种"自我发展"模式的核心是"经营管理自主权"的行使。随着医院规模的扩大,在征用土地、建筑施工、大型设备采购以及药品耗材购销等方面,都涉及大额资金往来和权力使用的情况。对在这些活动中的资金、权力运行情况进行有效监督,无疑成为党委所承担的党风廉政建设工作主体责任的重要内容。

三、医院党委如何落实主体责任

目前,党和国家反腐倡廉形势发展日益深入,医院作为一个带有行业特点、受政策和社会风气直接影响的单位,其所面临问题的特殊性、普遍性,以及解决问题的必要性,可以说是从上到下都有较明确认识的。新形势下,医院党委必须努力发挥好党风廉政建设的主体责任,在反腐倡廉方面争取主动,充分发挥为医院建设发展保驾护航职能。为此要抓住以下三个方面的工作要点。

(一)全面领会中央对党委主体责任的要求

党的十八届三中全会强调,落实党风廉政建设责任制,党委负主体责任,纪委负监督责任。学习党的十八届三中全会和十八届中纪委三次会议文件,关于党委主体责任的要求,可以领会到如下精神:

1. 形成科学有效的权力制约和协调机制。加强和改进对主要领导干部行使权力的制约和监督,完善党务、政务和各领域办事公开制度,加强党对党风廉政建设和反腐败工作统一领导。

2. 加强反腐败体制机制创新和制度保障,制定实施切实可行的责任追究制度。

3. 加强纪律建设,健全改进作风常态化制度。围绕反对形式主义、官僚主义、享乐主义和奢靡之风,加快体制机制改革和建设。

4. 强化对领导干部的监督、管理和教育,深入开展理想信念和宗旨教育、党风党纪和廉洁自律教育,完善惩治和预防腐败体系。

5. 坚持以零容忍的态度惩治腐败,坚决遏制腐败蔓延势头。严格审查和处置

---

① 《中共中央、国务院关于卫生改革与发展的决定》第二条第9款,1997年1月15日。

党员干部违反党纪政纪、涉嫌违法的行为，严肃查办腐败案件，同时要坚持抓早抓小原则。

（二）明确医院党委落实主体责任的内容

根据党中央十八届三中全会、十八届中纪委三次会议精神和习近平总书记有关讲话要求，医院党委应明确落实党风廉政建设主体责任的几项主要内容：

在加强领导方面，一是做好单位党风廉政建设的统筹谋划与部署。主要是落实上级的决策部署，结合单位实际，制定规划、计划，明确目标和措施，解决问题，推动落实。二是建立健全工作制度，包括督促制度、考核制度和分级负责制度、责任追究制度等。

在宣传教育方面，要强化宣传教育，包括针对党性、法制、人生观等方面的宣传和教育。

在干部管理方面，要坚持好党管干部原则，加强对干部选拔、任用工作的监督，努力在现行管理体制下确保选好用好干部。

在干部监督方面，一是进一步加强作风建设，包括以反"四风"和落实中央八项规定为内容的党员干部作风建设，及以遵守国家卫生计生委《加强医疗卫生行风建设"九不准"》为内容的行风建设。二是加强廉政风险防控工作，规范权力运行机制和监督机制，把行业廉洁风险管理纳入防控体系。三是落实好监督责任，包括对班子成员的监督、廉政责任制的落实、医院决策程序的监督等内容，目标是把问题和风险控制在初起阶段。

在惩治腐败方面，要强化对纪检监察工作的领导与支持，积极配合案件查处，坚决反对腐败。

（三）把握医院党委落实主体责任的要素

医院党委落实党风廉政建设主体责任应抓住以下重点：

1. 要抓住现行管理体制下办院自主权比较宽松的特点，要协助和监督医院行政，规范行使自主权，涉及"三重一大"等涉及医院发展和职工切身利益的事项，要严格决策程序，防止问题及问题隐患的发生。

2. 要抓住卫生行业的专业特点，认真细致做好调查研究，力争做到"不说外行话，明白内行事"，在大型设备采购、药品器械准入、药械合理使用、控制医疗检查等方面，既要与医院行政紧密配合，又要实施独立监督，确保廉政风险得到控制、行业作风得到强化，使医院的运行、建设和发展得以健康、顺利进行。

从“三个结合”入手，做好临床医学院校青年教师思想政治工作*

青年教师是高校教师队伍的重要组成部分，是推动高等教育事业科学发展、办好人民满意高等教育的重要力量。习近平总书记在2016年全国高校思想政治工作会议上指出，“高校教师要坚持教育者先受教育，努力成为先进思想文化的传播者、党执政的坚定支持者，更好担起学生健康成长指导者和引路人的责任。”① 高校青年教师作为大学生的人生导师，对大学生的思想政治观念有着直接的影响。如何坚持不懈地狠抓青年教师的思想作风建设，积极主动地做好青年教师的思想政治工作，最大限度地调动青年教师的工作积极性，是摆在各级学校面前的一个重要问题。

河北医科大学第一临床医学院承担着河北医科大学本科生、硕士生、博士生的教学工作，设有18个教研室，共有教师755名；其中青年教师（年龄35岁以下的）234名，占到了31%，是教学队伍中一支不可忽视的中坚力量。近年来，河北医科大学第一临床医学院从实际出发，深入研究和把握青年教师的特点，着力发挥青年教师的作用，不断探索开展青年教师思想政治工作的新途径，取得了一定成效，推动了教学和其他工作的顺利开展。

一、紧密结合新形势下青年教师在思想认识中产生的新问题，突出加强对青年教师的思想教育，不断增强思想政治工作的说服力

随着教育体制改革的深入，医学院校青年教师的思想观念比过去有了很大转

* 印素萍：河北医科大学第一医院；李晓玲：河北医科大学党委宣传部。

① 习近平在全国高校思想政治工作会议上强调把思想政治工作贯穿教育教学全过程 开创我国高等教育事业发展新局面[N]. 人民日报，2016－12－9.

变,适应能力和承受能力也有了很大增强。但由于受各种因素的影响,人们的思想观念发生着诸多复杂而深刻的变化,特别是近年来,国际形势产生了深刻的变化,国际反华势力对我国进行西化、分化的图谋从来没有改变,总是千方百计地从政治、思想、文化等方面对我国进行渗透。网络意识形态领域的斗争仍很尖锐,形势依然严峻。从国内看,我国的改革发展已进入关键时期,指导思想上的多元论和各种错误思想观念的影响,使得有些人对马克思主义提出了怀疑,对共产主义信仰发生了动摇,其世界观、人生观、价值观、荣辱观也发生了扭曲,致使他们在大是大非问题上辨不清是非曲直……因此,如何引导青年教师正确对待新形势下遇到的新情况、新问题,不断克服和抵制错误、落后、腐朽思想文化的影响与侵蚀,是当前做好青年教师思想政治工作的重中之重。

一是加强理想和信念教育。思想政治工作是我们党的优良传统,也是我们党的一大政治优势。加强和改进青年教师的思想政治工作,最基础的是用马克思列宁主义、毛泽东思想、邓小平理论、“三个代表”重要思想、科学发展观以及习近平系列重要讲话精神来武装青年教师的头脑。河北医科大学第一临床医学院注重对青年教师开展理想信念教育,尤其是每逢党和国家重大理论政策出台、重要会议召开时,都要定期组织青年教师以多种形式深入学习党的路线方针政策,学习党的会议精神。如在党的十八大和历次全会召开后,邀请河北省委党校、河北省委政策研究室、河北省社科院等单位相关专家学者为青年党员教师做理论学习辅导,用科学的理想、共同的信念指导青年教师的言行,以确保青年教师在讲堂上的言论与党中央保持高度一致。

二是加强“三心”“三德”教育。河北医科大学第一临床医学院把“三心(爱心、良心、廉心)”和“三德(社会公德、职业道德、家庭美德)”作为青年教师在岗位培训中的必修课,引导青年教师从我做起,从身边小事做起,从点滴做起,一切为学生着想,为临床患者着想。邀请专业老师进行“三心”和“三德”教育、文明礼仪培训,以形式多样的教育内容,牢固树立青年教师为学生服务、为患者服务的理念。

三是加强警示教育和法制教育。河北医科大学第一临床医学院不断强化青年教师诚信守法、廉洁奉公的自律意识,通过学习文件、观看录像、案例分析等途径,教育广大青年教师规范行医,廉洁行医,不断提高医务人员反腐拒变的能力。对拒收红包、受到患者表扬的先进科室和个人,定期在医院内网平台进行表彰,并记入医德医风档案,与年终考核、评先晋职挂钩,使广大青年党员教师自觉地维护白衣天使的圣洁和尊严,起到了很好的效果。

二、紧密结合时代和社会发展的新要求,突出加强青年教师队伍建设,不断增加思想政治工作的影响力

当前,大多数青年教师有较强的事业心和责任感,总体状况是好的,主流是积极向上的。但面对医疗卫生体制的改革,面对不断扩张所导致的日趋激烈的市场竞争及新一轮的医改破除以药养医机制给临床医学院校带来的威胁,青年教师一方面要传授自己的专业,另一方面还担负着救治患者的职责。他们受到环境的影响,面临着双重的压力,也出现了诸多问题,突出地表现在重业务轻思想、重经济收益轻社会责任,急功近利,表现自我等。这对于承担"健康所系,性命相托"为人师表的青年教师来说,是令人十分担忧的。因此建立健全思想政治工作机制,建设起一支高素质的青年教师队伍是摆在医学院校面前的一项重要任务。近几年来,河北医科大学第一临床医学院不断完善机制,抓准载体,从四方面入手,努力"抓好"青年教师队伍建设,提高青年教师的素质和水平。

(一)抓好对青年教师思想政治工作的制度建设

制度建设是思想政治工作的一项基础性工程,只有思想引导和行为规范结合起来,才能取得较好的教育效果。河北医科大学第一临床医学院制定了思想政治工作学习制度,每年制定总体规划、年度计划,每个月发放思想政治学习内容,根据临床工作的特点,采取集中学习、分散学习、理论研讨、讨论交流、撰写心得等形式,提高了青年教师的思想素质,为广大青年教师解决了思想认识上的大是大非问题,并为他们奠定了坚实的思想基础。

(二)抓好对青年教师核心价值观的构建工作

河北医科大学第一临床医学院充分发挥思想政治工作的导向功能和先进文化的凝聚、激励作用,把社会主义核心价值观以及本单位核心价值理念年年讲、月月讲、天天讲,加深了青年教师对理念体系的理解,使每位青年教师牢记院训,并使理念入心、入脑,从而使理念的学习成为一种行动的自觉。

(三)抓好对青年教师业务能力的培育工作

河北医科大学第一临床医学院建立和完善培训制度,通过"请进来、走出去"的方式,举办各种培训班、学习班、讲座、研讨会,组织青年教师学习现代管理知识、专业知识、法律知识,交流思想政治工作经验。另外,在单位组织的到社区、农村、进厂矿的下乡义诊活动中,结合青年教师的本职工作,组织对乡村医生进行培

训,开展健康大讲堂讲座、义诊等,在实践中锻炼青年教师的能力,增长其干事创业的才干。

(四)抓好青年教师授课的基本功训练

为保证教学水平和教学质量,锻炼和提高青年教师的授课能力,针对青年教师开展试讲、授课比赛等活动,使青年教师形成比、学、赶、帮、超的氛围,使青年教师队伍不断发展壮大,理论水平不断提高,真正建设起了一支政治强、业务精、作风正的青年教师队伍。

三、紧密结合青年党员教师精神文化生活的新特点,努力探索出一套行之有效的方式和方法,不断提高思想政治工作的感召力

毛泽东同志曾把方法比作为“桥和船”,他在 1934 年 1 月 27 日《关心群众生活 注意工作方法》一文中指出:“我们的任务是过河,但是没有桥或没有船就不能过。不解决桥或船的问题,过河就是一句空话。不解决方法问题,任务也只是瞎说一顿。”①人们的思想观念看不见,摸不着,其表现形式也千差万别。尤其是当代青年教师思想活跃,有着广泛的接受信息的渠道,对各种知识信息和社会思潮反应敏锐,具有比较独立的分析判断能力,这就要求在做青年教师思想政治工作方面要有新途径、新方法,做到三抓住三统一。

(一)抓住思想政治工作的根本点,坚持以人为本,做到内因与外因相统一

内因和外因在事物发展变化中同时存在、缺一不可的。内因是事物变化的根据,外因是事物发展变化的条件,外因通过内因起作用。在对青年教师进行思想政治工作时,要坚持以青年教师为本,分析掌握青年教师的自身特点,潜移默化,润物无声地通过内、外因素的共同作用,发挥思想政治工作的作用。

(二)抓住思想政治工作的切入点,联系实际,做到知与行相统一

河北医科大学第一临床医学院经常深入到青年教师当中,了解他们的生活状况、思想状况和心理状况,虚功实做,真真切切地对他们反映的实际问题,认真解疑释惑、化解矛盾、理顺情绪。一时不能解决的就做耐心解释工作,取得他们的理解,如在青年教师孩子入托、入学等方面遇到困难也尽量加以解决。在困难时,院领导亲临青年教师家中进行慰问,使他们感到了大家庭的温暖。另外认真开好职工代表大会,加大民主管理力度,行使代表的民主权利,为医院的发展献计献策,

---

① 毛泽东选集:第一卷[M]. 北京:人民出版社,1951.

体现了民心所向、大势所趋,增强了广大职工的主人翁意识和责任感。

(三)抓住思想政治工作的闪光点,选准载体,做到内容与形式相统一

河北医科大学第一临床医学院党委重视把医院文化建设与思想政治工作结合起来。

一是不断丰富文化载体,培养青年教师兴趣爱好。院党委寓教于乐,组织青年教师参加卡拉 OK 比赛、体育竞赛、摄影书画作品展等喜闻乐见的文娱活动,活跃了青年教师的文化生活。组织青年教师春游、秋游,到西柏坡、延安、孟良崮、华北烈士陵园等地接受爱国主义教育,培养起了青年教师的爱国激情,为教学工作提供了坚强的思想保证和强有力的精神文化动力。

二是加大网络建设力度,抓好青年教师学习平台。建立健全在党委统一领导下,党政工团齐抓共管的工作格局。利用院内网站、手机微信平台、QQ 群等方式,开辟思想政治工作学习专栏。同时,大力推行"一岗双责"工作制,使青年教师做到"一肩挑两担",既做好教学工作又参与科室的业务工作。

三是注重培育先进典型,激发青年教师工作热情。河北医科大学第一临床医学院注重培育先进典型,通过举办报告会、观看辅导录像、先进人物事迹展等形式,如组织青年教师学习白求恩、华益慰、刘琼芳等人的先进事迹。另外,注意发现、培养本单位的先进典型、模范教师,宣扬先进人物,树立学习标杆,以此鞭策、激发、鼓励广大青年教师。同时,通过每年评选教学先进集体、先进教师活动,鼓舞和激励青年教师积极向上的工作热情,从而在工作中形成一种积极向上的良好氛围,促进了事业向前顺利开展。通过总结表彰会、经验交流会,制作"榜样在身边"等宣传片,为广大职工树立看得见、摸得着的榜样,使他们学有标杆,赶有目标,形成积极向上、比学赶帮超的良好氛围。

河北医科大学第一临床医学院通过以上措施,在社会主义核心价值观和医院先进文化理念的引领下,使青年党员教师思想受教育、精神得升华、素质有提高、工作上水平,从而促进了各项工作顺利展开。

医学院校"课程思政"建设的理论探讨*

思想政治工作是高校人才培养工作的重要内容。习近平总书记在全国高校思想政治工作会议上指出,"我们的高校是党领导下的高校,是中国特色社会主义高校。办好我们的高校,必须坚持以马克思主义为指导,全面贯彻党的教育方针。"医学院校所培养的医药卫生人才将来从事的是涉及生命健康的医疗卫生相关职业,一名合格的医药卫生人才首先要具备良好的思想道德水平。因此,对于医学院校来说,思想政治教育显得尤为重要。为进一步加强和改进思想政治工作,近年来,思政教育界开始积极推进建立"课程思政"教学体系。医学院校如何加强"课程思政"教学体系建设,目前还是一个处于探索阶段的问题。本文拟从理论背景、实践情况与模式探讨几个方面入手,就医学院校"课程思政"建设的相关问题展开探讨。

一、医学院校"课程思政"建设的理论背景

(一)"课程思政"建设的时代背景

近年来,党中央高度重视思想政治和意识形态工作,先后召开网络安全和信息化工作座谈会、哲学社会科学工作座谈会、全国高校思想政治工作会议等,习近平总书记作了系列重要讲话,提出了一系列新要求、新部署。2016 年 12 月,习近平总书记在全国高校思想政治工作会议上指出,"要用好课堂教学这个主渠道,思想政治理论课要坚持在改进中加强,提升思想政治教育亲和力和针对性,满足学生成长发展需求和期待,其他各门课都要守好一段渠、种好责任田,使各类课程与

---

* 刘学民:河北医科大学党委宣传部。基金项目:河北医科大学人文社会科学研究项目"医学院校'课程思政'教学体系建设路径探索"(SKYY201805)。

思想政治理论课同向同行，形成协同效应。”2017 年，中共中央、国务院《关于加强和改进新形势下高校思想政治工作的意见》也作了相应规定。2017 年 12 月，中共教育部党组印发《高校思想政治工作质量提升工程实施纲要》，明确指出要“大力推动以‘课程思政’为目标的课堂教学改革”，“实现思想政治教育与知识体系教育的有机统一。”

在新时代背景下，坚持社会主义办学方向，扎根中国大地办大学，是高校育人工作的重要要求，也凸显了高校思想政治工作的重要性。在此基础上，高校思想政治工作领域进一步创新工作思路，改革工作模式，对传统的以“思政课程”为主的思政教育模式进行创造性转化，开展和推进“课程思政”教学体系建设。“课程思政”教学体系已经成为全员、全过程、全方位育人机制的新载体、新目标、新方向，也是落实习近平总书记教育思想和党中央工作部署的重要举措。

（二）“课程思政”建设的重要意义

长期以来，高校思想政治教育存在“孤岛”困境，思政教育与专业教学“两张皮”现象未能根本改变，①思政理论课与专业教育课没有形成育人合力，只是自说自话。专业课教师只讲专业知识，无视课程的思想引导作用，对思政教育不关心、不关注，学生在头脑中无意间形成思政课与专业课“两个世界”，思政与专业难以形成统一的知识体系，彼此似乎毫无关联。在这种状态下，思政教育难以取得实效，思政教育虚化、漂浮、没有根基，专业教育也往往就知识谈知识，缺乏人文关照和思想引领。其实，从遵循教育规律的角度来说，知识、技能、价值观这三大要素本来就是教育教学不可分割的有机组成部分。因此，思政教育是所有课堂教育教学当中的题中应有之义。②

深入研究和加强“课程思政”教学体系建设，有利于打破长期以来所存在的思政理论课“孤岛困境”，扭转思政教育与专业教学“两张皮”、两类课程自说自话、无法有效形成育人合力的现象，实现知识传授与价值引领的统一、医学精神与人文精神的统一、教书与育人的统一、传道与授业解惑的统一，形成每门课程、每个教师都承担育人责任的思政大格局，并形成育人共同体，画出育人同心圆，从而更好地实现医学人才培养目标。

---

① 高德毅，宗爱东．从思政课程到课程思政：从战略高度构建高校思想政治教育课程体系［J］．中国高等教育，2017(1)：43－46.

② 虞丽娟．用好课堂教学主渠道 从战略高度构建高校“课程思政”教育教学体系［J］．上海教育，2017(19)：6－7.

(三)医学院校“课程思政”建设的基本内涵

对于“课程思政”的含义,有学者认为,“课程思政”是将马克思主义理论贯穿教学和研究全过程,深入发掘各类课程的思想政治理论教育资源,从战略高度构建思想政治理论课、综合素养课程、专业教育课程“三位一体”的思想政治教育课程体系,促使各专业的教育教学,都善于运用马克思主义的立场、观点和方法,探索实践各类课程与思想政治理论课同向同行,形成协同效应的重要途径。① 医学院校加强“课程思政”建设,也要遵循“课程思政”建设的普遍原则。在医学院校的课堂教学中,要从“大思政”高度构建思政理论课、通识教育课、专业教育课“三位一体”的教学体系。

二、医学院校“课程思政”建设的实践情况

2017 年以来,“课程思政”日益成为思政理论界和实务界的研究新热点。2017 年 6 月,教育部召开高校“课程思政”现场推进会,会议代表现场观摩上海高校开展“课程思政”教学情况,实地调研复旦大学马克思主义学院建设情况,深入交流上海“课程思政”改革的经验做法和各地开展思政课教学质量年专项工作的重点举措。会议认为,上海“课程思政”改革敢为人先、谋划超前,路径清晰、层次分明,领导重视、建章立制,取得了重要进展,为构建以思政课为核心,各类课程与思政课同向同行、形成协同效应的思想政治理论教育课程体系提供了一套有价值、可推广的“上海经验”。②

上海市将“课程思政”教育教学改革作为贯彻落实全国高校思想政治工作会议精神、全面落实教育部关于思政课教学质量年工作要求的重要举措。2014 年起,上海在高校探索实施“课程思政”。出台《上海高校课程思政教育教学体系建设专项计划》,全面推广“课程思政”建设。目前已启动整体试点校 12 所、重点培育校 12 所、一般培育校 34 所,基本覆盖全市高校,给予每校 20 万元至 150 万元不等的经费支持,连续投入 4 年。上海按照“党委统一领导、党政部门协同配合、以行政渠道为主组织落实”的思路,建立健全领导体制和工作机制,全市所有高校都成立了“课程思政”改革领导小组,所有高校党委书记均亲自担任组长,并设立专

---

① 高燕. 课程思政建设的关键问题与解决路径[J]. 中国高等教育,2017(15-16):11-14.

② 董少校. 打赢提高思政课质量和水平的攻坚战 教育部召开高校“课程思政”现场推进会[N]. 中国教育报,2017-06-23.

门办公室推进落实。① 目前，上海高校共有175门综合素养课程和400门专业课程开展试点改革。②

浙江等省市也积极开展“课程思政”建设。浙江省继上海市之后也提出推动高校思政课程向课程思政转变的新理念和新要求，强调高校的所有课程都要纳入能够引导学生树立正确价值观和世界观的内容。③ 浙江大学、浙江财经大学、浙江工业大学、浙江理工大学、中国美术学院、浙江传媒学院、浙江科技学院、绍兴文理学院等纷纷推出“课程思政”建设新举措。此外，北京市、甘肃省、山东省等地高校也开始推进“课程思政”建设。

在医学院校方面，各地高校也逐步展开了“课程思政”建设。例如，上海中医药大学的“人体解剖学”课程将教学目标分为知识目标和情感价值目标，通过提前采访遗体捐献者、解剖时向遗体默哀献花等教学安排，不仅强调解剖技能的传授，更注重学生对生命意义的思考、对医学生责任意识的审视。④ 温州医科大学致力于将专业课程中蕴含的文化基因和价值理念转化为反映社会主义核心价值观的具体化、生动化的有效教学载体，在“润物细无声”的知识学习中融入理想信念和价值观层面的精神指引，在解剖课、实验课、基础医学概论等课程中渗透思政教育。⑤ 浙江医药高等专科学校在《医学基础》《生物医用材料》《制剂设备使用与维护》《药物质量检测技术》等课程中积极渗透伦理道德、法律意识、职业素养教育。甘肃中医药大学、泰山医学院也开展了相应的尝试。

三、医学院校“课程思政”建设的模式探讨

医学院校加强“课程思政”建设，需要结合理论创新与实践创新，紧密结合医学院校课程特点和医学教育自身规律，充分发掘和梳理各门课程所蕴含的思想政治教育元素、所承载的思想政治教育功能，找准结合点、切入点、着力点，把学科资源转化为育人资源，实现知识传授与价值引领同频共振，思政寓于课程，课程承载思政，用协同性推动实效性，用渗透力提高支撑力，用现实性加强针对性，不断拓

① 虞丽娟等．上海高校推进“课程思政”经验摘编[N]．中国教育报，2017-07-06.

② 焦苇，陈之腾，李立基．上海高校积极试点探索“课程思政”教育教学改革[J]．上海教育，2017(19):8-9.

③ 邱开金．从思政课程到课程思政，路该怎样走[N]．中国教育报，2017-03-21.

④ 虞丽娟．用好课堂教学主渠道 从战略高度构建高校“课程思政”教育教学体系[J]．上海教育，2017(19):6-7.

⑤ 金澜，卞成德．温医大：把专业课上出思政味[N]．浙江教育报，2017-06-14.

展教学思路,创新教学方式,构建思政理论课、通识教育课、专业教育课三位一体的思政教育新格局,不断开创新时代思想政治工作的新局面。具体来说,以下三点尤为重要:要树立正确理念,认识到每一门课程都承担着育人任务,每一名教师都具有育人职责,正确处理"知识传授"与"价值引领"的关系;要加强课程建设,找好契合点,充分挖掘每一类课程的思想政治教育资源;要完善运行机制,建立"课程思政"长效制度体系。

(一)医学院校"课程思政"建设的基本理念

医学院校开展"课程思政"建设,要认真贯彻落实党的十九大精神和以习近平同志为核心的党中央关于高等教育的重要决策部署,深入贯彻全国高校思想政治工作会议精神,落实立德树人根本任务,以课程建设和教学改革为中心,创新全员、全过程、全方位协同育人机制。

医学、医学教育天然具有人文性,《本科医学教育标准》等国家标准本身即包含知识、技能与人文、思想等多重目标,加强思想政治教育是高等医学教育的重要组成部分,"课程思政"作为一种教育理念、教学方法,目的在于重新唤醒被忽视的课程的思政功能,提高教师的育人意识,通过制度设计,进一步提高育人效果。在"课程思政"教学体系中,思政理论课起引领作用,同时要立足办学特色,拓展通识教育课的思政内涵,立足学科建设,挖掘专业教育课的思政资源,形成一体化、层次化、精细化的育人新机制,搭建制度化、科学化、长效性的育人新平台。

(二)医学院校"课程思政"建设的课程建设

医学院校开展"课程思政"建设,要加强思政理论课、通识教育课、专业教育课协同化建设,制定教学指南,完成课程思政化改造,完善课程建设标准、教学规范、评价标准,把思政工作贯穿教育教学全过程。

具体来说,要树立类型化工作思路。在通识教育课中,要注重人文素养和意识形态引领;在医学基础课中,要注重知识结合和学科脉络传承(发挥医学史、学科史的育人作用);在医学实验课中,要注重科研诚信和实验动物伦理;在医学实践课(临床实习课)中,要注重言传身教和服务能力培养。

(三)医学院校"课程思政"建设的运行机制

医学院校开展"课程思政"建设,要坚持校院协同、上下贯通、多元参与的工作模式,不断完善领导机制、管理机制、运行机制、评价机制,激发课程蕴含的价值立场、人文关怀和道德诉求,坚持社会主义大学的办学方向和育人导向。

具体来说,一是要完善领导机构和执行机构,建立多学科育人资源互相支持、良性互动的课程平台和教学团队；二是要提高教师的育人意识和育人能力，开展“课程思政”主题培训、集体备课，把思政要求纳入教师话语体系；三是要坚持顶层设计和基层首创相结合，开展“课程思政”示范项目申报评审，由各门课程申报示范项目，主动寻找课程思政的创新点、结合点，充分激发内生动力，完善教学激励机制；四是要建立常态化长效性交流机制，开展主题论坛、授课竞赛、成果展示活动，建立信息沟通渠道、教学交流机制和融合共建机制。

总之，通过加强医学院校“课程思政”教学体系建设，可以在价值传播中凝聚知识底蕴，在知识传播中强调价值引领，把培育和践行社会主义核心价值观融入所有课程，真正产生“润物细无声”“入芝兰之室久而自芳”的育人效果。在医学院校“课程思政”建设中，要坚持以立德树人为根本，以理想信念教育为核心，以社会主义核心价值观为引领，以全面提高人才培养能力为关键，把思想价值引领贯穿教育教学全过程和各环节，在医学专业课中有效渗透思政教育，有效扭转思政理论课“单兵作战”的不利局面，破解“孤岛困境”，把“独角戏”转变为“大合唱”，实现各门课程都“守好一段渠、种好责任田”，各门课程同向同行，形成育人工作协同效应。要力争通过“课程思政”建设，进一步提高思政工作渗透力和协同性，不断开创新时代学校思想政治工作的新局面，培养德智体美全面发展的社会主义建设者和接班人，培育更多合格医药卫生人才，更好完成人才培养目标，为决胜全面建成小康社会，夺取新时代中国特色社会主义伟大胜利，为实现中华民族伟大复兴的中国梦，提供强有力的智力支持和人才保障。

论培育和践行社会主义核心价值观的文化育人平台*

习近平总书记在全国高校思想政治工作会议上强调,“要更加注重以文化人以文育人,广泛开展文明校园创建,开展形式多样、健康向上、格调高雅的校园文化活动”。校园文化是一个大学的精神和灵魂,是师生、员工的心理共识和行为共识,师生、员工生活于其中,不知不觉中受其感染、被其涵化,也对其进行反馈、施加影响。

大学文化具有规范作用、引领作用、凝聚作用、激励作用,建设先进校园文化,对于培育和践行社会主义核心价值观具有不可或缺的重要价值,对于贯彻落实习近平总书记“更加注重以文化人以文育人”的要求具有不容忽视的重要作用。多年来,河北医科大学秉承“学生为本 教师为先”的办学理念,积极建设先进校园文化,构建系列校园文化平台,彰显时代特征和学校特色,通过大学文化建设深化社会主义核心价值观教育,形成了一些富有成效的做法。

一、立足学校精神,打造校史文化育人平台

校史蕴含着高校的大学精神、办学特色、办学传统和优良校风,是学校砥砺前行、拼搏进取的历史文化脉络,具有重要育人功能,是开展社会主义核心价值观教育,促进社会主义核心价值观落细、落小、落实的良好教材。采用有效措施,充分挖掘校史的育人功能,能够立足学校,贴近实际,化大为小,以小见大,以校史校情

---

* 刘学民、曹晓菲:河北医科大学党委宣传部。

折射时代风貌，以校园文化引领主流导向，①引导师生增强对社会主义核心价值观的切身感受。

因此，在培育和践行社会主义核心价值观的过程中，要加强校史挖掘整理，深入挖掘学校发展史中的历史文化资源，坚持学校史、爱国情、中国梦相结合，讲好学校历史故事，引导师生团结奋进。在实际工作中，河北医科大学探索构建了以“一馆一剧”为核心的校史文化，不断加强校史馆建设管理，组织学生自编自演原创校史话剧，并积极开展“口述校史”采集活动、“校史文化月”活动，在校园中营造了“知校、爱校、兴校、荣校”的浓厚氛围。

（一）加强校史馆建设管理

校史馆是大学历史文化的集中体现，是开展大学精神教育的重要载体。经过多年的建设，河北医科大学坚持“实体馆”与“虚拟馆”相结合，在不断扩展展览面积，充实校史资料，增加实物展区，加强校史馆软硬件建设的同时，建立了网上校史馆，真正把校史馆建设成为了爱校荣校教育基地和人文精神教育基地，通过大量的图片、实物资料，生动展现了学校一个多世纪的历史变迁和时代风貌。同时，学校不断加强大学生校史讲解员队伍建设，提高双语讲解能力，以同学们的视角讲好学校百年历史故事，从而更好地展现学校丰富的历史文化底蕴。

同时，校史馆积极举办专题展览。例如，2015 年举办了“穿越时空的伟大”的抗战胜利纪念展。抗战期间的师生群像，是大学精神的重要传承力量，是一所大学的家国情怀在特殊时期的集中呈现。为此，该展览以河北医科大学师生积极参加抗战的事迹为主题，生动展示了学校师生在从“九·一八”事变爆发到抗战胜利的十四年中，义无反顾投身抗战，积极参与转运伤员、火线救护，并在敌后根据地为我党培养医疗卫生人员的感人事迹，使校内外师生深受感动。

（二）排演原创校史话剧

加强校史文化教育，要丰富活动形式，增强校史文化的感染力、影响力，把校史文化打造成师生喜闻乐见、真心欢迎的文化品牌。为此，学校积极挖掘学校发展史中老前辈的感人事迹，创作了由大学生自编自演的原创话剧《殷殷赤子心》。在排演过程中，该剧做到了以下几点：一是形式生动，具有较强吸引力。开国少将、著名医学教育专家殷希彭教授是河北医科大学的校友、老教授、老前辈，在师

① 李晓玲，刘学民．以三大教育平台为基础的社会主义核心价值观落细落小落实机制研究［J］．学校党建与思想教育，2017（2）：89－90.

生中具有较高影响力，为此，《殷殷赤子心》以殷希彭教授心系祖国、投身革命的故事为主题。该剧生动再现了殷希彭教授在日本潜心攻读医学，学成之后毅然回到急需人才的祖国任教，随后追随中国共产党走上抗日救国道路，为抗战培养大批医务工作者，并作出重大牺牲、两个儿子为国捐躯的感人故事。经过数场专题演出，该剧深受师生欢迎。二是主题深刻，具有深刻教育意义。学校把排演观看《殷殷赤子心》作为思政课综合改革的重要措施之一，列入《中国近现代史纲要》教学内容，覆盖所有开设《纲要》课程的班级，举办系列演出。该剧在内容上实现了医大史、家国史、民族史的统一，在主题上实现了医大情、赤子情、民族情的统一，在教学上实现了爱国主义教育、革命传统教育、思政课程教学的统一，以鲜活形式提高了大学生对社会主义核心价值观的感性认知。

（三）开展“口述校史”采集活动

老专家、老教授是大学精神的宝库，是学校发展史的见证者、亲历者和贡献者。为更好传承、弘扬学校精神，河北医科大学开展了“口述校史”采集活动，大学生、青年教师组成十余个工作团队，与老专家、老教授及其家属积极联系，到办公室或家中登门拜访、看望慰问，一边拉家常、谈医大，一边聊校史、话校风，撰写、整理口述校史文章，编印了口述校史作品集《医大的记忆》。为扩大影响力，提高覆盖面，学校通过官方微信广泛宣传，在师生、家长中引起了热烈反响。通过“口述校史”采集活动，既抢救、收集了口述历史等无形史料和历史照片，以及讲义讲稿等有形史料，又使师生真实感受到了学校精神的传承脉络，提高了他们对校史校情的了解，增强了他们对学校的文化归属感、身份认同感。

（四）开展“校史文化月”活动

校史是学校的重要文化资源，需要丰富宣传形式，走入师生中间。为此，河北医科大学积极开展“校史文化月”活动，以新生入学、新教职工入职为契机，在新生和新职员工中大力开展校史宣传教育。通过在教学楼走廊、大厅等公共空间设置“校史文化长廊”，通过校史讲解员进班级活动、讲解员体验活动，不断提高师生对校史、校情的文化认同感。

二、坚持正确导向，打造网络文化育人平台

网络新体，尤其是新媒体，是开展思想政治教育、培育和践行社会主义核心价值观的重要阵地，因此，要积极因应新媒体、自媒体蓬勃发展的时代趋势，加强校园网、微信、微博、微视频等的建设，发挥各自优势，实现校园媒体融合发展，构建

立体化的传播平台。① 河北医科大学积极开展网络文化建设,坚持正确导向,建设清朗网络空间,搭建网上宣传思想工作平台。

(一)加强官方微信建设

在"移动互联"时代,微信具有即时性强、传播性强、简便快捷等特点,具有特殊的育人优势,建设学校官方微信也成为大势所趋。河北医科大学不断建立健全官方微信运行机制,微信管理制度、稿件采编机制、信息发布流程、微信队伍建设等方面正逐步完善。

在具体工作中,学校官方微信注重加强服务性功能,在服务师生上注重人性化、实用性,开设了"校园助手"板块,为师生提供校历查询、电话查询、课表查询、成绩查询等;注重加强信息发布功能,在信息传播上注重权威性、及时性,坚持学校重要活动、重要部署当天推送,极大提高了微信信息的时效性;注重加强师生互动功能,在用户交流上注重互动性、参与性,通过电影《七月与安生》《大闹天竺》《一切都好》《捉迷藏》等影片点映活动微信抢票,校园摄影大赛投票、文艺晚会节目投票等活动,实现了微信线上线下互动;注重加强素质培养功能,在栏目设置上注重人文性、感染性,打造了"医大好故事""百年医大""医大生活""微视频""微广播"等育人栏目。截至 2017 年 12 月,医大官方微信关注人数已达到 3 万余人,单期最高阅读量达到 5.16 万,平均每期阅读量为 2000 人左右,在师生、校友、家长等校内外群体中产生了良好影响,在加强大学生思想政治教育、培育和践行社会主义核心价值观、加强大学文化建设方面,起到了良好作用。

(二)加强校园网建设

官方网站是学校在网络时代的重要窗口,不仅是师生员工也是社会公众了解学校工作动态、了解学校办学实力等内容的首要途径。高校除了通过校园网权威发布学校重要信息之外,还要不断提高服务功能,加强网络服务供给能力,在服务中实现官方网站的思政教育功能。在实际工作中,河北医科大学始终把握正确舆论导向,不断提高网络舆论引导能力,通过校园网权威发布党的政策、重大理论方针和学校工作动态,始终从思想政治高度把握好宣传方向。同时,不断提高网络文化产品和服务的供给能力,丰富校园网络内容,通过校园网为师生提供教学、科研、招生、就业、校园生活等方面的网络服务,展示学校教学、科研、学生生活等方

---

① 伍安春,王让新. 信息化境遇下社会主义核心价值观建设的契机、困境及进路[J]. 学校党建与思想教育,2015(15):37-39.

面重要信息,开设校友网、教师发展中心网、“双一流”建设网、PBL 教学中心网、本科教学工作审核评估网、信息公开网、校史馆网等专题网站,适时开设党的群众路线教育实践活动、“三严三实”专题教育等专题网站,使校园网成为了思想政治教育的重要渠道。

(三)加强微视频和微博建设

为促进新媒体协同共进、沟通发展,学校充分发挥学生积极性,为学生提供摄影机、无人机等拍摄设备,以“毕业季”“新生报到入学”“军训结业式”“迎新晚会”等为主题,拍摄了大量微视频,除了在微信上进行推广外,还在毕业典礼、开学典礼等场合进行现场播放,取得了良好效果。同时,学校在各大微博平台上开通了学校官方微博,建立了健全的微博工作体系。

三、坚持载体创新,打造法治文化育人平台

在当今时代,法治精神已经成为健全公民人格的重要组成部分,法治意识已经成为现代公民的重要人文修养,法治文化尤其是校园法治文化,也已经成为立德树人的重要平台。同时,加强校园法治文化建设,也是培育和践行社会主义核心价值观的重要内容,是新形势下加强和改进大学生思想政治教育的重要载体。多年来,河北医科大学不断加强校园法治文化建设,大力培育学生的法律意识和法律素养,有力助推医学生成长成才,做出了一些有益的探索,初步构建了以“三个机制”为核心的法治文化育人平台。①

(一)强化法律知识渗透,打造大学生规则认知机制

法治文化的重要表现形式是完备严谨的法律制度,高校在建设法治文化的过程中,首先要着力加强社会主义法律体系的学习,而其中又以专业法律知识为特色,对不同专业的学生进行专门化教育。河北医科大学积极开展法律知识尤其是医药卫生法律知识的学习,着力构建医学生规则认知机制,引导医学生在学习国家基本法律的同时,重视“卫生法”(医事法)的学习,正确认知医药卫生领域的法律规则,以更好地适应医药工作规范和医药行业工作要求。

一是举办卫生法律论坛。学校结合医学专业,开展了各类卫生法律知识学习

---

① 李晓玲,刘学民. 医学院校法治文化建设新模式的探索与实践[M]//教育部高等学校社会科学发展研究中心主编. 大学文化传承创新研究:第 4 辑. 北京:新华出版社,2015:304 - 311.

论坛,取得了较好效果。例如,临床专业学生多次组织学习论坛,同学们结合“超女”王贝整容意外死亡等法治热点问题,展开热烈讨论,加深了对《医疗事故处理条例》《执业医师法》等法律知识的学习;结合医疗领域商业贿赂案例,组织学生集体讨论和学习最高人民法院、最高人民检察院《关于办理商业贿赂刑事案件适用法律若干问题的意见》等最新法律规定;药学专业学生举办“关注医·药·法,健康你我他”系列主题论坛,学生以小组为单位,自主制作幻灯片,相互讲解、共同学习,掌握了《药品管理法》等法律知识。

二是举办卫生法律讲座。学校多次邀请国内著名卫生法律专家李惠娟律师、河北省高级人民法院石明辉法官、石家庄市人民检察院宣讲团等到校,为医学生举办《医学生的法律素养》《法在心中 用心做药》《预防职务犯罪》等讲座,对医学生将来执业过程中需要掌握的法律知识进行系统讲授,提高了医学生的法律素养和规则意识。

三是举办法律知识竞赛。学校多次举办并积极参与上级部门组织的闭卷笔答类、现场竞技类、有奖问答类、网络答题类等各类法律知识竞赛,在医学生中营造良好的学法、知法、遵法氛围,使医学生加强了对《民法通则》《侵权责任法》《刑法》等基本法律中关于医药卫生的法律规定和《执业医师法》《护士管理条例》《传染病防治法》等专门法律法规的学习。

(二)强化法治理念培育,打造大学生人格发展机制

法治理念体现于具体法律知识之中,对具体法律规范起着指导作用。法治理念不仅是法治文化的精神要素,也是大学生健康人格、现代合格公民人格的重要组成部分。在某种意义上,法治文化的建设如果仅仅满足于具体法律知识的学习,是过于欠缺的,除了法律知识,更重要的是法治理念的弘扬。法律知识是具体的、存在于书本之中的,法治理念则是抽象的、存在于现代合格公民的做事风格、思想意识之中的。河北医科大学采取多种方式,着力培育医学生的法治理念,从法治精神的维度,不断完善医学生人格发展机制,促进医学生健全人格的培养。

一是举办法制电影展。在活动中,专家说法与电影赏析相结合,使医学生深入了解法制电影背后的法治意义和法治精神。举办法制电影展,需要注意影片的选择,要从学生的角度出发,选择学生喜闻乐见的电影艺术作品,在活动宣传过程中,既要突出影片的生活性、娱乐性,吸引学生积极参与,又要突出影片的结合点、思考点,引导学生在观影过程中进行思考。在专家解析过程中,要准确找出切入点,根据影片的宏观背景、具体情节、人物细节,巧妙引入法律问题,展开法律层面

的互动交流，进行现场讨论。截至2017年，河北医科大学举办了四届“法制电影展”，在活动过程中，法官、检察官、知名律师与学生一起座谈、交流，畅谈电影中的法律知识和电影背后的法治理念。例如，结合知名演员的经典名片《马背上的法庭》，与学生畅谈我国法治进程的宏观背景和必由道路、法律工作者的审判艺术，以及法治中国建设之路的本土化图景；结合知名导演、知名演员创作的社会热点影片《搜索》，与学生畅谈“人肉搜索”、“网络暴力”问题的法律规制、大学生理性网络行为和健康网络文化的构建，以及中国网络法制建设的发展情况；结合《东京审判》，讲述国际法关于战争罪行的相关规定，开展爱国主义教育；结合《黄克功案件》，讲述党的法治传统和相关刑法知识；结合《湄公河案件》，介绍禁毒相关法律规定；结合《十二公民》，生动展示法治精神及其主要原则；结合《自我救赎》，开展廉政文化进校园活动；结合《天才枪手》的电影情节和现实案例，为同学们解读电影中涉及到的预防作弊相关法律知识，讲解《刑法修正案（九）》《普通高等学校学生管理规定》（教育部令第41号）《国家教育考试违规处理办法》等法律法规关于作弊的相关规定，营造良好考风学风。

二是举办法治文艺节目汇演。学校多次举办“与法律同行”等法治文艺节目汇演活动，组织创作、排演了法治小品《现代版包公审案》《有法律就有正义》及三句半《法律知识记心间》、情景剧《讲述身边的法律》等一系列法治文艺节目，拍摄了《天网恢恢之如此被抢》《大学生兼职受骗记》等微视频，寓教于乐，喜闻乐见，提高了法治理念教育的趣味性和实效性。

三是举办法治理念大讲堂。多年来，学校多次邀请河北师范大学王宝治教授、河北省人民检察院原检察长侯磊教授、石家庄市长安区人民法院张明丽法官、省会知名律师李洪涛、刘磊、张明哲、万德松、宋培等法律专家到校，就法治理念问题，举办了《宪法 法治 人权》《青春与法律同行》等系列法治报告，提高了医学生法治意识和法律修养。

（三）强化法律生活体验，打造大学生行为养成机制

法治文化不仅具有精神规定性，还具有实践规定性，法治文化不仅是制度文化，更是行为文化。法律知识、法治理念需要在实践中遵守、践行，不仅内化于心，还要外化于行，这样，法律知识、法治理念才具有生命力，法治文化才能真正成为鲜活的校园文化。河北医科大学在工作过程中注重法律生活体验，注重法律规则实践，注重法律行为养成，通过构建多元化实践性行为养成机制，提高医学生的规则践行能力。

一是举办接触性法律实践活动。为了使医学生更好地体验现代法律生活，学校统筹校内外资源，举办了“模拟法庭”“法律现场咨询会”等法治教育活动，避免了单一活动形式的刻板和对理论讲授的过度依赖，使医学生切切实实的真正接触法律实践，接触法律现实，接触法律规则，加强医学生对法治生命力和法律实施环节的感受。

二是举办参与性法律实践活动。为了使医学生参与到法治文化建设中来，学校以学生为主体，以校园真实案例为基础，组建摄制团队，排演了《铸盾校园 共建和谐》系列剧并制作了光盘。学校还陆续举办了“法制漫画征集”“法制主题征文”等创作性活动，举办了“法制社会调研”“送法下乡宣讲会”等调研性活动，举办了“法律热点问题讨论会”“法治演讲比赛”等启发性活动，不断提高医学生参与实际法律生活、分析现实法律问题的能力。

三是举办养成性法律实践活动。为了引导医学生积极践行法律规则，学校举办了“践行法治 践行文明”行为养成活动：开展“诚信考试”活动，学生党员佩戴党徽参加各类考试，班级争创“考试零违纪班级”；开展“文明乘梯”“文明就餐”等活动，引导学生维护良好的学习生活秩序，主动遵守社会生活规则。这些活动有效促进了法律规则、社会规则的内化，提高了医学生的综合素质。

总之，培育和践行社会主义核心价值观是一项系统工程，在培育和践行社会主义核心价值观的过程中，需要更加注重以文化人、以文育人，积极建设先进校园文化，尤其是校史文化、网络文化、法治文化，打造系列文化育人平台。在打造校史文化育人平台时，需要坚持建好实体馆与虚拟馆相结合的校史馆，通过主题话剧排演、“口述校史”采集等活动，积极传承学校历史文化；在打造网络文化育人平台时，需要坚持建立“一网三微”立体化网络宣传平台，实现网络媒体协同联动、融合发展；在打造法治文化育人平台时，需要坚持发挥法治文化的育人功能，建立大学生规则认知机制、人格发展机制和行为养成机制。

领悟和践行“三严三实”，提升服务知识群体的能力*

2014 年 3 月 9 日，习近平总书记在参加第十二届全国人民代表大会第二次会议安徽代表团审议时谈道：“各级领导干部都要树立和发扬好的作风，既严以修身、严以用权、严以律己，又谋事要实、创业要实、做人要实。”中国共产党十八大以来，习近平总书记站在当前国家事业大局的战略高度，就党的作风建设问题发表了一系列重要讲话，从中可以看出“三严三实”是他对党的作风建设问题的长期思考的成果，是对马克思主义社会历史观的深刻认识，是马克思主义中国化的理论建树。理论关照现实，体现了我党和政府执政为民的责任担当。

一、把握马克思主义社会历史观的精髓，不断深化群众路线

人类历史本质上是人类社会实践发展史，它的历史走向是人的自由解放与全面发展；而人的自由解放与全面发展又是人类社会实践不断展开的历史过程。人类生存实践的历史前提是“人们为了能够‘创造历史’，必须能够生活。但是为了生活，首先就需要吃喝住穿以及其他一些东西。因此第一个历史活动就是生产满足这些需要的资料，即生产物质生活本身，而且，这是人们从几千年前直到今天单是为了维持生活就必须每日每时从事的历活动，是一切历史的基本条件”①。生产劳动等社会实践不断推动着社会和人类发展，也就是说人民群众的社会实践推动着社会历史的前行。

可以肯定地说，在人类历史的进程中，人民群众作为推动历史前进的“真正动力”是历史主体；在人类实践和认识活动中，人民群众作为形成和运用实践的力

* 提莲英：河北医科大学第三医院。

① 马克思恩格斯文集：第 1 卷[M]. 北京：人民出版社，2009：289.

量，是认识和改造世界的实践主体；在人类文明形成发展过程中，人民群众是物质文明、精神文明、制度文明和生态文明的创造主体。群众是推动历史进步的真正英雄，人类寻求自由与解放的实践活动是人民群众的实践活动，没有群众的在场便没了这一实践活动。共产党人和领导干部作为人类寻求自由解放与全面发展的理想境界——共产主义的引领者，必须一切为了群众，充分依靠群众，终如一地坚持“人民主体地位”。《中国共产党党章》规定：“党在自己的工作中实行群众路线，一切为了群众，一切依靠群众，从群众中来，到群众中去，把党的正确主张变为群众的自觉行动。”人民群众是我们的力量源泉，群众路线和群众观点是我们的“传家宝”。知识群体中的党员干部行政官员，必须同知识分子打成一片。如果哪个党组织严重脱离知识群体，那就丧失了力量的源泉，就一定要失败。党的群众路线是党的生命线和根本工作路线，是我们党取得革命、建设和改革胜利的一大法宝。重视群众工作是党的优良传统和政治优势。作为知识群体中的领导干部，只有牢固树立群众观点，摆正同知识分子的关系，始终与群众站在一起，知道“我是谁”“依靠谁”“为了谁”，才能够把“严以修身、严以用权、严以律己”化为思想的自觉，把“做人要实、谋事要实、创业要实”化为行动的自觉，使服务知识群体成为我们党员干部和行政官员的自觉追求，从而使他们更加自觉地坚持从群众中来到群众中去，切实增强服务知识群体的工作本领，把知识群体中蕴藏的无穷智慧和力量凝聚到推进事业发展上来。这既是历史的昭示，也是现实的召唤！

二、以“三严”为逻辑前提，直指执政为民的“三实”

“三严”是执政为民的前提基础。习近平总书记谈治国理政时指出，“三严”即严以修身、严以用权、严以律己。严以修身，就是要加强党性修养，坚定理想信念，提升道德境界，追求高尚情操，自觉远离低级趣味，自觉抵制歪风邪气；严以用权，就是要坚持用权为民，按规则、按制度行使权力，把权力关进制度的笼子里，任何时候都不搞特权、不以权谋私；严以律己，就是要心存敬畏、手握戒尺、慎独慎微、勤于自省，遵守党纪国法，做到为政清廉。“严”具有认真、谨慎、郑重、庄重、严格等含义，严以修身、严以用权、严以律己意味着修身、用权和律己方面的认真、谨慎、郑重、庄严和严格。怎样才能有这样的姿态和作为，要依托于共产党人的理想信念、根本价值观和党性原则。只有坚定信念、牢记宗旨才能做到主动把权力关进制度的笼子，才能勤于自省、为政清廉。所以在“三严”当中，“严以修身”是基础，“严以用权”是核心，“严以律己”是保证。“三严”既是对领导干部做人的基本道德要求,又是作风建设的根本保障,集中体现了党员干部的思想观念和服务宗旨,因为干部执政为民,必以修身做前提保障,以用权作为手段。的确,只有践行“三严”才能使党员干部心无杂念,一心执政为民。

执政为民,就不能摆花架子,搞浮夸来坑害百姓,要求必须做到“三实”。以“三严”为基础,行动目标必然指向“三实”,来具体体现执政为民。“三实”即谋事要实、创业要实、做人要实。谋事要实,就是要从实际出发谋划事业和工作,使点子、政策、方案符合实际情况、符合客观规律、符合科学精神,不好高骛远,不脱离实际;创业要实,就是要脚踏实地、真抓实干,敢于担当责任,勇于直面矛盾,善于解决问题,努力创造经得起实践、人民、历史检验的实绩;做人要实,就是要对党、对组织、对人民、对同志忠诚老实,做老实人、说老实话、干老实事,襟怀坦白,公道正派。可见这里的“实”就是客观实际,要求从实际出发,实事求是。在“三实”当中,“谋事要实”是前提、“创业要实”是关键、“做人要实”是保障。然而没有“三严”作为基础和前提,“三实”就成了空中之楼阁,只有做到“三严”才能打牢“三实”的思想基础;没有“三实”,“三严”也就失去了存在的意义。实际上践行“三实”是把“三严”内化于心,外化成“三实”的具体行动,践行路径只有从群众中来到群众中去的群众路线。只有心里装着群众,一切为了群众,才能实实在在做人;只有为了群众并依靠群众,才能了解群众疾苦,才能发现并抓住社会发展的真问题,实实在在谋事业,实实在在去创业。可见“三严三实”就是群众路线的进一步深化。

三、深化群众路线,广泛汲取营养,有的放矢谋实事

在知识群体中从事管理工作,我们时常面对的是对知识的敬畏和外行管理的指责,面对的是对不同专业不同特性的把握,是对管理规章的刚性与学术探索性和不确定的适度调节;面对的是不同区域间经济与环境的差异给人才引进带来的困境。对此毛泽东同志早就给出了破解之道,他指出:“在我党的一切实际工作中,凡属正确的领导,必须是从群众中来,到群众中去。这就是说,将群众的意见(分散的无系统的意见)集中起来(经过研究,化为集中的系统的意见),又到群众中做宣传解释,化为群众的意见,使群众坚持下去,见之于行动,并且在群众行动中考验这些意见是否正确。然后再从群众中集中起来,再到群众中坚持下去。如此无限循环,一次比一次地更正确、更生动、更丰富。这就是马克思主义的认识

论。"①习近平总书记也曾指出:"人民是历史的创造者,群众是真正的英雄。人民群众是我们力量的源泉。我们深深知道,每个人的力量是有限的,但只要我们万众一心,众志成城,就没有克服不了的困难。"②

知识群体中,所属学科比较繁杂,不同学科的特性以及基本研究内容和方法差异较大。它们从符号语言、音符语言、色彩语言、图像语言、文学语言到哲学语言都在诉说着人类生存实践的过程和感受,展现的是人类或当下中国积极向上的精神气质。在各个学科中广泛吸收营养,对我们的服务与管理工作是十分必要的。作为一名管理者,一个基本素质就是要能够和所有人文艺术、哲学社会科学、自然科学与技术等工作者进行对话,否则就难以服务好他们。走入知识群体我们会越发感觉到知识的匮乏,越发感觉到在单科教育背景下成长起来的我们以及后人有些可怜,甚至由于无知而感到恐惧。当下我们接受的教育都是专业教育,或单科教育,在此背景下成长起来的专家,活动在狭小的专业空间内。由于专业越来越分化,致使在专业之外的"专家"等同于文盲或科盲。而在面对自然与社会凸显出来的重大挑战时,我们这样的知识结构能不让我们出一身冷汗吗?所以鼓励学科交叉,在交流与交叉中寻找新的学术增长点。发挥和巩固现有优势,鼓励交叉,突出特色是学术机构进一步发展的基本战略。

面对知识群体,学术活动的方式特点也是多样的,我们不能用一个僵死的统一命令去管理学术。但学术活动有一点是共同的,即不管理论研究还是应用研究都是始于"问题"。如何发现问题和把握问题,就成了学术上水平的关键因素。科研队伍中团队意识的缺乏,围绕问题进行学术争论的学术氛围不够,围绕方向的科学问题凝聚力不足,都是困扰科研事业发展的基本问题。这就决定我们的科研难以形成大的影响。有的同志指出这一问题的存在和我们现行评价政策不鼓励合作、评价与考核不分有直接关系。反思我们的奖励政策、职称评审政策以及导师资格评审政策,的确存在一些症疾。比如,过分注重量化评价,扭曲了学术研究,无视学术研究的探索性和周期性,忽视了学术的协同合作。为改变当前状况,我们只有坚持走从群众中来到群众中去的群众路线,充分依靠学术群体,发挥学术权力的作用,强化学术评价的代表作制、强化学科带头人对年轻学者的帮带作用、突出不同学科的特性、强化

---

① 毛泽东选集:第3卷[M]. 北京:人民出版社,1991:899.

② 习近平在十八届中共中央政治局常委同中外记者见面时的讲话[N]. 人民日报,2012-11-16.

学术的高水平引导，才能使学术事业不断地可持续发展。

四、严以约束自己，尊重学术权力，去行政化管理

坚持群众路线，充分依靠知识群体，发挥学术权力的作用，就要约束行政权力，去行政化。要实现科技强国、文化强国的中国梦，回避不了“钱学森之问”。而关于“钱学森之问”能够让知识群体达成共识的一个解，就是约束和慎用行政权力，实现学术的去行政化。学术去行政化并不是去行政，而主要是克服行政长官的个人英雄主义，避免行政权力替代学术权力。而要真正推动此事，知识群体中的党员干部行政长官，践行“三严三实”尤为重要。

学术研究作为人类社会的一项重要实践活动，始终与社会发生着联系，在与社会其他要素的联系和互动中推动着社会文明与进步。随着学术研究功能的外显，学术活动逐步成为有国家的行政权力渗入其中的社会建制化事业。学术在与行政在权力场域的互动中，走过了学术活动的建制化孕育、形成以及行政化倾向这样一个演变过程。历史告诉我们，学术活动的建制化最大限度地保障了学术研究的自主性，使学术事业得以迅速发展；而学术活动的行政化，影响学术研究的求实与效率，抑制学术的发展，甚至形成灾难。然而，在一片要求学术去行政化的呼喊声中，我们有必要静下心来进行一些理性思考，弄明白学术去行政化的内涵是什么，学术活动去行政化的本质又是什么，以及如何实现去行政化。科学活动去行政化不是表面地去掉行政等级，因为系统具有层次结构，管理无论如何也是要分层的；学术活动去行政化更不是企图完全摆脱政治的干预，因为政治代表民众利益，负有调节公共知识产品生产和利益分配的不可推卸的责任。学术研究活动作为社会系统中的一个子系统，其自身具有复杂性、非线性、开放性特征。对于这样一个复杂的系统，在系统外部控制参量的适当控制下，实现其自组织演化才是学术活动去行政化的本质。知识群体学术活动的去行政化，关键就是要解决外部控制强度的调节问题。因此，首先应对学术与行政属性进行划界，其次要构建学术与行政的有机边界，控制科学系统的开放度，调节外部控制参量的干预强度，以确保学术与行政的良性互动。而要做到这一点，就需要我们的党员干部和行政长官必须把自己手中的权力关入制度的牢笼，克服个人英雄主义，依靠广大知识分子，敬畏学术，尊重人才，真正建立并运行以教授（或专家）委员会为学术权力核心的学术治理体系，使学术管理与学术研究的特性相适应，促进学术繁荣，实现科技强国、文化强国的中国梦。

中国共产党在西柏坡时期政党文化建设探析*

西柏坡时期是中国共产党政党文化建设历史进程中的一个重要阶段。党在西柏坡的岁月里,面对将新民主主义革命进行到底及建立、建设新中国的历史任务,继承和发扬了延安时期政党文化建设的传统,广泛而深入地开展了政党文化建设,从而将政党文化发展推进到了一个新的阶段,实现了从延安时期向西柏坡时期的飞跃。回首我党西柏坡时期政党文化建设的历史,对于今天推进全面从严治党,牢固树立"四个意识",激励全党和全国各族人民"不忘初心,砥砺前行",凝聚全社会力量,实现中华民族伟大复兴的中国梦,具有一定的启示意义。

一、政党文化的概念、构成及功能

政党文化是政党的魂灵。"政党文化是由政党意识形态及其宣扬的价值观念,以及政党成员共同的政治取向和由此决定的政党形象等内容所构成的政党的精神结构。它是一套协调政党行动的价值、准则和信仰。"①政党文化是由若干要素构成的有机整体,由内而外,包括政党意识形态、政党心理、政党制度规范、政党行为作风、政党形象等内容。

"政党意识形态是一个政党的世界观、价值观、政治理念等的集中反映"②,即一个政党所持的"主义",主要包括政党的指导思想、政治主张和奋斗目标三个方面,集中表现于政党的纲领之中。可以说,政党纲领始发于主义,形成于政策,落实于行动,党章党纲本身就是意识形态的具体化。政党意识形态不同,政党纲领

* 翟丽艳:河北医科大学社科部。

① 赵理富. 政党的魂灵——中国共产党政党文化研究[M]. 武汉:武汉大学出版社,2008:22.

② 刘红凛. 论政党意识形态[J]. 山东师范大学学报(人文社会科学版),2007(5):74.

肯定相异。“一个新的纲领毕竟总是一面公开树立起来的旗帜,而外界就根据它来判断这个党。”①可见,政党意识形态是判断一个政党区别于其他政党或组织的根本标志,因而成为政党文化的核心要素。

政党心理是指政党成员对政治生活的认知、情感、态度、情绪、兴趣、愿望和信念等等。它是政党组织成员在政治活动和组织活动中表现出来的精神状态和道德风貌,是政党内普遍存在的一种大众心态。政党心理是政党文化的基础,并受制度规范制约。

政党制度规范是政党制定并要求其成员遵守执行的规章条例。它涵盖的内容包括政党的规范体系和组织结构两个方面。前者指党的纲领、行为准则及路线方针政策;后者大致包括中央组织、地方组织、基层组织和议会党团。中国共产党的组织则有很强的系统性,其组织结构完整而系统,地方和基层的党组织必须绝对服从中央。政党的制度规范对党员的行为有着很大的匡正作用,成为政党文化的重要内容。

政党行为作风是政党组织和成员在政党实践中一贯表现出来的态度、行为等习惯性定势。“不同的政党文化导致不同的政党行为模式”②,政党文化集中体现在政党的思想理论体系之中,但它却更加广泛地活跃在政党的行为风尚里。因此,政党作风建设非常重要,正如陈云所指出的“执政党的党风问题是有关党的生死存亡的问题”③。

政党形象是政党文化在社会公众心理中的反映,是党外力量对政党文化的总体评价。决定政党形象的要素,最核心的是政党纲领,此外,意识形态的先进性,政治教育的有效性,政党政治的绩效也直接影响政党形象。政党形象关乎政党在群众中的威信,关系到政党的凝聚力和号召力。政党要实现自己奋斗目标,必须大力加强政党形象建设。

在由政党意识形态、政党心理、政党制度规范、政党行为作风、政党形象等构成的政党文化中,意识形态居于核心地位,起着统摄作用。各构成要素相互联系、相互作用,从而构成有机整体共同发挥作用。正如法国政治社会学家莫里斯·迪维尔热所指出的:“文化的不同因素不是像加数和被加数那样相加而成,它们是协

---

① 马克思恩格斯选集:第三卷[M]. 北京:人民出版社,1995:325.

② 袁明. 美国文化与社会十五讲[M]. 北京:北京大学出版社,2003:197.

③ 陈云文选:第三卷[M]. 北京:人民出版社,1995:273.

调一致的,有系统的。"①政党文化就是以系统方式发挥整体功效。

政党文化的功能,是指政党文化对政党组织自身及政党在社会环境中所发挥的作用,归纳起来有以下几个方面:一是奠定政党思想基础,促使政党产生发展。政党文化的核心即意识形态,是存在于政党诞生之前的,先有意识形态及其认同,才可能有政党。正是这个核心促使政党产生,也正是这个核心对党成立之时形成的党内制度和结构起到了决定性的影响,从而推动政党发展。二是统一思想认识,实现价值整合。政党组织全体成员是否"步调一致",直接决定政党能否实现其政治目标。政党文化对组织成员的教育熏陶、约束匡正,引导或强制其形成大体一致的观念,完成价值整合。三是彰显政党形象,提高政党认同。政党文化是政党形象的深层决定因素,政党形象是政党文化的外在表现。优秀的政党文化决定良好的政党形象,且能增进政党的号召力,易于实现政党目标。

二、中国共产党政党文化的产生与发展

中国共产党政党文化作为被观照的学术问题时间并不长,国内研究始于 1989 年,2002 年党的十六大之后日渐引起学界重视,今天中国共产党把政党文化建设作为执政党建设的重要内容。

"人们认识往往是这样的:一个事物成熟之后,无论是思想理论观点、历史文化,还是科技发明,往往要去追根溯源,研究它的演变进程究竟是从什么开始的。"这是一种追根溯源的思维方法,"这种追根溯源的思维方法,不是从本意上,而是在广义上解释事物,即从更宽泛的意义上把它扩展了。"②运用这种方法,分析中国共产党政党文化,探寻其渊源,梳理其发展脉络,揭示其内在规律,无论从研究的视角,还是对现实的价值视角都是有必要的。

中国共产党的政党文化,作为一种政治现象,可以说是伴随中国共产党的成立而产生的。中共一大通过的党的第一个纲领和决议指出,"革命军队必须与无产阶级一起推翻资本家阶级的政权""承认无产阶级专政"③"由劳动阶级重建国家""宣传共产主义"④。不难看出,其中已初步孕育了以马克思主义为指导,建立

---

① [法]莫里斯·迪维尔热. 政治社会学[M]. 杨祖功,等译. 北京:华夏出版社,1987:73.

② 石仲泉. 中国特色社会主义道路的探索之源——兼谈"西柏坡精神"[J]. 中共党史研究,1996(3).

③ 中央档案馆. 中共中央文件选集:第一册[M]. 北京:中共中央党校出版社,1989:3.

④ 中央档案馆. 中共中央文件选集:第一册[M]. 北京:中共中央党校出版社,1989:5.

工人阶级政党、走暴力革命道路的政党文化的雏形。随着中国共产党的发展壮大,政党文化也逐步得以发展。

在延安时期,中国共产党政党文化走向成熟。延安整风是党中央为整顿党的作风而深入开展的马克思主义教育运动,它既是一场政治运动,又是一场伟大的政党文化建设实践。经过整风,中国共产党已有的意识形态、价值观念在党内得到了高度认同,形成了关于党性的观点、关于党的群众路线等等政党心理和政党制度规范。党的七大把毛泽东思想确立为党的指导思想,标志着中国共产党形成了自己真正独立的意识形态。"理论和实践相结合的作风,和人民群众紧密地联系在一起的作风以及自我批评的作风"①,标志着中国共产党形成了优良的政党作风。这一切反映了全党思想上、政治上的成熟,标志着中国共产党的政党文化走向了成熟。

西柏坡时期的中国共产党政党文化发展到了一个新阶段。"西柏坡时期"是中国共产党的一个历史时限,"是指 1947 年 7 月 12 日中央工委在西柏坡正式成立至 1949 年 3 月 23 日中共中央迁往北平前的 1 年零 9 个月的历史时段。"②这一时期是中国革命的伟大历史性转折时期。中国人民的革命战争,"已经到了一个转折点。"③具体表现为:一是解放战争由战略防御向进攻转变,"中国人民解放军已经打退了美国走狗蒋介石的数百万反动军队的进攻",并使自己转入了全国规模的进攻。④ 我党已经"处在从根本上打倒国民党走狗向完全打倒国民党的过渡时期。"⑤二是党的工作重心从农村向城市转变,"开始了由城市到乡村并由城市领导乡村的时期。"⑥三是党的中心任务由革命战争向和平建设转变,"党和军队……必须用极大的努力去学会管理城市和建设城市。"⑦这些转变是"一个伟大的事变","这个事变一经发生,它就将必然地走向全国的胜利。"⑧"建立一个崭新的中国"已呈现在全国人民面前。⑨ 西柏坡时期正是这些转变的承前启后的关键

---

① 毛泽东选集:第三卷[M]. 北京:人民出版社,1991:1094.

② 孙士江,陆仁权. 毛泽东在西柏坡时期对马克思主义学习型政党建设的历史贡献[J]. 毛泽东邓小平理论研究,2010(10):58.

③ 毛泽东选集:第四卷[M]. 北京:人民出版社,1991:1243.

④ 毛泽东选集:第四卷[M]. 北京:人民出版社,1991:1243.

⑤ 金冲及. 周恩来传:上[M]. 北京:中央文献出版社,2008:914.

⑥ 毛泽东选集:第四卷[M]. 北京:人民出版社,1991:1427.

⑦ 毛泽东选集:第四卷[M]. 北京:人民出版社,1991:1427.

⑧ 毛泽东选集:第四卷[M]. 北京:人民出版社,1991:1244.

⑨ 毛泽东文集:第四卷[M]. 北京:人民出版社,1996:316.

时点,"承"接党领导人民二十多年艰苦卓绝革命"之前","启"新中国建立、建设"之后"。中国革命的伟大历史性转折实践,提升出将新民主主义革命进行到底和建立、建设新中国两项历史任务,这是党中央在西柏坡时期的全部革命实践和理论思考的现实基点,也成为政党文化建设的时代主题和主线。

三、西柏坡时期,中国共产党对政党文化建设的理论与实践探索

(一)加强马克思主义理论学习,巩固政党意识形态

中国共产党从诞生之日起,就把马克思主义作为本政党的意识形态,党的七大把毛泽东思想写进党章,标志着政党意识形态的飞跃发展。为使马克思主义成为立党、立国之本,党中央毛泽东非常注重马克思主义理论学习,多次强调要学习宣传马克思主义,提高党员干部的理论素养,以巩固政党的意识形态。

1948 年 9 月,在中央政治局会议上,毛泽东曾指出:"我党的理论水平,必须承认还是低的,必须提高一步。这样大的党,在许多基本理论问题上或是不了解,或是不巩固"是绝对不行的,因此,"我们在理论上要提高,还要普及。"①他特别强调"中央委员、政治局委员要当作一个政治任务"来注意这个问题。② 为了提高全党的理论修养水平,毛泽东明确规定了党员必读的五本教材,他号召全体党员干部要通过读马克思主义著作,弄清马克思主义的基本观点,以提高马克思主义理论水平。

1949 年 1 月,在中央政治局会议上,毛泽东提出要有的放矢地学习,即根据革命形势和任务去学习马克思主义。他指出:"一九四九年的干部教育计划,即在干部训练学校中及在职干部中进行学习马恩列斯的理论及中国革命各项具体政策的计划,必须适合目前革命形势和革命任务的需要。"③强调学习马列主义理论,要结合革命形势和革命任务,做到有针对性地学,具有深远意义。

1949 年 3 月,在七届二中全会的总结中,毛泽东进一步要求全党干部对学习马克思主义要形成"共同语言"。他指出:"我们比较缺乏的是马、恩、列、斯的理论,我们党的理论水平低,虽然也翻译了很多书,可是实际上没有对马、恩、列、斯著作做很好的宣传。"④目前,不仅要在全党范围内做好宣传,而且还要在全中国

① 毛泽东文集:第五卷[M]. 北京:人民出版社,1996:137 - 138.

② 毛泽东文集:第五卷[M]. 北京:人民出版社,1996:138.

③ 毛泽东文集:第五卷[M]. 北京:人民出版社,1996:234.

④ 毛泽东文集:第五卷[M]. 北京:人民出版社,1996:260.

全世界做好宣传，形成对学习马克思主义的“共同语言”。

毛泽东强调对党的各级干部及全党加强马克思主义理论的学习教育，使全党形成“共同语言”，其战略性、前瞻性的意义在于，新中国要把马克思主义作为兴党立国之本，党要永远高举马克思主义旗帜。马克思主义理论的学习与教育，使中国共产党的政党意识形态更加巩固，也为政党文化建设指明了方向。

（二）全面制定党的路线方针政策完善政党制度规范

政党制度规范是政党制定并要求其成员遵守执行的规章条例及路线方针政策。西柏坡时期，制定路线方针政策，成为党中央的重要任务。针对革命转折时期的新形势、新任务，我党完整地制定了总路线、总政策及各项具体的工作路线和具体的政策。毛泽东还要求全体党员干部，学会正确处理总路线和具体工作路线的辩证关系，他告诫全党，“如果真正忘记了我党的总路线和总政策，我们就将是一个盲目的不完全的不清醒的革命者”“就会迷失方向。”①若忘记具体工作路线，就会贻误各具体领域工作。

毛泽东在《中国革命和中国共产党》中首次提出新民主主义革命总路线，之后，在党的七大《论联合政府》中又进一步加以阐释。西柏坡时期，毛泽东在《在晋绥干部会议上的讲话》中，又给予了完整概括：“无产阶级领导的，人民大众的，反对帝国主义、封建主义和官僚资本主义的革命，这就是中国的新民主主义的革命，这就是中国共产党在当前历史阶段的总路线和总政策。”②这一总路线是西柏坡时期党的各项工作的总纲领。

围绕总路线，党中央制定出党在政治、经济、土改等等方面的基本路线。1947年10月，毛泽东在《中国人民解放军宣言》一文中，概括出了中国共产党的基本政治纲领，即“联合工农兵学商各被压迫阶级、各人民团体、各民主党派、各少数民族、各地华侨和其他爱国分子，组成民族统一战线，打倒蒋介石独裁政府、成立民主联合政府。”③在1947年12月底的中共中央会议上，毛泽东又阐释了新民主主义革命的三大经济纲领，即：“没收封建阶级的土地归农民所有；没收蒋介石、宋子文、孔祥熙、陈立夫为首的垄断资本归新民主主义国家所有；保护民族工商业。”④1948年4月初，在晋绥干部会议上，毛泽东还明确了土地改革工作中的总路线，

① 毛泽东选集：第四卷[M]. 北京：人民出版社，1991：1316.
② 毛泽东选集：第四卷[M]. 北京：人民出版社，1991：1316－1317.
③ 毛泽东选集：第四卷[M]. 北京：人民出版社，1991：1237.
④ 毛泽东选集：第四卷[M]. 北京：人民出版社，1991：1253.

即:“依靠贫农,团结中农,有步骤地、有分别地消灭封建剥削制度,发展农业生产。”①

党的总路线和基本路线的制定和贯彻执行,加速了中国革命在全国取得彻底胜利的步伐,也是中国共产党政党制度规范发展到新的阶段的标志,这是西柏坡时期政党文化建设的一个重要特征。

(三)加强政治思想的宣传教育,强化政党心理

关于政治思想教育的功能,毛泽东曾指出:“掌握思想教育,是团结全党进行伟大政治斗争的中心环节。如果这个任务不解决,党的一切政治任务是不能完成的。”②思想政治教育作用的发挥,要借助于政党心理。因为,思想政治教育能强化组织成员的政党心理,增强政党的吸引力、凝聚力和战斗力。西柏坡时期,党中央毛泽东针对革命新形势、新情况,除了要求全党加强马克思主义理论学习外,还对广大党员干部提出了强化政党心理的政治思想教育的新内容。

一是加强政策策略教育,增强执行政策策略的观念。西柏坡时期,为解决革命出现的新问题,党中央非常重视全党各级干部的政策和策略教育。毛泽东谆谆告诫全党,要充分认识政策策略的重要性。1948 年 2 月,毛泽东起草的对党内的指示中强调:“政策是革命政党一切实际行动的出发点,并且表现于行动的过程和归宿。一个革命政党的任何行动都是实行政策。”③同年 3 月,他写的对党内的通报中进一步指出:“只有党的政策和策略全部走上正轨,中国革命才有胜利的可能。”他甚至把政策和策略比喻成党的生命,要求引起全党的高度重视,“政策和策略是党的生命,各级领导同志务必要充分注意,万万不可粗心大意。”④为贯彻执行毛泽东的指示,全党范围内广泛而深入地开展了政策策略教育,全党认识得以统一,政策观念深入人心。

二是加强纪律教育,提高全党遵守纪律的自觉性。在西柏坡时期,人民解放军和人民战争的正规化程度大大提高,为适应战争的新形势,毛泽东非常注重纪律建设,加强了全党的集中统一领导。

1947 年 10 月,毛泽东以中国人民解放军总部名义,重新颁布三大纪律八项注意训令,并要求全军“深入教育,严格执行。”在《中国人民解放军宣言》中,他进一

① 毛泽东选集:第四卷[M]. 北京:人民出版社,1991:1317.

② 毛泽东选集:第三卷[M]. 北京:人民出版社,1991:1094.

③ 毛泽东选集:第四卷[M]. 北京:人民出版社,1991:1286.

④ 毛泽东选集:第四卷[M]. 北京:人民出版社,1991:1298.

步指出:“必须提高纪律性,坚决执行命令,执行政策,执行三大纪律八项注意,军民一致,官兵一致,全军一致,不允许任何破坏纪律的现象存在。”①1948 年 11 月,毛泽东指示各中央局、野战军前委,“军队向前进,生产长一寸,加强纪律性,革命无不胜”,②要求全党全军充分认识到加强组织纪律性对夺取革命的彻底胜利具有决定性意义。

1948 年 1 月,毛泽东起草了《关于建立报告制度》,要求从当年起,“各中央局和分局,由书记负责(自己动手,不要秘书代劳),每两个月,向中央和中央主席作一次综合报告。”③请示报告制度的确立和严格执行,统一了全党的意志和行动。

通过政策策略教育、纪律教育和严格请示报告制度,全党全军思想认识和意志达到高度的一致,党的路线方针政策得到认真贯彻落实,政党心理也得以巩固、加强,从而为推翻蒋介石反动统治奠定了坚实的思想基础。

(四)整编党的队伍,优化政党行为作风

整党整风,是我党发展壮大、成熟的宝贵历史经验,也是培育政党文化的重要行为模式,对推动政党行为作风建设作用重大。延安整风形成了中国共产党的三大优良作风,这是中国共产党政党文化得以发展的重要标志。

西柏坡时期的土改整党运动,是继延安整风后的又一次大规模政党行为模式锻造实践。针对当时党内存在较严重的思想不纯、组织不纯、作风不纯的问题,毛泽东在十二月会议上指出:“为了坚决地彻底地实行土地改革,巩固人民解放军的后方,必须整编党的队伍。”④整党的中心内容是“三查”“三整”,即查阶级、查思想、查作风,整顿组织、整顿思想、整顿作风。1948 年 5 月,毛泽东在为中共中央起草的《一九四八年的土地改革工作和整党工作》指示中,制定出整党的方针政策,并提出了具体步骤。

通过土改整党运动,“基本上克服了并正在继续克服着党内在某种程度上存在着的成分不纯(地主富农分子)、思想不纯(地主富农思想)和作风不纯(官僚主义和命令主义)的不良现象”⑤,使全党牢固树立了实事求是、联系群众、艰苦奋斗的作风,党达到了空前的团结统一。这是继延安整风之后政党行为作风的又一次

---

① 毛泽东选集:第四卷[M]. 北京:人民出版社,1991:1239.

② 毛泽东文集:第五卷[M]. 北京:人民出版社,1996:194.

③ 毛泽东选集:第四卷[M]. 北京:人民出版社,1991:1264 - 1265.

④ 毛泽东选集:第四卷[M]. 北京:人民出版社,1991:1252.

⑤ 毛泽东选集:第四卷[M]. 北京:人民出版社,1991:1343.

跨越式发展。

面对中国共产党即将执掌全国政权,毛泽东谆谆地告诫全党:“务必使同志们继续地保持谦虚、谨慎、不骄、不躁的作风,务必使同志们继续地保持艰苦奋斗的作风。”①“两个务必”给全党敲响了警钟,警示全党要有忧患意识和进取精神,也为执政以后政党作风建设提出了新课题。“两个务必”与“三大作风”构成了我党的优良政党作风,有力地把政党文化推进到了一个新的高度。

(五)为人民谋利益,提升政党形象

中国共产党领导的新民主主义革命,根本目的是争取民族独立,人民解放,是为人民谋利益。这一目的在西柏坡时期体现得更为充分:解放区内的土地制度改革实现了“耕者有其田”,保证了人民的经济利益。华北人民政府的成立,建立了民主政权,保障了人民的民主政治权利。面对中国革命即将取得全国胜利,毛泽东在九月会议的报告中正式提出了建立人民民主专政的任务,即无产阶级领导的、以工农联盟为基础,有资产阶级分子参加的人民民主专政。国体上以人民为主体,政体上是“人民代表会议制度”②。这些都体现出我党从人民利益出发,任何时候都把人民利益放在第一位的政治价值观,因而得到了广大群众的高度赞誉。同时,广大党员以对人民的无限忠诚,创造了无数可歌可泣的英雄业绩,在人们心中树立起了全心全意为人民谋利益的光辉形象,这一切使中国共产党的政党形象更加光辉、伟大,也是政党文化进一步发展的有力印证。

四、经验与启示

第一,加强马列主义、毛泽东思想这一意识形态的宣传教育,巩固政党意识形态,统一全党思想,增强党的吸引力、凝聚力,切实保证党的纲领、路线和各项方针政策的贯彻执行,这是西柏坡时期政党文化建设的宝贵历史经验。今天,如何继承这一宝贵经验,深入宣传马克思主义及中国化的理论成果,宣传习近平治国理政思想和“四个全面”的战略布局,加强全社会思想政治教育,“深入开展社会主义核心价值体系的学习教育,用社会主义核心价值体系引领社会思潮、凝聚社会共识。”③铸造共产党人的“政治灵魂”,即“对马克思主义的信仰,对社会主义和共产

① 毛泽东选集:第四卷[M]. 北京:人民出版社,1991:1438.

② 刘少奇选集:上卷[M]. 北京:人民出版社,1981:415.

③ 十八大报告辅导读本[M]. 北京:人民出版社,2012:32.

主义的信仰”①,铸就全党全国各族人民践行社会主义核心价值体系这个“兴国之魂”,促使我党“牢牢掌握意识形态工作的领导权和主动权”,②以巩固全党全国各族人民团结奋斗的共同思想基础,是当今政党文化建设的重大课题。

第二,土改整党运动是保证党组织的先进性和纯洁性,增强党的战斗力,提高政党形象的重大实践活动,这是西柏坡时期政党文化建设的珍贵历史经验。当今,借鉴这一珍贵经验,我党进行了一系列大规模的党员教育活动,如群众路线教育实践活动,“三严三实”活动,“两学一做”活动等等,是在世情、国情、党情发生巨大变化的新形势下,化解“四个危险”,解决“四风”,实现我党“自我净化、自我完善、自我革新、自我提高”的重大举措。如何巩固党的执政基础及执政地位,使其群众基础更广泛、深厚和可靠,从而提升政党形象,密切党同人民群众的血肉联系,是政党文化建设的一个永恒课题。

第三,“两个务必”是内含忧患意识、奋斗精神的优良政党作风,它“包含着对我国几千年历史治乱规律的深刻借鉴,包含着对我们党艰苦卓绝奋斗历程的深刻总结,包含着对胜利了的政党永葆先进性和纯洁性、对即将诞生的人民政权实现长治久安的深刻忧思,思想意义和历史意义十分深远。”③现今,如何推进全面从严治党战略布局的实施,弘扬“两个务必”的优良作风,保持党员干部为民务实清廉本色,牢固树立“四个意识”,“不忘初心,砥砺前行”,以凝聚全党全社会的强大力量,实现中华民族伟大复兴的中国梦,是新时期政党文化建设的严峻课题。

---

① 十八大报告辅导读本[M]. 北京:人民出版社,2012:50.

② 十八大报告辅导读本[M]. 北京:人民出版社,2012:32.

③ 闫博杨. 习近平参观西柏坡:“两个务必”意义深远. http://news.cntv.cn/2013/07/11/ARTI1373549159421698.shtml(2013-07-11).

努力探索“互联网+”思想政治工作新途径*

习近平总书记强调指出，政治工作过不了网络关就过不了时代关，必须研究把握信息网络时代政治工作的特点和规律，提高政治工作信息化、法制化、科学化水平。习总书记的这一重要指示，是着眼时代战略制高点而对政治工作创新和发展提出的要求。努力探索“互联网+”思想政治工作新途径，使思想政治工作更好地与网络技术有机融合，以求与时代同步，并产生出最佳教育效益，已成为党建工作一个刻不容缓的重要课题。

互联网是继报纸、广播、电视后的一种全新的传播媒体，具有全球性、开放性、交互性、及时性、综合性、虚拟性等特点。随着互联网的迅猛发展，互联网等信息技术在人们生活的各个方面都得到了广泛运用，既丰富了人们的精神文化生活，又拓展了思想政治工作的空间，已经成为人们思想文化交流的一个新平台，从而为思想政治工作带来了新的教育内容、教育模式、教育手段。我们要借力互联网，扬长避短，积极引导，不断推动思想政治工作取得新突破。

一、借力互联网，不断占领思想政治工作新阵地

互联网的飞速发展，给思想政治工作带来了许多有利因素。当前，网络传播被人们认为是继电视、广播、报纸之外的“第四媒体”。互联网作为一个超越地域和国界的人类信息传播交往空间，使得人们在任何一个网络的终端都可以自主地、随心所欲地了解身外遥不可及的世界，这使思想政治工作的地域扩大化。运用互联网，可以直接面向世界宣传我们的观点、立场和主张，扩大了受教育面和参与程度，增强了思想政治工作的渗透力和影响力。同时，互联网也对思想政治工

* 提莲英：河北医科大学第三医院。

作提出了严峻挑战。目前,我国互联网正处在起步阶段,许多人对网络中的隐患认识不足,远未引起足够重视。互联网既是实现全球信息资源共享的必备途径,同时也是国内外敌对势力进行政治、文化、思想渗透的工具。在国际互联网中,大量的色情、暴力信息直观性、娱乐性、诱惑性、渗透性很强,网上文学良莠不齐,宣传西方性解放思想的作品严重污染着青少年的心灵,电子算命、手机号码凶吉预测、姓名命运预测等封建迷信沉渣泛起。网络带来了思想的多元化和复杂性,增加了思想政治工作舆论管理和监督的难度。一些网站的论坛缺乏正面引导和监管,自由化倾向十分严重,有意无意地夸大或刺激了网民对政府工作不足或失误的不满,客观上为错误言论甚或反动言论提供了阵地,使得舆论导向的控制更加困难,社会危害极大,已经引起党和政府的高度重视。

我们要借助互联网这个对外、对内的重要舆论阵地,把握国际动态,了解舆论信息,不断拓宽思想政治工作的新渠道,紧跟国际国内形势,做到知己知彼,有的放矢,使思想政治工作阵地不断地向纵深开辟新战场。要坚守网上的马克思主义阵地,建立有利于建设有中国特色社会主义的网络文化,用正确思想教育、影响群众,占领网络思想阵地。要坚守唯物主义阵地,对互联网上的封建迷信坚决封杀、积极引导。要大力弘扬爱国主义精神,用更多的思想文化精品去占领网上阵地。并通过网络手段,大力加强对网民的网络行为道德和伦理道德教育,提高网民的网络道德水平和网络行为的自律意识,制定网络守则,约束网络行为,建立具有普遍适应性、层次较高的网络伦理和道德规范标准,加强网上信息监管和舆论引导,注意消除网上消极内容造成的不良影响,营造自觉抵制不良思想文化的社会氛围,以建设社会主义新型网络文化。

二、借力互联网,不断丰富思想政治工作新形式

网络作为影响广泛的传播媒体正日益渗透到人们生活的方方面面,与电视、广播、报纸和刊物不同的是,网络信息受众接受信息由被动变主动。上网的人们不是被动接受信息,而是主动去寻找、选择接受信息。充分利用网络技术,创造更为新颖、有效的适应现代人信息交流特点的思想政治工作新形式,是思想政治工作者必须着力研究并认真解决的一个紧迫课题。我们应当积极应对,趋利避害,用好互联网这把“双刃剑”,实现思想政治工作的创新与发展。我们要借力网络世界互动关系的虚拟性,巧用互联网的吸引力、生动性和广泛性,借助网络对人们工作方式和生活方式的转变,不断创新和丰富宣传工作的方式和手段,利用 QQ、微信、微博、网络客户端等网络媒体平台，建立宣传思想工作的QQ群、微信群，不断弘扬正能量，做好正面引导工作，在与错误思潮和言论做斗争的过程中，增强宣传思想工作的辐射力、吸引力和感染力，以实现宣传思想工作效益的最大化。

较之开发网站的繁琐复杂以及博客等其他互联网空间的局限性，微信群因其简单的特点而成为成本最低、最易建设利用的平台。随着智能手机的广泛普及，微信已经成为一种常用的通信平台，从而为思想教育工作的实践和尝试提供了方便和可能。微信群的最大优点是知识量大，传播速度快，覆盖面广，因此可充分发挥微信实时、快捷的传播优势，创建思想政治工作微信群，通过开展“微党课”“微展播”“微发现”“微公益”“微讨论”等“微活动”，达到让社会大众共同关注“思想政治工作那些事儿”。总之，建立思想政治工作互联网平台，不断丰富思想政治工作新形式，听取社情民意，凝聚社会正能量，是适应思想政治工作信息化发展趋势的需要，也是加强思想政治工作的信息化教育管理的需要，这不仅激发了思想政治工作的生机和活力，还为思想政治工作增添了亮丽的风采。

三、借力互联网，不断增强思想政治工作新效能

随着计算机和通信技术的不断发展，网上快速传播、同步交流、信息检索、现实虚拟、游戏娱乐、电子商务等功能的广泛应用，网络媒体功能越来越多，互联网打破了信息交流的空间局限，给思想政治工作的发展创造了难得的机遇。由于网络的版面不受限制，数据库可保存已经刊发的所有新闻信息，供网民浏览。通过互联网，网民不必出门就可查阅、浏览不同地区、不同国家的难以数计的电子报刊。网络是现实社会的晴雨表，各种思潮会同步映像，为我们掌握舆情民意打开了一扇窗口。因此，借力互联网，加强对群众思想政治教育和宣传，可以有效提高我们思想政治工作的及时性和针对性，有利于思想政治工作的经常化。我们要借助网络的交互性，促进思想政治工作者之间、思想政治工作者与受众之间的沟通交流，并使之相互学习、资源共享，共同提高思想政治工作水平和成效。

以建立微信群为例，对思想政治工作推动作用相当明显。一是微信群的建立可以搭建思想政治工作日常信息的发布平台，避免以往为一件简单小事而集中开会的情况，比传统的通知方法更有效、更及时、更全面，从而大大提高了工作的时效性；借助微信群公告栏，能够相对固定地持续提示群众做好某项工作，还可以不断提示期限内应该阅读的书目（文件资料）、及时提交有关材料等，从而降低了电话专门通知的办公成本，提高了工作效率。二是微信群能够搭建思想政治工作的

公开平台，不受时间、空间的限制，及时发布各类思想政治工作公开信息，从而最大限度地满足群众的知情权。三是微信群能够搭建思想政治工作学习平台，从而为工作任务繁重不能保证时间参加正常会议的人们提供了利用业余时间经常主动学习了解有关知识的诸多便利。四是微信群能够搭建时事政治的宣传平台，及时编辑转发最新的各类时事政治，以供群众在工作之余及时学习了解，从而解决了定期召开政治学习会议频率低、时间短、内容少等问题。五是微信群能够搭建政治学习的讨论平台，平时单调枯燥的政治学习搬到微信群里后，会增强普通群众的广泛参与意识，激发他们踊跃发言的积极性，活跃政治学习氛围。六是微信群能够搭建融洽的思想交流平台，在保证必要的面对面开展工作的基础上，借助网络的虚拟性，通过微信进行平等而真诚的交流，能够打破现实中由岗位和级别界限而筑起的严肃而僵化的沟通壁垒，更易削弱受众的逆反心理，最真切地感知群众的内心世界，实现思想互动和心灵交流，形成轻松的沟通氛围，从而增强思想政治工作的针对性、说服力和感染力。

在凭借传统方式方法做好思想政治工作的同时，微信群的建设，尤其是借助于它的日常信息发布、党建党务公开、时事政治宣传、政治学习讨论、思想交流等平台的搭建，提高了思想政治工作的质量。总结起来，微信群这个新阵地让我们在思想政治工作上实现了两种转变，达到了三种效果。一是身份的转变。有的负责人被群众视为领导，在平时这种关系很难在群众心目中改变，但是在微信群里，领导变成了群友。顾名思义，群友就是网络上的朋友，大家相互是平等的。事实上，当领导以群友的身份出现时，他便平添了亲和，更能走入群众的内心深处。二是途径的转变。在网络环境下，领导群友作为教育的主体，可以主动与作为客体的普通群友进行群上交流，在群内与群众直接对话，并通过微信与个别群友进行深入探讨，通过发布特定的主题引发群友的集体讨论与思考，从而实现了灌输式教育向启发式、引导式教育转变。从我们的实践来看，坚持必要的传统灌输式教育，与利用微信进行启发式、引导式教育相结合，能够更好地开展相应的思想政治工作。除此以外，还可以达到三种效果。首先，思想政治工作是严肃的，但也是繁琐的，充分利用微信群五个平台的作用，可以大大提高我们开展思想政治工作的效率，降低工作成本；其次，相比较传统的教育方式，利用微信群的特点，可以增进思想教育的时效性和互动性，激发群众参与讨论、主动学习的积极性，提高教育效果；尤其“党员之家”微信群，可以增加党支部委员会的民主性和透明度，落实《党章》所规定的党员的知情权、参与权、选择权和监督权，充分发挥广大党员的主体作用。从实践来看,我们利用微信群的五个平台,充分发挥了思想政治工作新阵地的作用,使我们的思想政治工作更有成效。

目前,互联网已成为全球发展最快的新兴产业,如何抓住机遇,利用网络优势,开展多种形式的思想政治工作,传播有中国特色的社会主义思想和文化,应成为广大思想政治工作者研究、思考并加以解决的重要课题。互联网上的斗争是全球性的斗争,是高科技的竞争,而归根结底是思想政治、意识形态的斗争。未来的社会是信息化、网络化社会,互联网给思想政治工作的影响是多方面的,我们要借力互联网,不断努力探索"互联网+"思想政治工作新途径,加大网络宣传力度,做深、做实、做好思想政治工作,建立网络思想政治工作运行体制和长效机制,调动各方面的力量,形成思想政治工作的网络宣传教育合力,为推动构建社会主义和谐社会打下坚实的思想基础,为全面建成小康社会、实现中华民族伟大复兴的中国梦提供强有力的思想保证。

大力弘扬"赶考"精神,强化思想政治建设*

——河北医科大学第四医院深入开展党员教育活动成果显著

新中国成立前夕,在中共中央从西柏坡迁往北平之际,全党提出了"赶考"的历史性命题。当前,我们正处在全面深化改革、决胜全面小康的重要关头,"赶考"精神依然闪烁着耀眼的光芒。我们要以"赶考"的紧迫感、时代感、责任感和使命感激励、鞭策自我,保持赶考状态,弘扬赶考精神,担当起时代赋予的新的伟大使命。

重视思想政治建设,是我们党的优良传统和政治优势,是十八大以来管党治党的鲜明特征。① 党员思想教育工作是一项重要而长期的任务,必须大力弘扬"赶考"精神,带着责任、带着使命,扎实推进开展好思想政治建设。近年来,河北医科大学第四医院党委紧密结合党的群众路线、"三严三实"、"两学一做"等先进性教育活动,围绕医院中心工作,创新学习平台,拓宽交流途径,深入开展党员教育,强化思想政治建设,取得了显著成果。

一、开辟学习阵地,加强党员教育

(一)设立党报党刊阅览角,营造学习交流氛围

将党报党刊阅览角设立在基层党支部,使广大党员干部职工在工作之余,随手拈起党的刊物。这其中包括权威性、指导性的《半月谈》《党支部书记》等,更有紧跟时政的《厉行节约 反对浪费》《中国共产党廉洁自律准则》《中国共产党纪律处分条例》等,还有集知识性与哲理性于一体的《医之魂》《向毛泽东学习》等,以

---

* 何艳艳:河北医科大学第四医院。

① 茹冬. 抓实"四个突出" 推进"两学一做"[J]. 唯实:现代管理,2016(8):39-40.

及医院编印的反映四院文化和思想的《医院文化手册》《四院品质与形象》。其涉猎范围广泛，涵盖内容丰富，在满足广大党员干部职工阅读需要的同时，强化了沟通交流，营造了学习氛围，提高了理论素养。

（二）充分利用新媒体，拓宽学习新渠道

充分利用医院网络、院刊、微信等教育平台，传播推送形象直观、丰富多样的学习材料，引导党员自主学习、互动交流，宣传好经验、好做法、好典型，以此开展理念文化、质量文化、安全文化、廉洁文化建设，积极引导干部职工树立“和谐诚信、济世救人”的医院核心价值观和树立“患者为先、质量为本、服务为上、信誉为重”的理念。通过宣传、推广，树立先进典型，引导广大党员干部对标先进，比学赶超。通过谈体会、讲感想、记实事、编微信和微电影、摄影展等方式，让大家体会救死扶伤的责任，记录和演绎感动人心的故事，展示白衣天使的情怀，体现为民服务的宗旨。

二、严格党内生活，加强党的建设

（一）坚持中心组学习制度，凝聚共识推动工作

医院制定和印发了《党委中心组理论学习制度》，以明确学习内容及方式，要求班子成员年度集中学习研讨不少于 12 次，并将集体学习研讨作为中心组学习的重要形式，做到学习一个专题，研讨一个问题，推动一项工作。医院党委将学习习近平总书记系列讲话精神放在首位，带头学习党的路线、方针、政策和规章制度。班子成员在研讨交流的基础上，结合自身岗位工作和职责，围绕当前中心任务，深入思考，撰写学习笔记和体会，进一步提高了领导班子的政治意识和责任意识。

（二）认真落实“三会一课”制度，使党员教育常态化

突出领导干部带头讲党课，自上而下，层层推进。党委书记就“唤醒党章意识，增强党性观念”、新修订的党内法规、树立社会主义核心价值观等内容对全体党员进行专题辅导。为了认真落实“三会一课”制度，加强组织指导和督导检查，班子成员到所在支部、分管部门讲党课，以普通党员身份参与支部学习讨论，在真学深学上做出了表率。支部书记紧密结合思想实际和现实需要，为支部党员讲党课，并引导党员中的先进模范、先进典型上台讲党课，现身说法、言传身教，将党课“一人讲”变为“大家讲”，形成了党委书记、支部书记、骨干党员人人讲党课的活跃氛围，使党员经常受到党性教育、党的优良传统作风教育，推动党员把学习教育

融入日常工作、生活中，把学习理论知识制度化、常态化。

（三）以严格党内生活会为抓手，使党员教育制度化

医院党委高度重视党的组织生活，以专题民主生活会和组织生活会为抓手，加强对党员的教育、管理和监督。通过总结回顾、经验交流、查摆问题、整改落实，切实提高了党员干部自我净化、自我完善、自我革新、自我提高的能力，达到了凝聚共识、推进工作的目的。

三、加强培训，提升政治素养

（一）打造“开放课堂”，增强四个意识

医院每年一度的支部书记培训，坚持集中教学和实践相结合，注重现实体验，已经成为提高支部书记综合素质的重要措施。医院先后组织党支部书记赴延安、兰考、卢沟桥以及中国医学院肿瘤医院、贵州医科大学等地参观学习，采取体验式、情景式现场学习，打造“开放课堂”，让大家从历史中找到共产党人出发的原点，从现实中体悟共产党人的责任使命。

（二）明确自身任务，规范工作流程

为切实总结党支部工作的经验，解决支部工作开展过程中存在的问题，提高党支部委员的工作水平，医院注重对党支部委员进行集中培训，进一步规范了党支部的工作流程，明确了党务工作的方向和任务，提高了党支部工作规范化、科学化水平。

（三）提高理论水平，端正入党动机

坚持每年对发展对象进行集中培训。通过聆听党课、观看教育片、知识考试、撰写学习总结和签订“入党动机承诺”书等形式，让发展对象学习党的基本理论知识，加深对党的认识，进一步增强角色意识，端正入党动机，对提高其政治素质，树立正确的世界观、人生观、价值观起到了积极的促进作用。

四、创新党日活动，强化党员意识

（一）开展主题党日活动，增强党员凝聚力

近年来，医院党委将创新主题党日活动作为加强党员教育管理的有效手段，不断地将其推向深入，出台了《关于积极开展不断创新主题党日活动的意见》，号召全院党员积极组织参与创新主题党日活动。各支部围绕医院中心工作，结合实际，认真筹划、精心实施，开展了一系列各具特色的主题党日活动。为鼓励和促进

不断创新主题党日活动的开展，医院党委还组织了创新主题党日活动案例评选，各党支部提交的参评案例内容丰富、形式多样，既有基层义诊、志愿服务、红色教育，又有主题研讨、读书座谈、辩论演讲。经过方案遴选、案例展示、现场评分等环节，评出了一、二、三等奖和优秀奖。创新主题党日活动及案例评选工作，增强了党日活动的感召力和吸引力，强化了党员的观念和意识，真正把党的思想政治建设抓在日常、严在经常。

（二）开展志愿服务活动，发挥先锋作用

各党支部积极开展党员志愿服务活动，鼓励党员学先进、争先进，更好地发挥先锋模范作用。他们开展了导医、导诊、导检服务，进行了文明督导、环境整治活动，组织了义诊咨询、捐赠学习用品、为老人送医送药等志愿服务活动，使党员的志愿服务活动成为开展党员教育的重要抓手和有效载体。

通过以上一系列行之有效的党员教育活动，我院广大党员干部进一步坚定了理想信念，强化了宗旨意识，从而为医院的健康快速发展提供了坚强有力的政治保证。作为新时期的党员干部，面对新情况、新问题、新常态，我们要秉承和发扬老一辈共产党人的“赶考”精神，在工作岗位上尽职尽责，在服务群众时全心全意，在推动发展上当好模范，不忘初心，努力在“赶考”路上奋力前行。

新医疗形势下的“赶考”*

——浅析当前河北省大型公立医院党建工作

1949年3月，毛泽东在西柏坡提出了“进京赶考，不当李自成”的历史命题，一代代共产党人如履薄冰、精勤不怠，认真作答。2013年7月，习近平再次来到西柏坡，在七届二中全会所提出的“六条规定”前驻足良久，一一对照，向全党发出了“‘赶考’远未结束”，要“努力交出优异的答卷”的谆谆告诫。①

“赶考”精神内涵深刻，历久弥新，为我们党的建设提供了源源不断的思想动力。从抗战时期全党学习《甲申三百年祭》、毛泽东与黄培炎的“延安窑洞对”，到建国前夕“两个务必”“六条规定”“进城八条注意事项”，再到近期“党的群众路线教育实践活动”“三严三实”“两学一做”，“赶考”精神包含着对我国几千年历史治乱规律的深刻借鉴，包含着对我们党艰苦卓绝奋斗历程的深刻总结，②是中国共产党宝贵的精神财富。今天，面对新形势、新挑战、新任务，我们更应该再次审视、思考、发掘、对标“赶考”精神，以“赶考”精神为圭臬，深入推进党的建设。

一、河北省大型公立医院面临新的医疗形势

习近平指出：“没有全民健康，就没有全面小康。医疗卫生服务直接关系人民身体健康。”③作为关系国计民生的重点领域，医疗卫生行业时刻处在改革发展的

---

* 刘若飞：河北医科大学第四医院。

① 李斌．党面临的“赶考”远未结束——习近平再访西柏坡侧记[N]．人民日报，2013－07－14.

② 习近平．在调研指导河北省党的众路线教育实践活动时的讲话[N]．人民日报，2013－07－13.

③ 习近平总书记在江苏考察工作：希望大家日子都过得殷实．央视网，2014－12－14.

最前沿,面临的新形势复杂多样;河北省地处京畿之地,更是深受国家政策和区域发展的双重影响。

(一)医疗体制改革不断深入

2009年初,党中央、国务院启动了新一轮医药卫生体制改革。党的十八大以来,中央坚持保基本、强基层、建机制的基本原则,推动医保、医药、医疗"三医"联动,在全民医保制度、公立医院改革、分级诊疗制度、药品供应保障体系、公共卫生服务项目和完善综合监管制度等方面取得了阶段性成果。

然而,随着改革进入攻坚期和深水区,体制机制矛盾日益凸显,利益调整更加复杂。在试行取消药品加成后,财政补助和服务费用的提升却没有及时跟上。2015年,公立医院财政补助收入1877亿元,占总收入的9.4%,除对离退休人员的补助外,给予财政补助的其他四个方面——基本建设、设备购置、重点学科发展、公共卫生服务的补助金额均未超过医院该项支出的40%。① 一项针对东部(山东、广东)、中部(湖南、江西、福建)、西部(重庆、新疆)7省市(直辖市、自治区)的调研显示,公立医院劳务性收入占比并未随改革的推进有大幅提高,涨幅均在6个百分点之内,有些地区甚至出现下降的趋势。② 正如国家卫计委主任李斌所说:稳定长效的投入机制尚未完全建立,医疗、医保、医药"三医联动"仍有待加强,公立医院科学合理的补偿机制尚不完善,医疗服务价格体系尚未理顺。③

习近平要求"人民有所呼、改革有所应"。只要人民对降低医疗费用、提升医疗质量的希冀依然存在,医疗改革的步伐就不会停止,为此,河北省卫计委在全省医改政策培训班上提出要强化党委"主体责任"。如何在不断深入的医改环境下满足患者减负和医院发展的双重需要,考验着医院党委的智慧和能力。

(二)京津冀协同发展不断加强

"京津冀地缘相接、人缘相亲,地域一体、文化一脉,历史渊源深厚、交往半径相宜,完全能够相互融合、协同发展。"2014年2月26日,习近平在北京主持召开京津冀协同发展座谈会,提出了京津冀协同发展的重大战略构想。4月30日,中

① 于保荣,柳雯馨,田畅.公立医院补偿机制改革现状研究[J].卫生经济研究,2017(2):3-8.

② 于保荣,柳雯馨,田畅.公立医院补偿机制改革现状研究[J].卫生经济研究,2017(2):3-8.

③ 李斌.人民有所呼 改革有所应 将医药卫生体制改革推向纵深.学习时报网,2015-11-15.

共中央政治局召开会议,审议通过了《京津冀协同发展规划纲要》。京津冀协同发展已成为重大国家战略,2016 年 2 月,《"十三五"时期京津冀国民经济和社会发展规划》印发,成为全国第一个跨省市的区域"十三五"规划,从而有力地推动了这一战略的实施。

医疗卫生协同发展是京津冀协同发展的重要组成部分和保障因素,也是河北省卫生计生系统的首要政治责任。如今,京津冀三地实现了专业技术人员职业资格考试、职称评审证书和部分医疗机构检查结果互认,全省 260 多家二级以上医疗机构与京津医疗卫生合作项目达到了 400 余个。①

京津冀协同发展对河北医疗卫生行业来说既是机遇又是挑战。河北医疗卫生事业发展相比京津差距较大,在每千人口床位、执业(助理)医师、注册护士数量上远远低于京津。河北省政协委员赵汝东介绍:京冀两地的三甲医院数量都是 37 家,但河北常住人口却是北京的 3.6 倍。数量和质量上的差距形成了强大的虹吸效应,据国家卫计委数据显示,2013 年北京市外来就医流动人口日均 70 万左右,其中 23% 的就医人员来自河北。作为疏解北京非首都功能的一个方面,就是要疏解北京过度饱和而导致低效的医疗资源,做到"中心限制、周边发展",实现医疗资源均质化,甚至是河北资源优质化,这将是河北医疗卫生事业科发展"最大、最宝贵、最现实的机遇"②。而目前两地在医疗资源的流动上,还存在政策规定不统一、信息共享不畅通、协同机制未确定、医疗标准不一致等问题,随着宏观政策、机制的逐步理顺,河北大型公立医院能否找好思路、选对角度,把握战略机遇期,对优质医疗资源做到"与狼共舞"、为我所用,将是一个重要挑战。

二、以"赶考"精神统领新形势下的党建工作

《中国共产党章程》规定:"实行行政领导人负责制的事业单位中党的基层组织,发挥政治核心作用"。面对复杂的医疗新形势,医院党委更应坚定地担当改革发展的思想灯塔和战斗堡垒,发扬"赶考"精神,带领广大干部职工抓住机遇、战胜挑战,引领医院航船行稳致远。

---

① 春潮澎湃起 风正好扬帆——河北乘势而上扎实推进京津冀协同发展纪实[N]. 河北日报,2017-02-24.

② 医疗惠民先行 提升民生温度——京津冀医疗卫生协同发展纪实[J]. 共产党员,2015(6).

(一)发扬“赶考”精神,就是要树立忧患意识

忧患意识是我们党在应对种种挑战时常持的思想准备。进京前夕,毛泽东提出“两个务必”“退回来就失败了”,正是体现了党的忧患意识。他还告诫全党:“我党历史上曾经有过几次表现了大的骄傲,都是吃了亏的……不要重犯胜利时骄傲的错误”。习近平也指出:“执政环境越复杂,我们就越要增强忧患意识”。

要做到居安思危。居安思危是对事物发展的超前思考,是对自身能力的清醒认识。医院党委要教育广大党员干部树立危机意识,不能只看到当前发展的成绩,不能因为在省内具有优势而失去斗志,甚至沾沾自喜。面对复杂多变的医疗环境,日趋激烈的竞争态势,要认清自己,保持奋斗之心;要提升高度,参与更高水平的竞争;要愈加谨慎,为之于未有,治之于未乱。

要做到思则有备。提前谋划、做好准备,方能“计熟事定,举必有功”。首先要有战略思维,习近平指出:“各级党政‘一把手’要站在战略的高度,善于从政治上认识和判断形势,观察和处理问题,……放眼全局谋一域,把握形势谋大事……”,①医院党委要从京津冀协同发展的高度,从国家大政方针的角度,找准切入点,把握发展方向。其次,要做好充足准备,“有备无患,古之道也”,医院党委要广泛调研、调整思路,做好思想上的准备;要锐意改革、除弊祛疴,做好制度上的准备;要加强培训、选贤与能,做好人员上的准备。

(二)发扬“赶考”精神,就是要敢于胜利

毛泽东在进北平前说:“我们共产党人进北平,是要继续革命,建设社会主义,直到实现共产主义。”“我们决不当李自成,我们都希望考个好成绩!”这既是毛泽东对全体党员提出的要求,又是共产党人在面对挑战时发出的自信宣言。“敢于斗争、敢于胜利”的精神,是党“赶考”成功的保障。

以发挥传统优势为基础。一家医院的传统优势,是经过几十年的风雨砥砺,几代人的上下求索逐步形成的,是医院发展的宝贵财富,是参与外部竞争的底气。传统优势既是指业务特长,又是指文化底蕴,突出的医、教、研能力是发动机,良好的文化氛围是润滑剂,两者缺一不可。医院党委要主抓文化建设,深入挖掘、整理、提炼文化传统和核心价值,创建简明凝练、根植历史的医院文化。要对内坚定不移地宣教,使之成为职工由衷认可的理念,增强认同感和凝聚力,对外大张旗鼓地宣传,形成广为人知的品牌,提升医院辨识度和美誉度。

---

① 习近平总书记强调的六大思维方法. 人民网,2014-09-24.

以构建人才梯队为支撑。“致天下之治者在人才”，习近平指出：“办好中国的事情，关键在党，关键在人，关键在人才。”①人才支撑着医院的发展，医院党委要为人才创造良好环境，培育人才、引领人才、服务人才、成就人才。要做好党员发展工作，把人才吸纳为党员，把党员培养成人才；要加强干部队伍建设，干部是医院的中坚力量，干部队伍的好坏影响着医院发展的成败，加强干部培训教育，提能力、开眼界、广思维，建设一支高素质干部队伍；要灵活用人制度，“广开进贤之路，广纳天下英才”，吸引各方人才为我所用。

以创新特色服务为动力。“惟创新者进，惟创新者强，惟创新者胜”②，收入减少、竞争增强，要求党委更应该发扬创新思维，为医院发展找到新的增长极。《“十三五”深化医药卫生体制改革规划》提出：要“放开特需医疗服务和其他市场竞争比较充分、个性化需求比较强的医疗服务价格，由医疗机构自主制定。”医院党委要抓住机遇，结合自身优势，引导业务部门在政策允许的范围内率先开展特色服务，做到人无我有、人有我精，抢占市场高地，打造持续发展的新动能。

（三）发扬“赶考”精神，就是要坚持群众路线

“知屋漏者在宇下，知政失者在草野”，群众路线是毛泽东思想“活的灵魂”，是我们党的“生命线”和根本工作路线。“赶考”的考官是人民群众，正因我们党一以贯之地坚持群众路线，才赢得得了“赶考”的“入场券”。如今，“赶考”仍在继续，习近平指出：“贯彻党的群众路线、保持党同人民群众的血肉联系的历史进程永远不会结束。”③

要强化服务能力。医院品牌犹如一棵树，医疗技术是树干，服务能力是树冠，品牌之树想要卓尔不群，优秀的服务必不可少。医院党委可以从三个方面主抓服务质量改进，首先要强化服务思维。医院是服务型单位，要杜绝医务人员高高在上的态度，秉承以患者为中心的理念，真情实意为患者服务。其次是提高服务质量。对全院职工尤其是窗口科室职工，开展贴近实际、行之有效的服务能力培训，从服务细节入手，从日常实践出发，踏石留印、积水成渊，逐步实现整体服务质量提升。最后，应完善制度保障。要明确奖惩，使职工切实树立对服务的重视，对优质服务、患者赞扬的职工予以足够奖励，对患者投诉、查实有错、影响恶劣的职工

---

① 习近平在学习贯彻《关于深化人才发展体制机制改革的意见》座谈会上的讲话．人民网，2016－05－07.

② 习近平在欧美同学会成立100周年庆祝大会上的讲话．人民网，2013－10－22.

③ 习近平在党的群众路线教育实践活动总结大会上的讲话［N］．人民网，2014－10－8.

予以有力惩罚；要完善监督渠道，充分利用患者回访、满意度评价等系统收集患者意见，落实政工查房、院领导与患者见面会、社会监督员座谈会等制度，避免流于形式；畅通纠纷处理，要坚持首诉负责制，做到有诉必应，要以事实为依据处理纠纷，做到不偏袒谁，不委屈谁，要对出现的问题及时补救，建立绿色通道，对符合规定的患者特事特办，最大程度地减轻患者损失。

要提升人文关怀。医学研究相对于疾病发展总是有滞后性，可以说医学是不完美的科学，只有辅之以充分的人文关怀，才能使不完美尽可能变得完美。

医院党委应从三个方面对医务人员提出要求，首先要懂得敬重生命。生命只有一次，是一个人最珍视的东西，患者把生命托付给医务人员，是给予了医务人员最大的信任，敬重生命，就要认真行医、慎重处事，不负患者的生命重托。其次应建立良好沟通，希波格拉底说："医生有三大法宝：语言、药物和手术刀"，沟通是医生的首要法宝，良好的沟通不但要会说，让患者听得懂、记得住，还要会听，倾听是尊重、是智慧，懂得倾听才能说得好听。再者要尊重患者隐私。要尊重患者信息的隐私，一方面患者留给医院的姓名、电话、住址等个人信息决不可泄露，一方面患者的病情、治疗情况也要注意保护；要尊重患者身体的隐私，医生眼里的患者不分男女，患者眼里的医生却男女有别，严格遵照规定进行检查，既能获得患者充分信任，又是对医生的保护。除此以外，还应注重相处细节。在刚得知患病或病情有所进展时，大部分患者比较敏感，通过观察、判断医务人员的一言一行来评估自己的健康，在这个重要的节点上，医务人员如果言行不慎，甚至一些无心之举，就有可能被患者过度解读，造成伤害，而如果医务人员注意从细节处安慰、鼓励，就会起到事半功倍的效果，使患者重拾希望。

党委工作还应在两个方面加以改善：首先是要提供心理疏导。患者面对突袭的病魔、陌生的环境、未知的前景，会感到恐慌和无助，心理压力极大，家属也会因情感、经济等原因增加压力，这些都会对病情治疗和医患关系造成负面影响，医院党委应成立专门机构，组建以心理专家为引领、以接受专门培训的志愿者为主体的疏导队伍，缓解患者及家属心理负担，减少不必要的矛盾纠纷。其次应改善就医环境。实施5S管理，优化门诊、病房环境，整洁明亮舒适的环境既能提高医务人员工作效率，又能为患者树立良好的第一印象，放松患者心情，减轻精神压力，提升治疗效果。

要增加便民举措。通过开展"一卡通"全预约诊疗服务、手机APP挂号结算、高峰时间增加服务窗口、建立醒目明确指示标识系统等措施，便捷门诊就医；通过优化服务流程、提供便民用品、制作患者手册等措施方便住院患者。落实医疗惠民，扎实开展“一免三减”，不断简便办理方式，以减轻困难患者的家庭经济负担。

（四）发扬“赶考”精神，就是要狠抓党风廉政建设和反腐败斗争

李自成进京仅四十多天便铩羽而归，原因之一就是生活腐化。我们党进京“赶考”走到今天，依然赢得人民的拥护，离不开党风廉政建设常抓不懈。习近平指出，要“以踏石留印、抓铁有痕的劲头抓下去，善始善终、善做善成，防止虎头蛇尾，让全党全体人民来监督”。

“不矜细行，终累大德”，反腐倡廉建设是党的建设的基本任务。医疗卫生行业是反腐败斗争的重点领域，医院党委要落实主体责任，以“零容忍”态度，标本兼治、综合治理、惩防并举、注重预防的方针，大力开展党风廉政建设和反腐败斗争。要深入剖析严重违纪违法干部的典型案例，发挥警示、震慑、教育作用，从思想上保证医务人员不敢腐；要强化监督执纪问责，把权力关进制度的笼子里，从制度上保证医务人员不能腐；要大力开展“三严三实”教育、“两学一做”活动，推动党内教育从“关键少数”向广大党员拓展，从集中性教育向经常性教育延伸，坚定广大党员的马克思主义立场，营造风清气正的整体氛围，从环境上保证医务人员不想腐。

毛泽东在七届二中全会说，革命胜利“只是一出长剧的一个短小的序幕。剧是必须从序幕开始的，但序幕还不是高潮。”今天，在新形势下河北省大型公立医院党的建设拉开了序幕，但“路漫漫其修远兮”，医院党委要研究“赶考”精神、吃透“赶考”精神、用好“赶考”精神，“撸起袖子加油干”“一张蓝图干到底”，就一定能在未来书写好历史性“赶考”的崭新答卷！

“赶考”精神与执政党的建设*

一、赶考精神提出的历史背景

赶考精神的提出，源自于毛泽东1949年3月23日的一个比喻。这一天是中央离开西柏坡进驻北平的时间，毛主席将这一伟大的转折比喻为“进京赶考”。

早在1944年，毛泽东在延安时就曾要求全党以李自成为鉴，不要在胜利时骄傲。西柏坡时期，随着革命形势的迅猛发展，中共中央更是着力加强了绝不当李自成的警醒教育。特别是各机关在传达中国共产党七届二中全会精神时，都把决不当李自成当作重中之重来强调。所以，决不当李自成既是中共中央在西柏坡时期对全党的告诫，更是毛泽东在率领中共中央进京赶考前的誓言。也正是靠这种可贵的进取精神，才使中国共产党人能够团结一心，最终战胜了强大的敌人。

在离开西柏坡之际，毛泽东说，“今天是进京的日子”“退回来就失败了，我们不当李自成，我们希望考个好成绩。”①毛泽东将这一伟大的转折比喻为进京赶考。“赶考”精神是中国共产党人在革命胜利前期所形成的革命精神。它不仅凝结了中国共产党执政初期的优良作风，而且体现了中国共产党对执政全国的思考，是中国共产党执政后应该保持和发扬的一种革命精神。在中国共产党人看来，进京只是实现历史重任的第一步。在中共七届二中全会上，毛泽东告诫全党：“夺取全国胜利，这只是万里长征走完的第一步。如果这一步也值得骄傲，那是比较渺小的。在过了几十年以后看来，中国人民民主革命的胜利就会使人们感觉那好像只是一出长剧中的一个短小序幕。”“中国的革命是伟大的，但革命以后的路

* 唐婧鋆：河北医科大学第四医院。

① 中共中央文献研究室．毛泽东年谱1893—1949：下[M]．北京：中央文献出版社，1993：469.

程更长,工作更伟大,更艰苦。”①从根本上说,这里所说的“革命以后的路程”,就是实现共产主义的奋斗目标。正如毛泽东在西柏坡时期不断提到的:“我们进北平,可不是李自成,我们要继续革命,建设社会主义,直到实现共产主义。”②

一个政权的基础越广阔、越巩固,国家就越能长治久安。毛泽东的“赶考”精神就是对“人民”二字的深刻解释。他认识到“人民”是一个历史的政治概念,不同历史时期,让人民满意、反映人民的意愿、让人民当家作主,是一个政党取得成功的关键。在毛泽东“赶考”的思想中,归根结底就是讲考官放在人民身上,考题就是面对复杂情况的中国共产党的执政能力,考生就是中国共产党自己。

二、“赶考”精神的精神核心——“两个务必”

1949 年,面对胜利,面对即将建立的新政权,毛泽东提醒全党,不要被胜利冲昏了头脑,要清醒地认识到巩固政权需要坚持的原则。中国社会正处于由战争向和平、由农村向城市、由革命党向执政党转变的关键时期,随着共产党执政后历史地位的变化,骄傲情绪、以功臣自诩的情绪、停顿起来不求进步的情绪有可能在党内生长起来。毛泽东深刻认识到,如何使全党同志在伟大的胜利面前保持清醒的头脑,并顺利实现这一历史转折,是全党面临的严峻考验。中国革命是伟大的,但是革命后的道路更艰巨,更艰苦。毛泽东深刻认识到了这一现实,在七届二中全会上提出了“两个务必”。“全党在胜利面前要保持清醒头脑,在夺取全国政权后要经受住执政的考验,务必使同志们继续地保持谦虚、谨慎、不骄、不躁的作风,务必使同志们继续地保持艰苦奋斗的作风。”这次会议也是党在中国历史发展进程的重大关头召开的一次极其重要的会议。

“两个务必”强化了全党的忧患意识,使党自觉认识到今后革命和建设所面临的困难和挑战,强化了全党的使命意识。我们党掌握了国家政权后,许多党员干部手中握有大大小小的权力,担负着管理国家和社会的职能,可调动的资源之多,都是执政前无可比拟的,如此一来,就容易使党员干部不能正确运用手中的权力,容易滋长腐败。忘记了为人民服务的宗旨,从而损害了党和群众的关系。

当时涿县刚解放 108 天,当车队通过县城时,毛泽东看见昔日繁荣的通商之地店铺冷清,货物稀少,便当即指示,百姓关心的就是我们要办的,要尽快把市场

① 毛泽东选集:第四卷[M]. 北京:人民出版社,1991:1438.

② 中共中央文献研究室. 毛泽东年谱 1893—1949:下[M]. 北京:中央文献出版社,1993:469.

迁回来，被誉为是中国共产党执政的第一课。简单的语言，体现的却是共产党人全心全意为人民服务、把群众利益放在第一位的精神，这也就是“赶考”精神的宗旨与实质。

三、“赶考”精神的“现代化”进程

中国共产党人面对“赶考”的态度始终如一，中国共产党的工作与人民群众的根本利益息息相关。邓小平在党的八大上所做的《关于修改党的章程的报告》中指出：“七年的经验同样告诉我们，执政党的地位很容易使我们的同志沾染上官僚主义的习气。脱离实际和脱离群众的危险，对于党的组织的党员来说，不是比过去减少而是比过去增加了。”①防腐倡廉，常抓不懈，这是毛泽东倡导的执政党建设的理念。邓小平发展了毛泽东的“赶考”精神，提出考试是人民满意不满意、高兴不高兴、赞成不赞成。

胡锦涛在党的七届二中全会上作了题为《坚持发扬艰苦奋斗的优良作风，努力实现全面建设小康社会的宏伟目标》的报告，明确指出了“两个务必”思想的长远指导意义，提出了“权为民所用，情为民所系，利为民所谋”的执政理念。

2013 年，习近平在西柏坡参观考察时再次强调，“两个务必”包含着对我国几千年历史治乱规律的深刻借鉴，包含着我们党艰苦卓绝奋斗历程的深刻总结，包含着对胜利了的政党永葆先进性和纯洁性、对即将诞生的人民政权实现长治久安的深刻忧思，包含着对我们党坚持全心全意为人民服务根本宗旨的深刻认识，思想意义和历史意义十分深远。“两个务必”是“赶考”精神永恒不变的主题，是“赶考”精神的核心。

“赶考”精神是中国共产党人宝贵的精神财富。在当前，在全面深化改革开局起步的关键阶段，在实现全面建成小康社会的决胜时期，新形势、新任务、新挑战既考验着我们的决心，更检验我们的能力。中国共产党人要常怀“决不当李自成”的进取之心，严格遵守党的纪律，始终坚持群众路线，谦虚精神、戒骄戒躁、艰苦奋斗，定能以过硬的作风和本领，带领人民砥砺前行，书写出更加精彩的中国答卷。

---

① 邓小平文选：第 1 卷[M]. 北京：人民出版社，1994：214.

浅谈医院党务工作中的沟通管理*

在现代科学管理中,沟通管理是一种特殊而有效的管理工具。沟通不仅仅是情商水平的体现,更是一种管理技能。① 根据美国的一项权威机构的分析,专业技术、智慧、经验等只占成功因素的四分之一,而剩下的四分之三就在于良好的沟通。对于高层管理者而言,其时间中的80%都是在进行各项沟通。可见,沟通是管理艺术的重要组成部分。② 对于医院来说,沟通管理也扮演了重要角色。医院内各种信息和资源的流动就是沟通的内容之一。而医院的党务办公室负责了医院各项与党建有关的工作,他们的工作内容对于医院各种信息的传递至关重要。所以,医院党务工作更需要重视沟通管理,相关人员需要拥有良好的沟通能力。

一、医院党务工作的沟通管理

(一)医院沟通管理的内涵

沟通管理,实质上就是人与人、组织与组织之间思想及信息的交换。著名的管理学家巴纳德曾经说过,沟通就是把组织成员联合在一起,为了实现组织共同的目标的一种管理手段。在管理工作的各项职能中,沟通是贯穿始终的主线,是现代科学管理的核心与灵魂。③

沟通管理在医院工作中的意义在于把医院相关的信息、思想、知识、情感等在个人以及医院间进行传递,进而获得相关人员的理解,其目的是通过沟通实现医

* 李鑫:河北医科大学第一医院。

① 郭文臣. 沟通管理[M]. 北京:清华大学出版社,2014:113.

② 吕书梅. 沟通管理技能[M]. 大连:东北财经大学出版社,2012:22 - 23.

③ 孙向南. 即学即用的管理话语沟通艺术[M]. 北京:海潮出版社,2014:93 - 96.

院既定的目标。对于医院来说,在日常运营中需要协调内部和外部各相关系统之间的要素交流,协调医院各组织系统之间的协作,这个过程就是沟通管理的过程。① 医院的沟通管理以人际沟通为基础,在该基础上实现组织沟通,进而协调个人和组织的行为,实现共同目标。沟通管理是管理工作中的重要内容,在医院党务工作中,沟通能力扮演了重要角色。

(二)沟通的基本方法与技巧

沟通既是一门科学又是一种艺术,想要通过沟通实现管理工作的最终目标,就要注意沟通的方法和技巧。沟通的方法与技巧是沟通管理工作顺利进行的基础,也是沟通能够发挥其应有效果的保证。

首先,沟通要坚持人本原则。社会的发展是一个螺旋式的上升过程,在社会发展的不同阶段,人们的生活方式、世界观、价值观等都存在一定差异。同处于相同环境中的个体也会拥有生活方式和认知观念的差异。这些差异往往是冲突的根源。所以在沟通中要注意人本原则,要能够认识到人际差异是客观存在,通过换位思考来解决沟通障碍。坚持人本原则,需要注意沟通双方的平等性。沟通需要以平等为基础,抱有优于对方的观念是无法进行有效沟通的。

其次,真诚、包容、坦诚的心态是沟通的基础。融洽的人际关系是沟通的润滑剂。② 在沟通的时候注意真诚和包容的心态,往往能够构筑沟通双方的信任,能够消除不必要的误会,增强沟通双方情感方面的交流。这样的心态有助于化解具体工作中的矛盾,有助于共同目标的实现。

此外,有效的沟通必然从倾听开始。倾听是获取信息的途径,同时倾听本身也是对沟通对象的一种激励。一方面,通过倾听,组织可以获取到更多的信息,能够为工作增添活力;另一方面,倾听可以增强双方的理解,缩短双方的心理距离,激发对方的工作热情。

最后,沟通的方式技巧还有很多,可以从语言、心理和传递链等角度来解释。语言文字用词是否适当会影响到沟通管理的效果,正确使用语言文字能够营造良好的沟通氛围。增强自身的记忆正确性也能够帮助减少沟通障碍。③ 减少沟通

---

① 马丽卿,何可,戴想荣. 新形势下高校直属附属医院党务工作队伍的建设[J]. 中医药管理杂志,2016(8):166 - 167.

② 何秋霞. 医院党务工作创新的必要性及实践思路分析[J]. 管理观察,2016(8):150 - 152.

③ 沈文婷. 新时期医院党务工作存在的问题及解决思路[J]. 中外企业家,2015(23):55.

环节，缩短信息和要素的传递链也有利于沟通的有效性，避免因传递通道过长引发信息失真。①

沟通方法与技巧对于沟通的有效性至关重要，在医院党务工作中要注意沟通方法与技巧的使用，通过沟通管理实现医院的发展目标。

二、医院党务工作沟通管理的重要性

在现代科学管理中，沟通渗透在管理工作的各个方面。在一定程度上，沟通成为了现代医院管理工作的核心部分。在医院的党务工作中，沟通管理十分重要。无论是对于信息交流，还是职工激励，沟通管理的作用都不容小觑。在医院党务工作中，沟通管理的重要性体现在以下四个方面。

（一）医院信息交流与反馈的主要途径

沟通是信息交流和反馈的主要途径。医院党务办公室的工作职责中，最重要的就是把与党建工作有关的内容准确传递给医院职工，同时将职工对于党建工作指示的具体理解和活动实施结果反馈回来。由此可见，在医院党务工作中，沟通管理发挥了重要的媒介作用。只有在党务工作中做到了良好的沟通，才能够获得各种与医院发展相关的真实信息，反映出医院运行中的各种变化，实现科学管理。

（二）改善医院内部人际关系

沟通有助于人与人、部门与部门之间的信息互换和知识共享，同时，沟通也有利于医院内部人员的情感交流。加强情感交流对于减少冲突、化解不必要矛盾具有重要作用。通过党务办公室日常工作中的交流和沟通，可增强医院职工对于党建工作以及医院目标的理解，在职工中形成相关共识。在全体职工的共同努力下发挥自身的潜能，有利于医院整体的发展。

（三）调动医院职工工作积极性

沟通管理，实质上也是一种员工激励手段。有效沟通可以调动职工工作的积极性。在医院的党务工作中，沟通管理可以激励领导人员的责任感，激发领导改进工作的热情。同时，沟通管理对于一线职工来说，又可以及时发现他们的情绪变化，有利于组织及时解决职工的问题与困惑，增强职工的组织归属感和忠诚度，进而激发他们的创造性与主动性，为医院工作创造更多的价值，提高医院系统的

---

① 唐献忠．医院党务工作者内部沟通管理探析［J］．中国现代医学杂志，2015（17）：109－112.

运行效率,获得更高的经济效益与社会效益。

(四)推动医院工作的创新

任何一个组织的创新都要通过搜集而来的各种情报信息加以筛选、整理进而转变为创新行为。因此,信息的传递能力影响着组织的创新能力。管理者如何能够将信息迅速、准确、真实地传递给目标,直接关系到组织的创新绩效。在这样的背景下,沟通能力就显得尤为重要。对于医院来说,良好的沟通能够促进医院工作的创新。有效的医院沟通机制有助于及时发现问题、妥善解决问题,创新问题的解决途径。可见,沟通机制的顺畅是医院创新十分重要的来源,良好的沟通能够促进医院工作的创新。

医院作为比较特殊的事业单位,其党务工作也具有一定的特殊性。但是沟通管理对于医院的重要性与其他组织一样,都是促进信息交流、改善内部人际关系、调动工作积极性、推动工作创新的重要手段,在医院发展过程中占据十分重要的地位。因此,在医院党务工作中恰当使用各种沟通技能,保障沟通渠道的畅通,需要引起足够的重视。

三、医院党务工作沟通管理提升建议

鉴于沟通在医院党务工作中的重要作用,需要通过各种手段保证党务工作中沟通管理的顺利进行。要克服沟通工作中的各种障碍和难点,实现党务工作沟通管理的顺畅和有效。

(一)拓宽沟通渠道,广听民众心声

随着信息技术的发展,各种新媒体逐渐发展起来,在人们的社会生活中扮演了重要角色。如微信、微博、QQ 等平台,创新了党务工作的沟通方式,电子党务也在许多部门中推行。所以,在医院的党务工作中,需要重视沟通渠道的创新。充分利用微信、微博等现代网络平台来扩展党务工作的沟通渠道。通过这些渠道宣传医院先进人物事迹,为全体职工和社会各界树立道德标杆,并在医院内部营造一种团结协作、爱岗敬业的氛围。此外,拓宽沟通渠道可以加强群众和职工对于党建工作的理解与认同,有利于医院管理工作的正常推进。党务工作的沟通渠道拓宽,有利于职工表达意见,有利于部门之间、上下级之间的沟通和交流。这样才能够保证民意的传达,才是医院党务工作所需要的有效沟通。

(二)完善沟通制度,明晰工作职责

想要促进医院党务工作中的沟通管理有效进行,就必须要构建一套系统完善的沟通管理制度,这样才能够为取得最优的沟通效果奠定基础。因此,医院要根据不同部门不同岗位的特点,编制一整套系统完善的沟通管理制度和流程,包括相关的职能与职责的具体详细规定、突发事件的应急预案等等。这样的沟通制度才能够使职工明白自己在沟通管理中的角色和职责。在医院党务工作中,有一套完整系统的沟通制度有利于工作人员明晰自身的沟通职责,有利于相关人员明确该如何沟通和向何人负责。完善的沟通制度,是医院沟通管理顺利实施的有力保障。这样才能够在制度的基础上来对党务办公室的职工进行管理,才能够将沟通管理内化于工作人员心中,进而成为一种职业习惯,推动医院党务工作的发展和进步。

(三)建立激励机制,提供优质服务

激励机制是不可缺少的。对医院职工参与沟通进行激励是能够调动他们参与积极性的有效手段。在医院工作中,沟通的重要性不言而喻。对于现代医院的运行和发展来说,人才、技术、管理、品牌、市场等要素都是无形的资产,但其中最重要的要素就是沟通管理人才。医院其实也是一种知识密集型组织,人才的创新能力十分重要。创新的实现也离不开知识、资源、信息的交流和共享。所以人才的沟通能力关系到整个工作系统中沟通管理的推进。激励机制可以激励党务工作人员学习沟通技能,提升自身沟通能力。这样有助于整个职工队伍沟通能力的提升。人员的沟通能力提升可以促进整个党务工作的沟通效率的提升,有利于医院整体发展。激励机制的构建和完善,不仅可以激发职工自身的学习动力,还有助于医院从职工队伍中选拔出具有出色沟通能力的个人,进而将沟通人才转化为自身的竞争优势,提升医院的服务水平。

(四)提高党务工作者自身职业素质

作为医院党务办公室的工作者,必须时刻注意自身职业素质的提升。医院党务工作者的职业素养、沟通能力等直接影响到医院党建工作效能水平,也会对医院的整体发展产生深刻影响。所以要提升医院党务工作者自身的职业素质。

党务工作者的自身素质包括政治方面、品德方面、知识方面和能力方面。首先,最重要的是提升政治素质。需要开展中国特色社会主义教育,培养他们具有社会主义核心价值观,用这些理论来武装党务工作者的头脑,牢固树立为人民服务的意识。其次,品德素质方面要加强学习和修养,严于律己,公道正派,廉洁奉公,取信于民。还要扎实掌握更新专业理论知识,掌握系统的党建知识和管理知识,在学习中拓展自身视野。最后,能力素质的培养和提升包括管理技能和创新能力。党务工作者要通过自我沟通起步,在自我管理的同时锻炼自身的管理能力,在管理中熟练运用各种沟通技能,将知识应用在实际工作之中。

对医院党建工作的分析*

随着医疗改革的进一步深化和医院进入跨越式发展的轨道，医院党建工作普遍存在与形势发展不相适应、与中心工作相脱节、考核机制不健全、缺乏创新意识等现象。只有积极借鉴现代人力资源管理的方法手段，认真探索其激励机制，才能不断增强党建工作活力，使党建工作落到实处。

一、加强医院党建工作领导班子执政能力建设

所谓党的执政能力，是指针对当前现实存在的问题和矛盾，各级领导班子和领导干部总揽全局，在改革与发展的过程中，带领广大群众和全体党员干部取得成效的能力。医院党委人员的执政能力的高低直接关系到医院发展与改革进程的快慢，因此医院党委领导班子应当抓好马列主义理论学习，把思想理论建设摆在突出位置，充分加强其执政能力的紧迫性和重要性，强化医院管理理论知识的学习，通过制定中心组学习计划，立足终身学习的观念，并且邀请院外专家来院指导，创新学习机制，使其取得成效。明确医院近期和长远的发展定位，提高总揽全局、驾驭市场经济和判断形势的能力。通过依法治院、民主管理，抓好人才队伍建设和学科专业建设。要健全民主生活会制度，并且对自身工作作风、思想作风、工作成效、工作方法以及廉洁自律等方面进行及时的民主监督，发现有问题时及时予以改正。

---

* 李康：河北医科大学第一医院；苏晓茹：河北医科大学第二医院；康秦：河北省衡水卫生学校。
本文曾发表于《社会科学》2017 年第 6 期。

二、发挥好党员的先锋模范作用,为改革和发展提供坚强的组织保障

(一)积极提高党员的政治觉悟与政治敏感性

组织全院党员主动学习党的政策、方针与政治理论,通过组织学习,提高广大党员队伍的政治素质与理论素养。在日常工作中要充分发挥骨干、带头和桥梁作用,着力培养一批政治上成熟、理论上扎实、工作上努力,且识大体、顾大局的党员干部队伍。

(二)要在深化改革中充分发挥党员的先锋模范作用

发展需改革、改革促发展理念要吃透。要理解改革,支持改革,投身改革,要以党员的政治使命引导与帮助身边职工提升认识,提高觉悟,积极投身到医院的发展改革之中,为医院的发展与改革作出贡献,做医院改革与发展的先锋。

(三)要在工作中发挥先锋模范作用

广大党员要争做技术骨干、业务能手、管理能人,要带头完成任务,带头钻研业务,带头克服困难,处处走在医院职工的前列;要以身作则,率先垂范,通过模范带头作用感染与带动周围广大职工做好各项工作,使医院的医疗质量、服务质量、工作作风不断改进,社会美誉度、同行赞誉度、病人信誉度不断提高。

(四)要在遵章守纪中发挥先锋模范作用

党员要带头爱岗敬业,甘于奉献,在工作中做到文明行医、遵纪守法,遵守诊疗常规与临床路径,严格执行医疗核心制度和各项规章制度,在岗位上讲文明,树新风,干一行,爱一行,专一行,树立“爱院、敬业、团队、品牌”的敬业思想,做到一个党员一面旗帜,一个党员带动一片。

三、建立医院党建工作长效机制

党的基层组织是党的全部工作和战斗力的基础,医院党支部要认真抓好党的各项制度在基层的贯彻落实,进一步提高基层党组织的建设水平。

(一)建立党员政治思想学习制度

以党的十九大精神为重点内容,对党员加强政治理论教育,增强“四个意识”,坚定“四个自信”。要建立和完善党员领导干部学习日、党员活动日、领导带头讲党课和作形势报告等制度,定期对党员进行培训,不断提高党员干部的思想素质。

(二)建立党员民主权利保障制度

发展党内民主,保障党员民主权利,是健全党内生活,调动和维护广大党员的

积极性、主动性和创造性，增强党的凝聚力和战斗力的重要途径。要增强基层党组织依法保护党员民主权利的意识，认真落实保障党员权利的各项规定和要求。

（三）建立党员先进性评价制度

要以岗位先进性作为衡量党员的重要标准，激励党员立足岗位履行义务，在本职工作中发挥先锋模范作用的自觉性。把党员先进性的要求加以细化、量化，使每个党员都能认清自己的目标和责任，以保证医院党支部在评议党员时标准明确、内容具体。要激励党员坚持以病人为中心，发扬救死扶伤、治病救人的优良传统，做人民的健康卫士。而增强基层党组织活力的一个重要方面，就是要不断增强党内新鲜血液，做好发展党员工作。要按照“坚持标准、保证质量、改善结构、慎重发展”的方针，及时把实践中确实富有开拓、创新精神，符合党员标准的青年积极分子、技术骨干吸收到党内，壮大党的队伍。

（四）完善和落实党内民主集中制

建立完善党内情况通报制度、情况反映制度、重大决策征求意见制度，逐步推进党务公开，增强党组织工作的透明度。要严格执行集体领导、民主集中、个别酝酿、会议决定的原则。凡是医院重大决策和事项，都必须提交班子集体讨论，发挥集体智慧，实行集体决策。

综上所述，医院党建工作的进行，应在医院基本管理的基础上，发挥党的作用，结合新医疗改革，以及党建工作的基本要求，在与时俱进思想的基础上，实现医院管理组织体系的创新，提升医院服务质量，达到为全民服务的目的。另外，要结合新时代的发展，促进人力资源的管理和任用，促进医院的长久发展。

第三篇 03

实践育人篇

省属重点医学院校以服务医疗、服务基层为办学方向的实践与探索*

——以河北医科大学为例

河北医科大学创建于1894年,是河北省重点骨干大学,2016年成为省部委共建高校。自建校至今,为社会培养、输送了近20万名医药卫生人才,为我国近现代医药卫生事业的发展、维护促进人民健康和应对突发公共事件做出了应有的贡献。河北医科大学综合实力在全国医学类院校中排名第22位(《2017中国大学评价研究报告》艾瑞深中国校友会网),居于地方同类院校前列。

河北医科大学作为一所省属医学高校,担负着医学教育和医疗救治两大民生重任,担负着维护和促进人民健康,应对突发公共卫生事件的社会职责。多年来,河北医科大学始终坚持服务医疗、服务基层的办学方向,发挥教育和医疗两大优势,形成了一些特色做法,取得了一批成果。早在1958年,《光明日报》就曾整版刊文介绍河北医科大学"城乡交替,分科轮回"的医学教育改革的经验。20世纪70年代,河北医科大学曾编辑《医学问答》等四本医药卫生知识手册,发行了900万册。2015年12月19日,《光明日报》在头版头条刊登通讯《擎灯人——河北医科大学30余年支农惠农纪实》,对河北医科大学多年来对口帮扶基层县医院、博士团送医下乡、为基层培养医疗人才工作等进行了深入报道,并在一版刊发了《光明日报》评论员文章《可贵的"擎灯"精神》。长篇通讯和评论员文章充分肯定了河北医科大学师生服务基层的"擎灯"精神,高度赞扬了河北医科大学师生甘于奉献的高尚情操、扶危济困的为民情怀和服务基层的责任担当。总结回顾河北医科

---

* 李晓玲、马梦瑶、刘学民、岳云鹏:河北医科大学党委宣传部。基金项目:河北省高等学校人文社会科学研究项目"医学院校服务基层实践育人机制研究"(SD171069)。

大学数十年来服务基层的工作历程，主要可以从以下五个方面进行实践和探索。

一、利用自身资源，为基层培养大批医药卫生人才

针对基层卫生人员存在“学历低、技术职称低、专业素质低”的三低问题，大力开展成人高等学历教育及各类专项培训。近十年来，河北医科大学共为河北省基层医疗单位培养专科以上学历人员5万人，近三年来还承担了“河北省基层卫生人员成人大专学历教育”“石家庄市社区卫生人员服务能力建设”等项目，培训基层学员1万多人。承建了“河北省全科医学师资培训中心”，并在省内建立了61个基层培训基地，培训学员3100名。近年，我校5所直属教学医院共接收基层进修医护人员2200多名，不仅全部免除进修费用，部分医院还为基层进修人员发放了生活补贴。

2016年，河北医科大学乡村医师学院成立，并将乡村医生培训工作列入了学校“十三五”总体规划。同年8月，河北医科大学乡村医生培训班开班典礼暨乡村医生培训基地揭牌仪式在第三医院东院隆重举行。自乡村医师学院成立以来，河北医科大学在内丘、易县、阜平等地举办9期乡村医生培训班，共培训乡村医生近2000人次。为深入研究如何构建科学合理的乡村医师培训体系，学校成立了课题组，申报了以“健康中国视野下乡村医师现状审视和培训体系的构建实施”为课题的河北省教育厅人文社会科学研究重大课题攻关项目，同时，不断完善培训课程体系建设和教材建设，编写了《乡村医生培训班课程讲义》。此外，乡村医师学院正在进行乡村医师培训课程开发、教学资源库建设与网络平台建设等工作。

二、将服务基层贯穿在人才培养过程中，使学生在基层社会实践中增长才干，服务群众

河北医科大学积极引导青年教师和大学生开展寒暑假社会实践和青年志愿者活动，抓好大学生社会实践，深化培养学生服务基层理念，积极引导学生开展社会实践和青年志愿者活动，将服务基层贯穿在人才培养过程中，使学生在实践中夯实知识、增长才干、塑造品格。自20世纪90年代以来，共组建了1260多支服务团队，在全省范围建立了百余个社会实践基地，为基层群众提供医疗保健服务，开展卫生知识科普宣传，进行乡医培训，开展基层医疗卫生状况调查。坚持服务基层近30年，服务群众14万人，打造出了“博士服务团”这样的品牌团队，创新高层次人才培养模式，将“送医下乡”社会实践纳入研究生必修课。对此，国家及省市

级媒体多次报道，河北省委领导专门批示，学校也因此被评为国家级社会实践先进单位、河北省青年志愿服务20周年最具影响力十大集体等，取得了良好的社会声誉。

2017年，河北医科大学建立了“博士服务团”人才库，服务的科学性、便利性有了很大提升。人才库中可以显示博士的年龄、从事专业、工作经历、工作年限、联系方式等信息，博士团人才库作为每年社会实践活动博士团备选人选，成员身份具有长期有效性，博士毕业走上工作岗位，其志愿者身份长期存在，有利于将志愿服务精神从校园延伸到社会。博士团还依托研究生学院建立了交流平台，通过这个平台，学院根据实践活动博士专业分配若干端口，活动中将端口信息交给当地负责人，分配给当地医务人员，方便进一步联系、沟通和交流。

三、积极开展城乡医院对口医疗支援，切实帮助基层医院提升服务能力和技术水平

河北医科大学五所直属教学医院充分发挥公立大医院的公益性，对口支援、帮扶服务的县医院、乡镇卫生院达近百所。通过走下去帮教、请上来培养、全天候指导、互动式交流、协作式平台等五条途径，对基层医院技术、项目、设备、管理等方面全方位帮扶，先后被授予国家、省级“扶贫先进单位”“三下乡先进集体”等称号。

2017年4月，河北医科大学第二医院全面系统帮扶阜平县卫生系统，在县委、县政府密切配合下，与阜平县医院签订托管协议。第二医院派驻优秀管理团队、医疗团队，入驻阜平医院，制定医院发展规划，加强医院人才培养，推动医院信息化建设，倾力支持医院发展。目前，阜平县医院救治能力已大大提升，完成了多项“该院首例”。

第四医院从1983年就开始对石家庄市赞皇县医院进行帮扶，并创建了“驻点帮扶”与“定期帮扶”相结合的帮扶形式，历经30多年来的人员、技术、设备和管理等方面的全方位帮扶，使一个落后的县医院成为了科室齐全、服务规范的二级甲等医院。2009年7月，卫生部召开全国城乡医院对口支援工作现场会，推广了四院帮扶赞皇县医院的典型经验。2016年，由第四医院单保恩院长率领的肿瘤防治团队荣获了“李保国式科技服务团队”光荣称号。

四、瞄准群众急需，加强科技攻关

河北医科大学针对基层医疗卫生资源薄弱状况和常见疾病，组织力量，建立平台，为基层群众排忧解难、解除疾苦，同时也促进了自身的科技进步。

第一医院连续13年实施先心病儿童救助工程，先心病爱心普查车行程28万公里，深入河北省156个县以及新疆巴州等地进行普查，免费为20万多名儿童进行了心脏健康检查。2017年，该院救治的第10000例先心病患儿康复出院。第一医院还牵头成立了河北省精神卫生暨京津冀精神卫生专科联盟，首批联盟单位由北京大学第六医院、天津安定医院以及河北省13家医院组成，构建了京津冀精神卫生专业“联合体”，为全省人民的精神健康提供了可靠保障。第一医院心内科王震教授所带团队还荣获了“李保国式科技服务团队”称号。

河北医科大学第二医院利用信息技术手段，在河北省率先建设了远程医疗会诊中心，目前已有44家县医院联网接入，与大医院的优质医疗资源、教育资源实现了共享，改变了传统的送医送药“输血式”帮扶基层方式，使基层医疗机构增强了“造血”功能，基层群众解除了长途就医之苦，同时也为医院丰富了病案数据，锻炼了专业队伍。

第三医院针对老年人骨性关节炎问题，加强科技攻关，张英泽教授团队所建立的膝关节不均匀沉降理论，2017年被列为全国十大骨科新理论榜首，同时成立保膝学术联盟，创新手术方法，精准解决老年人骨性关节炎问题，继续开展“关爱老年人、关注膝关节——千人膝关节复康行动”，极大地减轻了患者和社会的医疗负担，在国内外取得良好反响，使上万患者受益，被参考消息网报道。第三医院还与石家庄交通广播电视台联合构建了应急救援机制，医院、媒体、交警联动，为患者开辟生命通道，医院及时组织相关科室做好抢救准备，为抢救患者生命赢得了更多宝贵时间。截至目前，通过该机制已成功救治了170余名急危重症患者。

第四医院远程会诊中心在前期已有专线网络的基础上，于2016年3月增开了互联网会诊服务，使会诊服务覆盖的省内医院由40家增至70多家。医院又将远程会诊系统与院内视频系统相连接，本院与协作医院的科室医生，在本科室内部即可实施远程会诊，使医学交流更加便捷，真正实现了点对点无缝连接。

口腔医院自2005年实施“微笑列车唇腭裂修复慈善项目”起，截止到2017年，共为近750名唇腭裂患儿进行了免费矫治手术，获得了满意的效果，得到了广大患者的好评。除“微笑列车”项目资助资金外，口腔医院共为接受治疗的唇腭裂患者免除治疗费用200余万元。

五、大力开展医疗惠民等服务基层活动

河北医科大学依托专业优势，积极开展社会服务，大力实施医疗惠民工程，通过义诊、“三下乡”服务、普查、赠送药品、实行贫困患者“一免三减”等途径扶危济困，切实关爱基层群众。学校充分发挥附属医院的资源优势，探索三甲医院与基层医疗机构的服务对接，构建医疗联合体，推进分级诊疗，逐步建立以高水平大型医疗机构为核心的区域性健康维护网络，搭建集卫生、防疫、预防保健、基本医疗、特需医疗、远程医疗为一体的综合医疗卫生服务体系，扩大优势资源的辐射范围，快速提升基层医疗人才队伍水平，带动了区域整体医疗卫生技术、服务水平、服务效率的不断提高。

2015年底，刘延东、栗战书等中央领导和赵克志、张庆伟、赵勇等省委领导先后对我校服务基层医疗卫生事业的事迹做出了批示，《光明日报》《中国教育报》《河北日报》及河北电视台等多家媒体进行了连续报道。河北医科大学高度重视，出台了《关于进一步加强服务基层医疗卫生工作的意见》，切实加强对服务基层工作的组织领导和统筹协调。

河北医科大学将积极拓宽高等医学院校职能，延伸人才培养途径，以培养服务基层卫生人才为着力点，着力打造服务基层医疗的办学特色，把提升基层医疗水平、改善农民健康状况当作义不容辞的责任，顺应全民健康、助力全面小康的时代要求，规范和提升服务社会工作能力，扎实有效扩大医卫普惠服务，积极推动区域医疗卫生事业发展，切实摸索实践出可借鉴、可持续开展的服务基层医疗模式，为构建“健康河北”做出应有贡献。

专业认知教育引导在家校沟通中的有效性调查*

——河北医科大学辅导员“大家访”活动精品案例

一、基本做法

世界上没有完全相同的两片树叶，学生必然存在差异，每个个体都有自身特点，我们教育者的责任就是要帮助学生发现自己的特点。家访中，必然会遇到不同类型的学生和不同文化程度的家长。面对不同的学生和家长，我们教师一定要事先想好沟通方式，给不同学生提供不同的教育方式。针对不同学生在性格、能力、智力上的差异，采取不同的措施、教育方式。家访是促进教育发展的一种很有效的方法。教师、家长、学生三者共处一室，促膝谈心，拉近了彼此的距离。每个班级都有形形色色的学生，不同的学生有不同的特点，不同的学生有不同的天赋，家访一定不能“眉毛胡子一把抓”，要学会因人而异。

本次家访，我将工作分为了三个部分：一是对家庭经济困难学生和特殊群体学生进行实地走访；二是对其他普通同学进行电话访问，和家长沟通学生在校情况；三是向2016级医学检验技术专业和康复治疗学专业的学生家长发放并回收分析《专业认知引导教育在家校沟通中的有效性调查》问卷。

（一）对特殊群体学生进行实地走访

我班某同学，平时爱玩爱闹，总是专注于社团活动而忽视专业课学习。本次家访，我们与家长交流了一些家庭教育理念，我希望家长能够给予学生正确的思想引导。家访后，家长也能认识到自己平时教育的不足之处，积极配合老师的工作。学生的学习积极性明显提高，学习态度逐渐认真起来。

家访不是向家长告状，也不是让学生难堪，而是要与家长、学生在家庭的这个

---

* 李小倩：河北医科大学医学技术学院。

特殊环境中真心交流和沟通。家访工作常报喜,可以为学困生的转化创造良好的环境。美国心理学家查丝雷尔说:“称赞对鼓励人类灵魂而言,就像阳光一样,没有它就无法成长开花。”家访的目的是关心、爱护、转化、教育学生,而不是因教师管教不了学生才去向家长告状,因为这无异于给家长送去一根“棍子”,不但解决不了任何问题,学生还会因此迁怒于教师,从而给下一步的工作制造障碍。

(二)电话、网络家访重在日常沟通

高校班级的日常管理和沟通,不是在辅导员“大家访”开始以后,而是在新生一进校就开始了。组建家长群,利用微信和 QQ 等现代通讯交流手段,其实会比电话访谈更为有效。在班级建设过程中,每逢班级活动或者专业建设的重大节点,有意识地在现代网络工具上和家长交流,实际效果要远超某一时段集中沟通。同时,我们还可以把大家访的集中电话或者网络交流作为学期总结性交流,相信家长会有更好的接纳性。

(三)专业认知在家校沟通中的有效性调查

大家访活动重在谈话沟通,不便于采集信息做综合性分析。立足问卷星等先进网络调查方法,可以很准确的搜集和分析到每一位家长在专业方面需要帮助和了解的内容。康复治疗学是河北医科大学新增专业,学制四年,授予理学学位,现有三个在校班级,无毕业生。医学检验技术虽然专业设置历史较早,也有相应的专业成果和导师大家,但是家长并没有深入的认知,网络问卷的形式能够直接高效地了解到家长、学生的认知情况。

二、家访成果

通过回收采集的 107 份问卷,针对其中一些问题进行分析得出:

问题一:家长职业与孩子就读此专业的最大决定因素有什么关系?

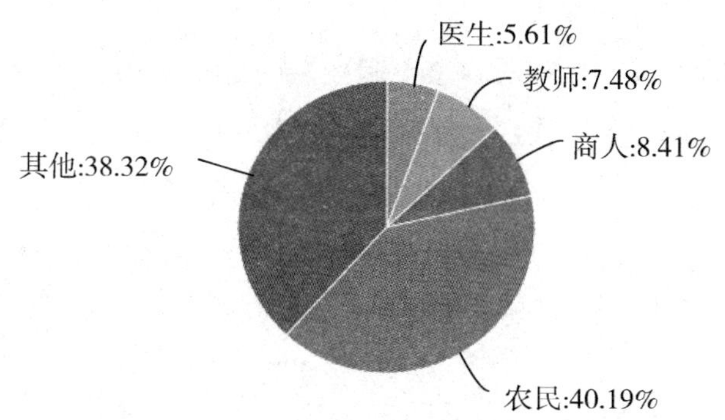

调查结果显示，在 107 位学生家长中，仅有 5. 61% 的职业为医生，对专业十分了解的仅占到 0. 93%，大部分家长朋友让孩子就读此专业的最大决定因素是分数限制和服从调剂，由此可见，家长对孩子们的专业了解程度较低，更谈不上与学校配合对孩子进行家校联合教育。

问题二：A. 您最想让孩子学习哪个专业？

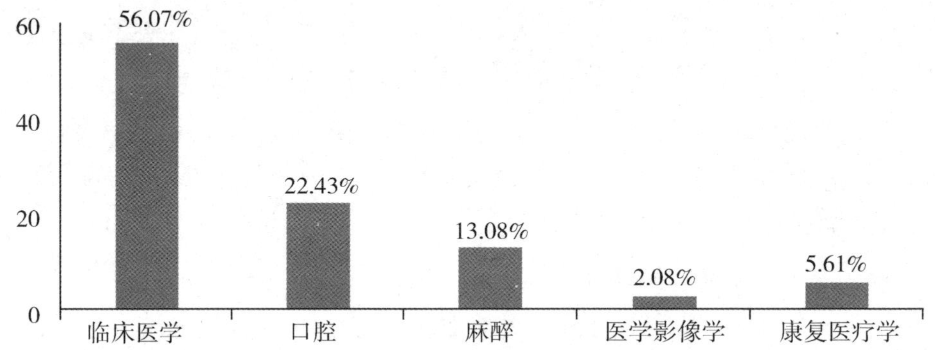

B. 是否考虑过转业？

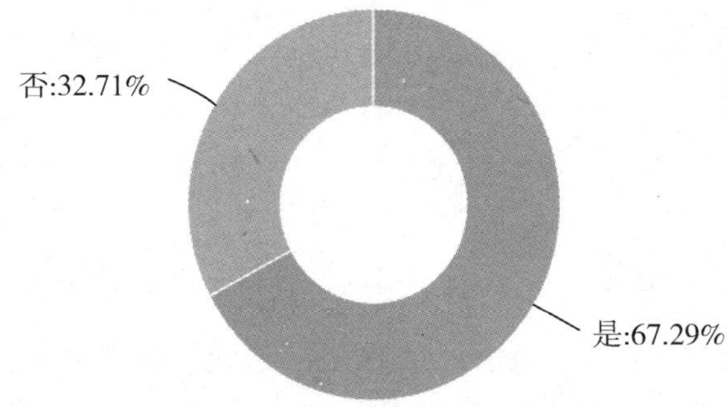

通过对几个题目的分析可知，家长们更多的是希望孩子选择临床医学专业，或者是口腔医学和麻醉学，并且大部分家长和学生都有过转专业的想法。

问题三：孩子上大学之前，您是否对河北医科大学康复治疗学、医学检验技术专业进行过判断与了解？

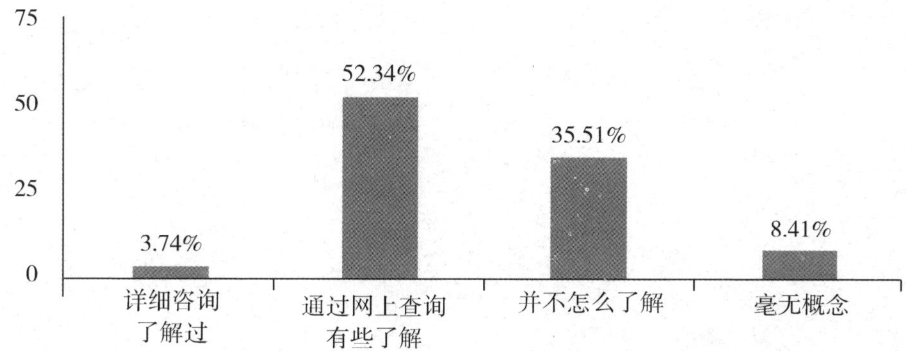

入学前后，学生家长对于学生就读专业的认知在一定程度上发生了不小的改变，从将近一半的家长对于医学检验技术或康复治疗学专业的不熟悉、不了解，到目前仅有 7.48% 的家长还不太了解我们这两个专业，家长对专业的深入认识，有助于我们在家校沟通中更好的展开交流，对我们今后的工作也有很大帮助。

问题四：入学以来，辅导员从哪几个方面帮助您对专业进行了更深的了解？

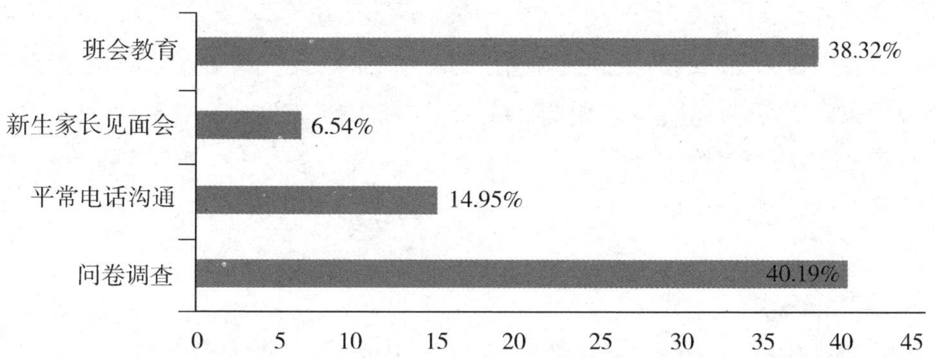

作为辅导员，在帮助学生及家长加深专业认知上，我发现通过进行班会教育和针对性问卷调查这两种方式，是相较于其他方式更行之有效的，这一发现对我们辅导员今后的工作非常有意义。我们可以更多地通过这样的方式，使学生们对自己就读的专业有更深的认识，并增强家长和学生的专业认知度，从而为学生未来的就业和深造打下坚实的基础。

问题五：您认为您对孩子就读专业的了解程度对于家校沟通有什么样的影响？

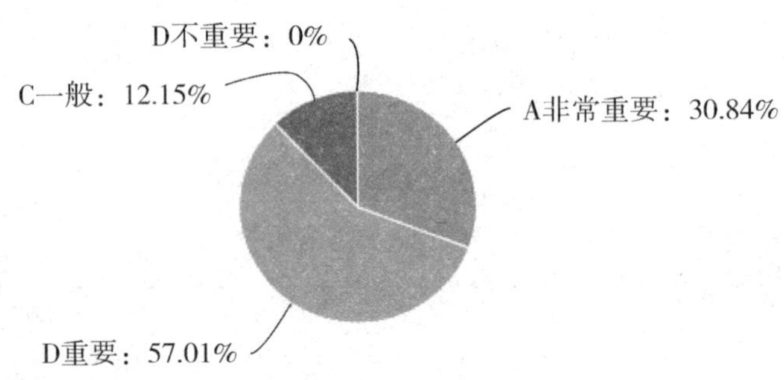

我们可以从饼状图中很清晰地看到，绝大多数的家长认为对孩子就读专业的了解可以更好地促进家校沟通，结合上一问题中的极少部分家长不了解孩子就读专业，我们在今后的工作开展中可以适当向家长更多地普及孩子的专业常识，以协助家长更多地去了解我们的专业。

问题六：您认为辅导员在学生管理中对专业认知度的教育引导还有哪些需要改进的地方？

家长们对于此问题的回答，基本有两点：一是希望辅导员能够给学生提供更多就业方面的实时信息；二是希望辅导员能够在考研方面加以详细的解说，例如考研院校，考研内容等。由此可见家长及学生对就业考研还存在较大的困惑，在今后的工作中，我们可以在这方面为学生们提供更多的指引和帮助。

三、经验总结

我们通过家访，积极去寻找每一名学生的闪光点，感化家长，教育学生，给予学生自信，希望和热情。我们需要逐步推进家访工作制度化、经常化，并形成长效机制，防止走形式、走过场和“一阵风”，从而使更多的学生在家访活动中受益。在与家长的交流中，我看到了学生刻苦学习、努力上进，看到了家长对学校对教师的要求和期待，并深深感受到了自己作为一名教师所肩负的责任。

在专业认知针对性的问卷调查中，绝大多数的家长认为家长本人对孩子就读专业的了解深入可以更好地促进家校沟通。更多的就业方面的现状分析可以有利于学生专业自信的强化。考研方面的详细解说，例如考研院校，考研内容等，可以给予学生专业的引导教育，有助于学生有良好的职业生涯规划。

这就提醒我们：首先，新生入校时新生家长见面会需要进行专业介绍及考研就业概略普及。新生第一次班会需要建立其专业自信心，而必要的网络平台组建有助于长期高效的沟通。其次,家校沟通应是全方位、立体化的,大家访不在一时一地,而应随时随地。最后,通过专业认知引导教育,有利于家长参与度的提高,也可以从侧面增强学生在校的管理教育效果。“如果说每一名学生都是一座宝藏的话,辅导员就是这个挖掘宝藏的人。”希望你我都能成为一个合格的“矿工”。

基于精准扶贫视角下的服务基层医疗救助活动探索*

——以河北医科大学第一医院救助先心病患儿爱心活动为例

2015年1月，习近平总书记又提出扶贫开发“贵在精准，重在精准，成败之举在于精准”。多年来，河北医科大学第一医院作为一所公立医院，从群众最关心、与群众切身利益最密切的问题入手，主动承担社会责任，将爱心洒向弱势群体，把做公益活动当成工作的目标，设身处地为患者着想，时时处处以患者的利益为重，急患者之所急，想患者之所想，做患者之所盼，率先在全省开展了先心病爱心救助公益活动，真正做到了解民忧、惠民生、谋发展。

一、确定精准救助扶贫目标，提高服务基层扶贫针对性

将基层医疗扶贫建立在“精准”原则之上，就要明确如何有效地利用大医院的资源优势帮扶贫困群众，精准的内容是什么，目标选择定位又是什么。这是医院实施精准扶贫首先要考虑的问题。据了解，先天性心脏病（简称先心病）是一种严重威胁儿童生命健康的心脏先天发育畸形疾病，发病率为6‰—8‰。河北省每年出生的70多万新生儿中，先心病患儿以每年5000多人的速度递增，但约有1/3的患儿因家庭贫困等原因得不到及时救治而最终导致死亡。在医学界有个共识，先心病“几岁可根治，十几岁变难治，到几十岁则变成不治”，所以说救治是否及时往往是先心病根治手术成败的关键所在。

针对河北省大量先心病患儿因家庭贫困而看不起病贻误病情的现实，为了拯救这部分贫困危难的先心病儿童，河北医科大学第一医院确定了救助扶贫目

* 印素萍：河北医科大学第一医院。

标——贫困先心病患儿，凡是在河北省行政区域范围内长期居住的未满18周岁的少年儿童，持乡级以上政府出具的家庭困难证明，携带县级以上医院的疾病诊断证明和病历资料即可到河北医科大学第一医院报名享受救助。2004年8月23日，医院与长期从事少年儿童救助工作的河北省妇联、河北省少儿基金会率先共同启动了“河北省救助贫困危难儿童爱心工程非手术治疗先心病公益行动”，同时“河北省救助贫困危难儿童爱心工程先心病非手术治疗实施基地”也落户河北医科大学第一医院，从而拉开了实施先心病儿童救助爱心工程的序幕。

二、制定精准帮扶措施，为扎实开展先心病儿童救助提供保障

救助扶贫工程能否顺利实施，还受规划、组织、设备、人力等多方面因素的影响和制约。为把先心病爱心救助活动做实做好做出成效，救助先心病患儿扶贫工程启动伊始，医院就高度重视，并周密组织，精心安排，采取了一系列措施，为先心病儿童救助活动提供了技术支持和保障

（一）完善基础设施

为了进一步加大救治先心病儿童的力度，医院斥资近1000万元新建了1500平方米的心外科病区，配备先心病专用手术室、重症监护室，改建心内科病房，购进先心病专用设备30余台套，新建进行先心病介入治疗的第二导管室，为先心病爱心救治工程提供了基础保障。

（二）成立先心病爱心救治团队

医院专门成立了以主管医疗的副院长为组长的先心病治疗工作领导小组，引进了国内著名的心外科专家教授，组成了由心内科、心外科、心脏超声科、导管室、麻醉手术科、儿科等科室专家参加的治疗中心，成立了先心病爱心救治团队，设立了先心病爱心救助活动办公室，具体负责组织、安排、协调和实施工作。目前河北医大一院先心病诊疗中心有主任医师9名，副主任医师3名，博士生导师1名，硕士生导师6名，博士6名，硕士17名，全中心的医护人员共有155名。

（三）启动先心病爱心普查车

为了解决偏远农村贫困先心病患儿到省城就医的不便，2005年4月10日，河北医科大学第一医院又与省妇联共同启动了“先心病爱心普查车”，把爱心向边远贫困山区延伸，把先心病爱心救助活动做到了老百姓家门口，把温暖传递到了老百姓的心坎上。当日，首发车开进到行唐县，为近百名儿童进行了检查，共查出先心病患儿29人。在至今的12年时间里，工作人员协同心脏病专家团队成员带着

彩超机下乡免费普查先心病儿童，已累计行程28万多公里，先后跑遍了河北省的156个县（市、区），累计为全省近20万名儿童进行了心脏健康检查，共筛查出15400多名先心病儿童，发放先心病宣传材料22万多份，仅心脏超声一项便为这些贫困地区的儿童减免费用4718万元。此外医院还参加了“共铸中国心2010年内蒙古行动”，在内蒙古自治区的部分市和县乡进行巡回查诊，并先后到山西的六个县市做先心病普查。2016年7月，医院爱心专家团队一行6人远赴新疆巴州地区开展了为期9天的先心病爱心普查，使先心病爱心工程跨出河北，拓展到了边远贫困地区。

三、建立长效机制，把救助先心病儿童爱心活动关口前移

为了使贫困地区的先心病患儿实现早发现、早诊断、早救治，减少先心病的发病率，阻断贫困家庭反复看病的麻烦，方便患儿就医，使更多的农村贫困患儿能够得到更加及时的救助，医院还尝试将流动的先心病普查变为固定，将救治先心病的服务窗口前移。

（一）设立先心病爱心普查站

2012年，与省妇联携手当地妇联，在全省范围内开始设立先心病爱心普查站。至今，已在承德、张家口、唐山、邢台、衡水、沧州、保定、秦皇岛、邯郸、石家庄等地设立了22个“先心病爱心普查站”，以开展先心病防治知识的宣传和普及。这一爱心尝试得到了省妇联、省卫计委、中国社工协会、省慈善总会等有关部门的大力支持。

（二）建立儿童先心病救助治疗定点医院

2014年，医院又积极尝试在元氏县医院、藁城县医院、赞皇县医院、曲周县医院、鸡泽县医院等地设立了10个“儿童先心病救助治疗定点医院”，凡在定点医院出生的婴儿和就诊的儿童如发现患有先心病，都可以到河北医科大学第一医院进行救助治疗，每年有20名贫困儿童可以享受全免费治疗。这项尝试和创新，无疑会造福“定点医院”所在县的无数农村先心病患儿家庭。

四、开通公益救助邮箱和热线电话，架起医患沟通“连心桥”

河北医大一院救助先心病的活动经各媒体报道后，引起了社会广泛专注，除邢台、保定、衡水等周边先心病儿童外，不断有河北省偏远地区和外省患儿向河北医科大学第一医院求助，因路途遥远，一些家庭贫困的患者到医院就诊存在困难，

电话和传真又常常不能清楚全面地传递病情。为此，河北医大一院还专门设立了公益救助邮箱：xxbjzbgs@163.com，这样，可及时通过网络接收求助信息，对患儿的各项检查诊断结果由医院心脏内外科的专家共同会诊，并制定出科学全面的救治方案，及时回复给患儿家庭。此外，医院还开通先心病救助热线电话：0311—85917120、85917197，24 小时向患者开通，从而大大缩短先心病患儿及家属求助和就医的时间，减少家庭的经济负担。

五、精准救助贫困先心病儿童取得的社会效应

自 2004 年河北医大一院开展先心病爱心救助以来，不断得到社会各界认可和关注，省妇联、省慈善总会、省总工会先后与河北医大一院联合开展先心病救助工作，省妇联裴世馨主席还多次专程到河北医大一院了解普查情况看望先心病患儿。医院在下县乡普查先心病患儿的过程中，也得到了当地妇联的帮助和支持。

2013 年，神华基金会和爱佑慈善基金会又先后将河北医大一院设立为定点医院，开始资助在医院救治的贫困先心病患儿。这样，每年都有一些贫困的患儿可以得到基金会的资助。加上新农合报销部分，大约有 40%—50% 的贫困先心病患儿可以得到全免费救助，大大减轻了农村贫困患者的家庭负担，也使得以前没钱治，靠等、靠攒够钱医治而失去手术机会的先心病患儿得到了及时有效的治疗。

另外，社会一些爱心人士不断关注着这一特殊群体。他们同河北医大一院合作，尽己所能，帮助救治了近百名社会关注的特殊贫困先心病患儿。“中国希望工程发起人”车志忠，“希望将军”赵渭忠，付笛生、任静以及一些不肯吐露名字和地址的爱心人士都曾到河北医大一院看望或通过网上汇款，给予先心病患儿不同程度的关爱……

河北医大一院就是这样，通过科学的管理，严密的组织，精湛的医术，强大的团队及人性化的服务，开辟出了一条救助先心病患儿生命的“绿色通道”。在 12 年的时间里，使全省 10000 名先心病儿童获得了救治，使 10000 个家庭重新获得了幸福。另外，医院还为新疆维族两岁先心病女童实施了先心病根治术，为西藏 8 名先心病患儿实施跨省救助，为吉尔吉斯斯坦 4 名先心病患儿实施跨国救助，使先心病爱心救助活动跨出国门，走向了世界。

医院救助先心病患儿的善举在社会上引起了强烈反响，《人民日报》、《健康报》、《中国医药报》、《光明日报》、《科技日报》中国网、新华网、中新网、河北名医网、燕赵都市网、河北新闻网、长城网、《河北日报》、《河北卫生杂志》、河北电视

台、河北电台、《河北经济日报》、《河北农民报》、《家庭百科报》、《现代护理报》、《河北科技报》、《河北工人报》、《河北青年报》、《燕赵都市报》、《燕赵晚报》、《石家庄日报》、《燕赵老年报》等国家级、省市级几十家媒体曾多次专题报道医院的做法，累计报道2000余篇次。医院为先心病患儿所做的贡献也得到了上级领导及有关部门的高度赞誉和充分肯定。该公益救助活动连续多年被列为省委、省政府十项民心工程，医院也因此荣获了省“关爱儿童贡献奖”“河北省儿童慈善奖”“感动河北”唯一群体等荣誉称号。被河北省红十字列为“爱心医院”和“先心病救治定点医院”，被中国医学基金会授予“爱心病房”单位，被中国社会工作部列为河北省“爱心助医行动”定点医院，被国家卫生部列为河北省先心病介入诊疗培训基地。医院也因“立足公益事业，勇担社会责任”而获得“改革创新医院”“三下乡”活动先进集体等光荣称号。

医疗扶贫过程中的人文教育实践研究*

——以河北医科大学第四医院33年对口支援赞皇县医院为例研究

公益性是影响公立医院在我国医疗体系中的主导地位及其在医改中发挥重要作用的关键。① 赞皇县为国家级贫困县，1983年，河北医大四院在赞皇县胃癌普查时，发现当地百姓生活十分困难，缺医少药问题比较突出，便主动与赞皇县医院建立起了帮扶关系并持续至今。2009年，原国家卫生部向全国推广了该院帮扶赞皇县医院的经验，分析了解整个帮扶过程。这项工作之所以能够持续深入推进，取得显著的成效，与帮扶过程中双方注重人文教育有着很大的关系。

一、医疗扶贫概况

赞皇县地处半山区，经济薄弱，缺医少药现象严重。县医院医疗设施落后，专业技术人员匮乏，没有交接班、查房等基本医疗制度，没有什么像样的设备，病床是用凳子和木板搭的，手术台是用水泥抹的，而且墙皮脱落，垃圾成堆，蚊蝇肆虐。针对这种状况，该院分两个阶段、五种模式，对赞皇县医院进行了持续帮扶。

两个帮扶阶段是指：第一，“驻点帮扶”阶段。1983年到1985年，该院选派经验丰富的专业技术人员组成帮扶队伍，每批15人左右，进驻该院，长期蹲点，每半年轮换一次。医疗队员们从基础抓起，与当地医务人员一起，带头打扫环境卫生，清垃圾，灭蚊蝇，调整科室布局，并帮助建章立制，完善医疗制度，建立病历档案，规范医疗行为。帮助健全科室，协助建起了胸外科、泌尿外科、胃镜室等11个专

---

* 李雪松：河北医科大学第四医院。

① 黄利鸣，黄洋．基于公益性的我国公立医院运行机制分析[J]．中国医院管理，2010(5)：1－3.

业科室,整改了检验科、手术室、制剂室,逐渐使赞皇县医院的基础设施趋于完备,工作纳入正轨。第二,"定期帮扶"阶段。从1986年开始,该院根据县医院的实际需要,由"驻点帮扶"改为"定期帮扶",把每月农历二十六赞皇县大集作为固定"下点日"。到了这一天,该院组织10人左右的专家医疗队,赴赞皇县医院坐诊、查房、手术、讲座。

五种帮扶模式:一是"走下去"帮教。选派高年资专家和技术骨干,对赞皇县医院进行全面扶持,通过看门诊、查房、做手术、讨论疑难病例、举办培训班等,现场进行传、帮、带。二是"请上来"培养。把赞皇县医院的医、护、技人员请到该院免费进修学习。三是"全天候"指导。赞皇县医院一有解决不了的疑难病人,只要打个电话,该院专家们就会毫不迟疑前去相助。四是"物质上"援助。无偿赠送救护车及纤维胃镜、CT机、X光机、手术器械等医疗设备。五是"互动式"交流。随着帮扶的深入,两家医院在院级领导间、科主任、护士长层面均实现了直接对话,建立了经常性的经验交流。

在帮扶过程中涌现出一批常年带头下乡的老专家。如该院内镜室丛庆文教授,从45岁开始就坚持下乡,1994年、1995年曾做过两次颈椎手术,右侧上下肢活动不便且大便困难,仍拖着病躯坚持下乡,直到70岁不能下楼了,才停止了下乡的脚步。内科赵继贤教授,下乡义诊上百次,被人们誉为"下乡专业户",尽管现在已经73岁高龄了,2002年还做过肾癌切除手术,仍在坚持下乡。外科高兴茂大夫蹲点时,经常到农民家里看病,救治过许多危重病人,1995年他因突发心脏病去世,消息传到赞皇,上百名老乡自发赶来,热泪洗面,为老高"送行"。还有为贫困患者捐款的林元珠教授,劳累晕倒在赞皇的孙志学教授,爱人劝不回来的孙鸿恩教授,回民专家李春仲教授等等,都成为了医学人文教育很好的典型。

二、医疗扶贫过程中的人文教育成效

在三十多年帮扶过程中,支援双方互惠共赢,携手共进,①无论是帮扶双方还是患者百姓都受了益,尤其是在人文教育领域,这也是在面对市场经济和社会大环境冲击下,该项工作依然能够坚持下来并取得显著成效的重要因素。

对于支援机构来讲,医疗扶贫无疑是锤炼高尚职业道德的良好"实践课堂"。

---

① 白剑峰.城乡医院结"良缘"——河北医科大学第四医院对口支援赞皇县医院纪实[N].人民日报,2009-07-31.

在帮扶过程中，农村的贫困和农民的淳朴激励着医疗队员能够更好地为群众服务，而且这种教育比那些书本教育和开会照本宣科的空洞说教都要深刻得多、直接得多；尤其是许多年轻医师，在亲眼目睹了老区百姓连拿药的十几块钱，都是一张张毛票凑起来时，都产生了很大触动，这使他们在以后的临床工作中会自觉地为百姓着想，热情主动为患者服好务。虽然该院下乡职工没有任何形式的奖励或补助，但农村的贫穷、农民的热情、群众的需要化作了他们坚持医疗下乡的决心和动力，从而把下乡当成了自觉的行动，也支撑着医疗扶贫走到了今天。

对于受援单位来讲，上级医院支援医师在帮助基层开展技术、服务患者的同时，通过长时间的言传身教，也带动了当地医务人员思想、技术水平的提高，从而带动受援单位工作作风和职业素养不断提升，为当地培养了一支"永远不走的高素质医疗队"。而且在自身获得发展的基础上，近些年赞皇县医院也学着该院，开始对县里的乡镇卫生院实施支援，同样派出技术骨干到乡镇卫生院蹲点，同样接收基层卫生技术人员免费进修，并作为制度固定下来，将好的技术、好的思想、好的传统进行了传承发扬。

对于百姓患者来讲，随着帮扶工作的持续深入，群众看病就医体验不断提升。不可否认，过去一段时期的医患关系并不融洽，部分地区甚至还爆发了激烈的矛盾，尽管原因很多，但群众把矛头更多地指向了医院，指向了医务工作者，医患纠纷、医患冲突事件由此屡见报端。公立医院理应成为解决"看病难、看病贵"问题的实践者和先行者，成为构建和谐社会、维护社会稳定的中坚力量。① 医疗扶贫方便了群众就医，减轻了患者负担，患者在切身感受到党和政府温暖的同时，也体会到了医生下乡的艰苦；在医生下乡过程中，以往很少到基层工作的专家，特别是一些留洋回来的博士，切身感受到了老百姓的不容易，思想、心灵上的触动，使他们在返回工作岗位后能够更加积极主动地多为百姓着想，从而促进了医德医风的好转和医患关系的不断融洽。

三、医疗扶贫过程中的人文教育实践体会

实施医疗扶贫工作，需要不断加强医学人文教育，医学人文教育的开展是医疗扶贫持续深入推进的重要保障。为确保扶贫成效，帮扶过程中的人文教育必须

① 刘勤社，于勇．回归公益性 开创公立医院发展新局面［J］．中国医院管理，2009（1）：5－7.

做到“三个坚持”。

一是坚持一个“恒”字。这是加强医学人文教育、落实好帮扶工作的关键。实践表明，医疗扶贫是一个很好的人文教育实践载体，加强医学人文教育，要与开展下乡帮扶一样，不能当成权宜之计，不能当成应景之作，更不能蜻蜓点水，而是要当成一项长期任务、系统工程。要有计划、有目标、有措施，形成制度规范，这样才能有利于帮扶工作的长期持续推进。

二是坚持一个“实”字。这是加强医学人文教育、落实好帮扶工作的核心。真实诚信是医学人文教育的一个基本原则，也是该院帮扶过程中始终遵循的信条，只要力所能及，需要什么帮什么，缺少什么给什么。随着国家对基层卫生投入的大幅增加，基层医院更需要技术帮扶、管理帮扶、理念帮扶，只有内涵上去了，才能在基层医院看到省城大医院的“影子”。

三是坚持一个“情”字。这是加强医学人文教育、落实好帮扶工作的保证。作为国家公益性医院，作为党多年培养的医务工作者，必须把对党的恩情和忠诚，转化成为人民服务的强大动力；必须把对社会的责任和义务，转化成为人民服务的实际行动，这也是医疗帮扶过程中人文教育的重要精神内容，也正是对基层群众感情至深，①努力把党和政府的温暖送到千家万户，才谱写了一曲曲爱心奉献的动人赞歌。

---

① 中央党校采访实录编辑室．习近平的七年知青岁月[M]．北京：中共中央党校出版社，2017：18.

学生社会实践中的专业学习和就业创业引导尝试*

——河北医科大学医学技术学院2016级康复治疗专业暑假社会实践“产后康复普及情况”调查及结果分析

女性在生产完毕之后，常常会因为身体过于虚弱而需要一定的恢复和保养，而这种恢复和保养被称之为产后康复。

产后康复包含的主要方面有产后会阴部位的私处细胞活力因子护理以及产后的体形恢复、产后的子宫恢复和产后的心理恢复。随着人们生活水平的提高和对科学健康审美观念的日益重视，产后康复——这个致力于女性健康和美丽的全新行业，如今已在我国悄然兴起。

作为康复治疗专业的辅导员，我深知产后康复也是同学们日后发展的方向之一。为了使同学们更加清楚地了解产后康复的要义及其在石家庄地区的发展情况，特组织2016级康复治疗班利用暑假时间，在石家庄市第四医院，以问卷调查的形式对产后康复进行一次社会调查，现总结报告如下：

一、对象与方法

（一）调查对象

针对石家庄市第四医院妇产科住院及门诊女性病人进行调查，随机抽取发放调查问卷200份，收回189份，其中有效问卷183份。

（二）抽样方法

采用随机数字法从该院所有楼层中抽取六层作为调研点，对抽取出的六层病

* 李小倩：河北医科大学医学技术学院。

房及门诊中的女性病人作为调查样本,随机抽取200人。

(三)调查内容

问卷包括年龄、现居地、月收入及与产后康复相关的若干问题。

其中,与产后康复相关的问题包括是否听说或了解过产后康复、现居地产后康复的普及情况、对于产后康复的看法、希望接受的康复训练及价位、制约产后康复的因素等内容。

(四)统计方法

使用问卷星进行问卷统计。

二、调查结果

(一)基本情况

在183份有效问卷中,25－30岁的女性90人,30－40岁女性58人,20－25岁及40－45岁女性共35人。183人中52.46%人来自中小城市,14.21%来自大城市,33.33%来自城镇和农村。月收入5000以内的女性占大部分,高达135人。

(二)调查结果及分析

问题一:在您的生活圈内,产后康复的普及情况如何?

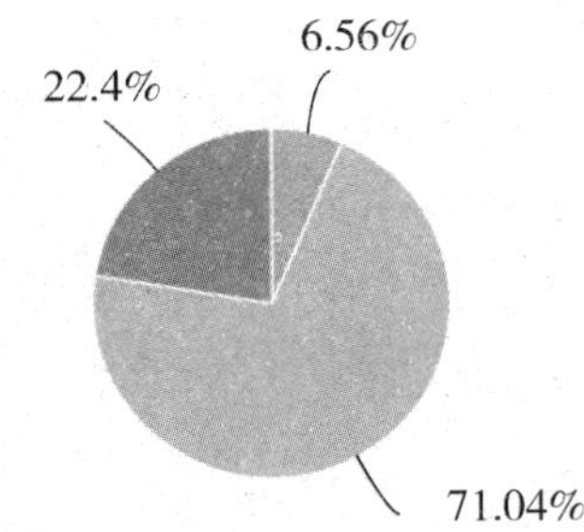

问题二:您认为进行产后康复有必要吗?

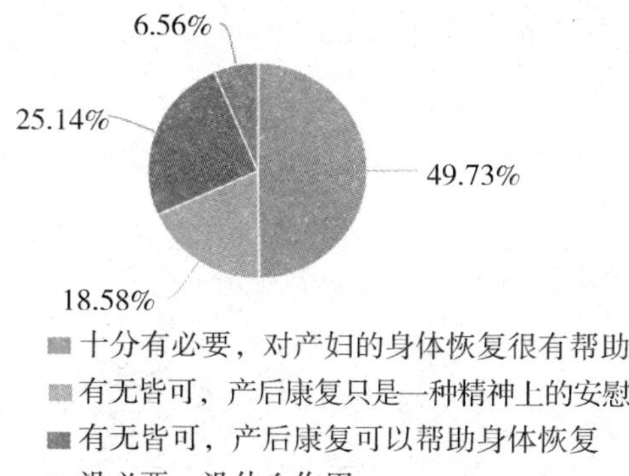

从问题一、问题二中可以看出,大部分妈妈对于产后康复持积极态度,但就目前来看,产后康复在石家庄市的普及情况并不理想。从问题中,我们还可以看出,产后康复事业的未来前景还是十分可观的。

问题三:您最希望做哪些方面的产后康复?

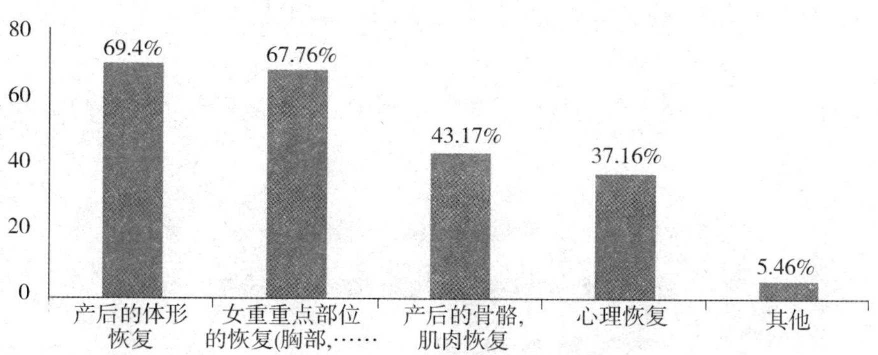

问题四:您在选择产后恢复时,比较看重那些因素??

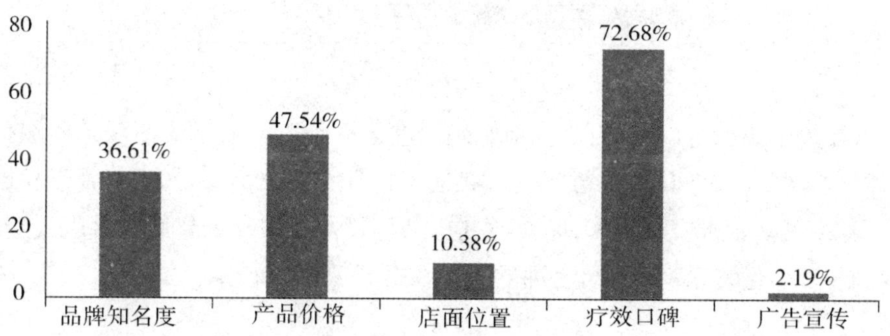

问题五:您更喜欢接受哪种形式的产后康复?

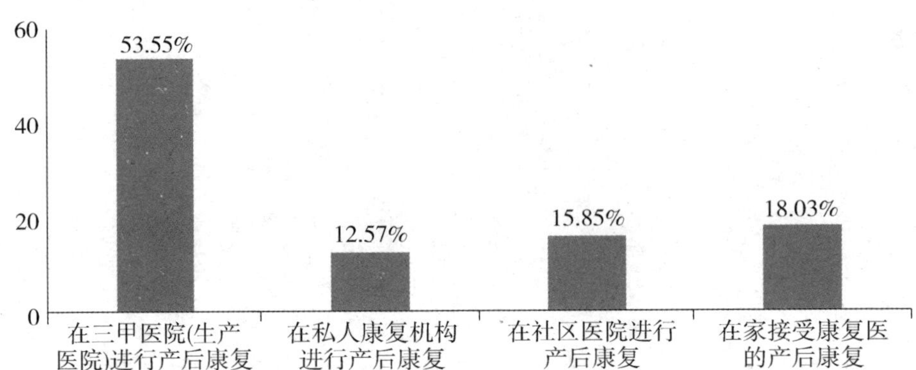

从问题三至五中,我们可以对产妇心理有一定了解:大部分产妇对于口碑疗效的要求及产后康复机构的知名度等要求较高。对于恢复的项目,更加侧重产后体形的恢复及女性重点部位的恢复。根据结果,建议三甲医院完善产后康复体系,增加宣传力度,创建品牌知名度;建议相关康复机构开设形体恢复、重点部位恢复、骨骼肌肉恢复、心理恢复等科室。

问题六:您觉得制约您进行产后康复的因素(对产后康复不满意的地方)是什么?

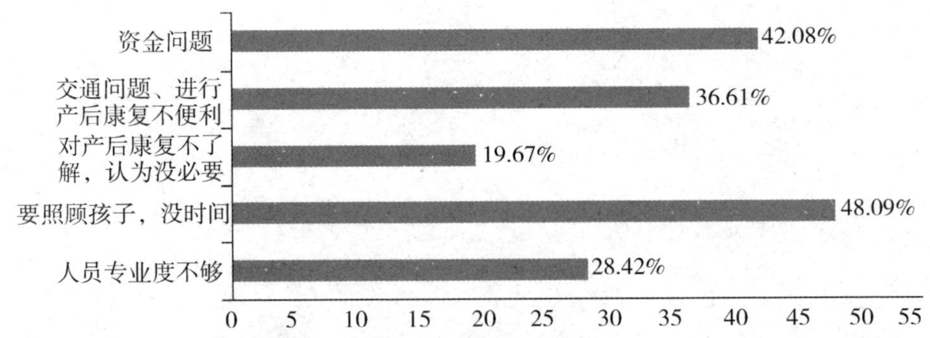

从此表中我们可以看出,制约新妈妈们进行产后康复的首要原因是照顾孩子没时间,其次是资金问题、交通问题。我们可以非常清晰地认识到产后康复市场缺口很大,康复能否服务到家,能否通过技术和人力资本改革降低产后康复费用,是我们专业学生将来就业甚至创业的一个关键所在和突破点。

问题七:如果可以恢复到您满意的体形和体质,您可以接受的完整疗程的产后康复价格是多少?

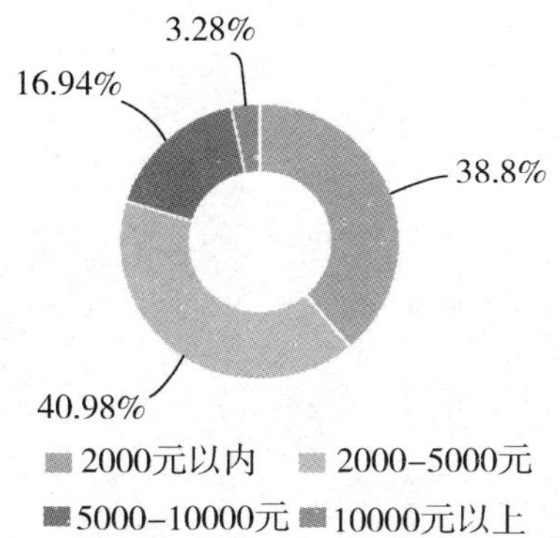

结合问题六、七,我们建议:1. 产后康复机构可以在产后康复区设置儿童区、母婴室等配套设施。2. 建议将价格控制于5000元以内。3. 建议开发移动服务终端,实现妈妈与医院在互联网上的沟通,用手机实现简单的身体的恢复和调节。

三、对于康复学生专业发展及职业生涯规划的建议

康复事业作为未来中国的朝阳产业,毕业生的发展方向及前景十分广阔可观。建议康复学生在选择发展方向时不要拘泥于医院等机构,也可发展私人康复机构、康复中心或从事康复方面的研究等。同时,康复的种类涵盖骨科康复、儿童康复、产后康复等多个学科与领域,建议学生在选择发展方向时综合考虑自身条件,以便做出满意的人生选择;甚至可以考虑创业,给自己一个不一样的人生规划。

第四篇 04

医学人文篇

健康水平平等追求与中国纲常伦理*

——基于中国医疗卫生体制改革进程的思考

中国的医疗卫生体制改革,本质上应该被认为是中国社会对健康水平平等追求的制度设计和实践过程,生命道德原则应当是这种改革的内置要素。三纲五常作为中国传统的核心内容,表面上看是中国传统等级制度社会政治统治的纲领,本质上则蕴含构筑有序社会关系的生命道德原则。把对中国的医疗卫生体制改革进程的考察与中国传统纲常的思想和认识联系起来,并非风马牛不相及的拼凑。当代中国社会任何领域的变革,都不能如同通过建构新的医疗卫生体制而追求社会成员的健康水平平等,这样直接关联于生命原则。发掘中国传统纲常伦理思想的生命道德价值,将其运用于对医改的考察和认识,对把握医改的方向和形成医改的认识、理论、观念和精神基础,都不无意义。

一、健康平等与健康水平平等

美国经济学家安格斯·迪顿(Angus Deaton)在他的《逃离不平等——健康、财富及不平等的起源》(*The Great Escape:Health,Wealth,and The Origins of Inequality*)一书中认为,"健康水平的不平等是财富不平等的映射"。① 这是迪顿研究全球不同国家经济发展状况与整体健康水平关系的结论。尽管他也认为从"财富与健康

---

* 边林:河北医科大学社科部、医教协同与医学教育研究中心。基金项目:国家社会科学基金项目《中国医疗卫生体制改革进程与前景的生命伦理学审视与思考》(13BZX090);河北省教育厅人文社会科学研究重大课题攻关项目《医患矛盾与冲突及处置对策研究》(ZD201426)。

① [美]安格斯·迪顿. 逃离不平等——健康、财富及不平等的起源[M]. 崔传刚,译. 北京:中信出版社,2015:Ⅶ.

关系”的角度研究人类“逃离不平等”这一宏大问题，是一个需要多学科共同参与的综合性课题，任何一个单独学科的研究都无法胜任。但在他看来，因为个人或者家庭的财富与人的健康比起来，健康甚至比财富更重要，所以经济学的视野必须扩展到对人的健康问题的关注，同样研究人的健康问题，应当与经济学研究结合起来。只有深入探究财富与健康的关系，经济学才可能在与生命本体关联的意义上变得更具科学和道德价值。在迪顿看来，一个国家的经济再发达，社会财富拥有和积累再多，也不会自然而然公平、合理地解决好社会成员的健康问题。迪顿关于财富与健康关系的这一观点，与另外一位经济学家阿玛蒂亚森所认为的，一些发展中国家虽然经济发展水平不高，也并非就不能在一定程度上解决社会成员健康的基本保障问题的观点，能够构成一个更完整的关于社会财富与健康关系的认识。迪顿在书中列举了大量的调查资料来论证和说明这一问题。基于对全球状况的调查和分析，他认为目前不仅国家之间存在着与财富不平等相关联的健康水平的不平等，这种不平等同样存在于不同发展水平的国家内部社会群体和成员之间。

对于个体来说，健康平等与否的问题至少可以从两方面去认识，一是社会平等意义上关于个人健康的平等问题。一旦将个人健康平等纳入社会平等意义上去考察，实际上个人健康平等问题就自然转化为人口或者特定社会群体的健康水平平等问题。这就必然带来对这一问题另外角度的认识，即从生物学健康意义看所谓的个人健康平等问题，从这一角度看个人的健康，在笔者看来，根本就不存在健康平等问题或者说个体健康的不平等性是绝对的，也可以说个体的健康在这种意义上不存在平等与否的问题。世界卫生组织有理论意义上的健康定义，实际上每一个人都有凭借身体和心理感受而来的对自己健康与否的确认。生物、心理和社会适应性三个方面统一的健康标准，对大多数人来说，只是一种观念意义上的健康理想。正因为人的健康普遍地与理想状态存在距离，而且这种距离并不相等，所以健康对个体来说不可能平等。用现有的纷繁复杂的生物学健康标准去衡量每个人的健康状况，任何达不到标准的情况也恰恰证明人的健康不可能平等。或者说用平等概念来规定个体的健康本身是不合理的。因为这是疾病（包括心理疾病和社会适应性差）带给个体间健康上不平等的绝对性，疾病发生在哪个人身上是多种因素综合作用的结果，预防具有改变人体某些类型疾病发病与否、发病程度的可能，但是并不可能影响个体健康的平等问题，任何人身上都具有发病的可能这一点倒是平等的，除此之外，从生物学意义上说，个体的生物性健康并不具有平等的道德规定性。如果健康对每个人来说应该是平等的,那就等于说疾病应该发生或者不发生在某些人或者人群身上,或许这种情况只有在传染性疾病的防控意义上具有平等获得机会、资源的道德意义,对于个体来说,如果在健康上追求与他人获得生物性的身体状况平等,用生命道德去衡量,反之可以认为不是一种道德企求。或许这就是迪顿使用健康水平平等概念而不使用健康平等概念的原因。

健康水平平等的概念则不同:一是这种平等不是个体意义上的,而是社会、国家或者特定群体意义上的概念,是依据一定的标准对社会成员整体健康状况的衡量。比如社会慢性病发病状况、传染病防控水平及防控效果评价、社会人口的整体身体素质状况、期望寿命值的变化等。迪顿在他的书中正是基于对不同发展水平的国家整体健康状况的资料分析,来说明各个国家人口健康水平的不同,是与这个国家社会发展水平直接相关的。二是健康水平是一个可以比较的概念,对于社会而言,以社会经济发展水平为主的多方面因素的综合作用,会对社会健康水平产生重要影响,其中社会财富多寡对社会整体健康水平的影响作用最明显,主要是因为社会财富通过医疗卫生制度(体制)的建构和运行,分配给医疗卫生和社会健康保障领域一定的份额,医疗卫生社会建制、健康保障制度和具体的政策等,可以直接与社会成员实际的健康保障以及疾病的诊治等关联起来,从而达到为社会整体健康水平提供某种程度保障的目的。但是因为不同国家、民族和社会的经济发展水平、政治制度、医疗科技水平以及医疗文化等多方面存在巨大差异,必然导致对影响社会整体健康水平各种要素的观念、体制、投入等多方面的不同。这种不同既表现在国家之间,也表现在同一国家的不同地域之间,虽然有些方面的差异与历史发展或自然禀赋有关,但即便是客观因素带来的对人的健康水平的影响,也是追求社会健康水平平等最需要解决的问题,更何况社会健康水平不同人群之间的社会健康水平的差异,与个体健康的所谓不平等性并不具有必然联系。但是个体健康状况中的某些疾病的发病率、死亡率、转归率以及对特定人群健康状况具有重要影响的社会和自然等致病因素,对社会健康总体水平会有明显甚至重要影响,与社会健康水平有必然的联系。由此可以看出,社会健康水平平等问题的出现,实际上是因为太多外在于人的健康因素对健康深度影响的结果。患病个体或者身体不健康的人与人之间无法平等,但当这种不健康以一种社会化的形式反映在人的整体健康水平上的时候,健康水平不平等的问题就整体性地凸显出来,这种不平等的本质不是个体患者的不健康状况,而是形形色色的各类疾病发生在不同的患者身上,个体健康状况或者患病状况由此转换为一个集合性或整体性的社会健康水平状况,在社会如何面对、解决和提升健康水平的问题上,就产生了健康水平平等与否的问题。

社会健康水平的不平等,是指不同国家、不同地域或者不同人群的健康状况存在现实水平上的差异,衡量这种不平等的标准,在技术上是关于疾病与健康的一系列指标体系,但是这种指标体系背后则是社会政治制度、经济发展水平和健康文化等社会各种要素构成的支撑体系。在迪顿看来,如果从社会财富与社会健康水平的关系上看待这一不平等的问题,这种不平等源于人类社会的发展不平衡,因而产生了"人类发展与随之出现的不平等之间的复杂关联。发展导致了不平等,不平等却时常有益发展,比如为后者指明发展方向,或者刺激后者迎头赶上。但不平等也时常会阻碍发展,因为既得利益者为了维护自身地位,会破坏追赶者的发展道路。"①社会解决健康水平不平等问题的主要选项,在国家内部一般是建立适合本国国情的医疗卫生体制,而当一个国家或者社会能够建立起比较完善的医疗卫生制度时,说明这个国家或者社会已经具备了可以承受医疗卫生制度所能牵动和运转的社会经济发展水平,在政治制度上也能够基本做到"以人为本"。一个社会只有通过不断地追求健康水平平等,才可能将社会发展所获得和积累的财富真正用之于民,因为一个健康水平低下的国家或社会,其他任何社会成就都会失去根本意义,社会成员的生命质量和不断提升的健康水平不仅是社会发展的根本,也是社会发展的动力。

二、"健康水平平等"应当成为"新医改"的根本指向

中国的"新医改"是伴随中国改革开放近40年的医疗卫生体制持续不断调整的一个崭新阶段。相对于"新医改"来说,在之前的20多年中,"医改"过程始终是一个缺乏社会顶层系统设计、伴随社会变革而进行的一个自发调整过程,尽管其中不乏国家层或前卫生部出台的种种"改革"意见,但因为受到急剧变化的社会多方面因素的影响,尤其是中国社会转型的强烈刺激,还是将中国的医疗卫生事业推上了一个以行业资本化为特征、市场和政府"双失灵"且道德和理性有所迷失的阶段。这个阶段的明显特征在于种种社会性矛盾通过医疗卫生领域凸显出来,比如

---

① [美]安格斯·迪顿. 逃离不平等——健康、财富及不平等的起源[M]. 崔传刚,译. 中信出版社,2015.

医疗卫生的市场化在带来行业本身总体快速发展的同时，也引发了行业繁荣背后新的“医疗危机”。以医院尤其是城市大型医院为代表的医疗卫生行业，较快地完成了资本积累和扩张，占有了床位、技术、药品、人才、设备、科研、管理等所有资源优势，形成了一种典型的医疗行业垄断。可以说这些医院已成为整个社会医疗卫生体制运行的一个支配性乃至决定性因素，几乎所有与医药相关的资源分配都受到它们的强烈影响。不可否认，大型医疗机构的快速扩张对推动中国社会医疗卫生事业发展具有积极的意义，但是医疗卫生行业在中国行业资本化的形成，衍生出很多方面的社会负性问题。这些问题集中表现为新的、多方面不平等的加剧，这种不平等既表现在医疗行业内部，更突出表现在对社会成员健康水平改善的影响上。这种影响在经济上是有形的、显性的，突出表现在看病贵以及与此相联系的看病难等问题上。虽然社会健康的总体水平有较大的改善，但是社会成员健康水平之间并不一定缩小了差距，会造成新的健康水平的不平等。

从新中国成立到改革开放前的几十年中，中国社会在城镇实行全民公费医疗，在农村实行合作医疗制度，虽然是低水平的甚至可以说是极低水平的，但是基本覆盖了全体社会成员，力求在现实中体现无差别的平等，不过这种平等带有平均主义色彩，是与高度集权的社会经济、政治体制相统一的一种医疗保健制度设计，追求的是一种无差别的绝对平等。如果说从中国社会向市场经济转型到“新医改”开始这近 20 年时间，中国的医疗卫生领域像所有领域一样也是在“摸着石头过河”，那么“新医改”便是这样摸索之后的选择。但是我们应当看到，一方面这种选择的前期代价是巨大的，代价之大不仅仅在于表面上使“看病难、看病贵”等“医疗危机”加剧，因为这个阶段社会贫富差距迅速拉大，同时医疗费用迅速上涨，导致在很大程度上制造了新的社会健康水平的不平等，被国家所提供的医疗卫生事业巨大发展成就的数字掩盖起来，数字背后则是部分社会成员因这种发展模式带来的“逃离”这种新的不平等的，以及来自经济、政治、文化等多方面的巨大障碍。改革开放带来了中国社会经济的发展和人们物质生活水平的提高，对于那些患者及其家属群体来说，高昂的医疗成本已经抵消了他们的获得感；何况还有众多的贫困人口和弱势群体，他们本来就一无所获，健康从来就没有光顾过他们的生活，健康水平跟谁去论平也就无从谈起。因疾病带来的这种感受，会殃及到对社会在政治上消除贫困、追求社会公正的许诺和努力的极大不信任。另一方面，应当看到医疗行业运行模式上的固化倾向，从管理理念、职业观念到实际利益的获得，无论是医疗机构还是部分医务人员都在这 20 余年中形成和积淀了很多行业习惯，这对依靠行政手段和制度建设来扭转局面，试图建构新的医疗体制和运行模式的尝试，无疑是一种挑战，这种挑战不是显性的，而是隐性的，并能够与新体制建构形成一定程度抗衡的力量。

应该看到，"新医改"方案在中国实施8年来，由于坚持了"把公共卫生制度作为公共产品向全民提供"的基本理念，在总方案落实过程中又先后出台了53个更具体化的政策性文本，基本涵盖了改革方案所设计的主体内容，在社会顶层的设计上基本形成了新的医疗卫生体制的制度框架。而对这一框架起到强有力支撑作用的，是国家和地方财力上不断加大的投入力度。据统计，2009年至2016年全国财政医疗卫生累计支出达6万亿，其中中央财政支出累计2万亿。最近国家卫计委公布的数据透露，仅2017年中央财政就将投入1.4万亿，超过医改前2008年的4.4倍投入。"十二五"以来，改革由试点探索、单项突破逐步转向系统配套、全面推进。从统计结果看，到2015年底，包括职工医保、城镇居民医保和新农合在内的全民医保参保人数已经超过13亿，参保覆盖率稳定在95%以上。筹资和保障水平大幅提升，财政补贴标准由2008年的人均80元提高到2016年的380元。"通过深化医改，医疗卫生资源总量持续增加，服务能力明显提高，改革红利进一步释放，人民群众健康水平显著提高，我国居民人均预期寿命2015年预计比2010年提高1岁；孕产妇死亡率由2008年的34.2/10万下降到2014年27.1/10万，婴儿死亡率由2008年的14.9‰下降至2014年的8.9‰，提前实现了'十二五'医改规划和联合国千年发展目标，总体上处于中高收入国家水平。"①虽然国家的相关统计数字与社会部分社会成员的切身感受还有不一致的地方，但是这种普遍性的数字解释还是体现着向社会健康水平平等的方向不断前行。"新医改"已经推进了8年时间，从时间意义上已经不再为"新"，但如果从社会健康水平平等意义上看，医改之新，主要表现为在社会健康水平平等的推进上迈出了坚实步伐。

三、中国纲常伦理对追求社会健康水平平等的道德价值

社会医疗卫生体制改革的根本目的，是为社会成员提供制度和政策性的健康保障，而是否达到了这样的目的，要通过社会健康水平平等实现程度来体现，或者说社会健康水平平等程度可以作为检验医疗卫生体制合理性程度的标准。因此，

① 李斌．国务院关于深化医药卫生体制改革工作进展情况报告．中国人大网，2015－12－22.

能否真正实现健康水平平等才是“医改”的最终目标。当“平等”概念介入对医改成效评价的时候,也就意味着对“医改”的评价是道德意义上的。中国的纲常伦理至少在两层意义上对认识“医改”在健康水平平等追求中的伦理价值可以提供道德支持。

首要的意义在于,中国传统的纲常伦理是中国社会历史演进的道德根基,同样也是医疗卫生体制及其改革的道德根据。从一般伦理意义上强调这一点,有助于在医改的进程中更多地关注传统道德文化对医疗公平实现的伦理价值,同样也是医改追求健康水平平等的伦理文化根据。

“三纲五常”大致上是在两千多年前的“周文汉制”时代基本完成了形塑。王国维的《殷周制度论》可以为我们考察殷周时代的变革提供一些依据。在他看来,这场时代性的变革,表面上看“不过一姓一家之兴亡与都邑之转移”,本质上则是“旧制度废而新制度兴,旧文化废而新文化兴”。周制是汲取了商朝亡国的教训,“出于万世治安之大计”,重建纲常,并赋予了纲常新的内容。“德治主义”“民本主义”得以张扬,三纲之为“民彝”的观念隐然出现。“五常”萌芽更早,《尚书》《左传》都有阐释。孔子及其所代表的儒家是“周文”的传承者,“吾从周”“克己复礼”等都是最好的说明;同时儒家也完成了思想和实践创新。孔子的仁学思想则是对纲常道德灵魂的深刻揭示。所有的制度、观念、规矩等,最终都是为了使“天下归仁”。“虽然还保留着社会差距,但所有的人都具有某种人格的平等”。“纲常”渗透在“周文”数百年的社会政治生活中,对社会稳定发挥了重要作用。从春秋末年的“礼崩乐坏”开始,到秦朝一统天下,“纲常”始终处在下行过程。汉立62年即公元前141年,开始重建纲常和制度创新的过程,董仲舒上天人三策,提出了政治改革的纲领。“自西汉中期之后,主导的政治思想不再一味地加强君主集权的法家思想,而是强调生命价值、以民为本和统治者德行的儒家思想”。这个历史时期,尤其是三纲得到了比较系统的文字诠释和理论论证,构建为一种具有道德形而上学意味的政治伦理思想体系,在社会实践中,“也作为基本的社会政治伦理原则,成为后世两千年传统社会秩序和政制的基本范型”。“中华文明和民族的数千年延续,其实正是靠这些纲常在社会层面维系的,而且,今天我们要重新合理地建构新的社会伦理体系,也正是要由它们出发,以提供一个人们生命和财产可以得到可靠保障,并且可以自由地发展的社会平台。”①

---

① 何怀宏. 新纲常:探讨中国社会的道德根基[M]. 成都:四川人民出版社,2013.

“三纲五常”在中国传统文化中的地位,似乎是毁多于誉,现代中国历史上更多是作为封建糟粕受到了审视和批判。但是按照何怀宏在《新纲常:探讨中国社会的道德根基》一书中对儒家思想为主导的“纲常”所蕴含的基本价值的分析,儒家对纲常的主张与法家将其作为维护政治秩序和社会统治的主张不同,其中“还有一种更深刻、平等地看待所有生命的道德涵义。或者说,作为纲常核心,其实是一种道德的原则,这一道德的原则主要的就是生命原则。从行为和制度规范的角度来说,是一种要求保障生命安全和提供生命基本供养的第一正义原则;而从价值的角度来说,则是将生命、生存视为最宝贵的价值。而且,生命之所以宝贵,并不仅是作为工具和手段的宝贵,而是本身就是目的的宝贵。”①在儒家的思想体系中,除了强调纲常、正名和礼教,更为根本的是“仁”。道德是政治之本,君主要以民生为本。一切从这种“本”出发,尽管等级分明,需要服从,但是服从因为“本”之限制,并非绝对,要“仁者爱人”,“仁政”要以良善作为基础。后来儒者也多有同样的认识和思想,“天地之生万物也以养人,故其可适者,以养身体;其可威者,以为容服,礼之所为兴也”(《春秋繁露·服制像》);“泛爱群生,不以喜怒赏罚,所以为仁也”(《春秋繁露·离合根》)。尽管这种以民众生命为上的思想形成有其历史原因和局限性,但是却贯穿传统社会始终,直到传统社会晚期,这种保存生命的道德原则总是构成社会等级纲常的内核。何怀宏研究认为,“中国古典思想家的确没有提出现代平等、自由和权利的概念,但是他们对生命原则的理解还是丰满的,包括了生命质量和生活空间,也包括了生存平等、人格平等和广泛同情的观念”。②

中国纲常伦理对体制改革和新体制建构的另外一层道德意义,还在于这一伦理思想中的一些道德观念和认识结论,对有关医疗平等一些具体问题的认识和解决会提供观念上的启发和理论上的支撑。健康水平平等是社会医疗平等的结果,如果说健康水平平等应当是医疗卫生体制及其改革最终成果的体现,那么这一结果则是通过医疗卫生体制中医疗平等制度来实现的,虽然影响健康水平平等的因素有很多,但是制度层面对平等的追求和具体政策制定上所体现的平等观是带来整个社会健康水平平等的最根本因素。范瑞平在他的《当代儒家生命伦理学》一书中,对罗尔斯与儒家的平等观做了比较研究,认为,儒家“无法接受罗尔斯关于

① 何怀宏.新纲常:探讨中国社会的道德根基[M].成都:四川人民出版社,2013:21.

② 何怀宏.新纲常:探讨中国社会的道德根基[M].成都:四川人民出版社,2013:26.

社会正义的一般概念,亦即平等地对待每一个人。儒家的确认为人类生活中有平等的一面,平等不仅具有道德上的重要性,还应该被维持:在儒家看来,这种不平等意味着,每个人都值得被爱。"①但是他认为,在儒家的伦理理论框架中,并不认为只有平等才具有道德上的重要性,有些不平等同样具有与平等同样的道德意义。"儒家的理论框架不仅为人类的平等,而且也为人类的不平等留下了足够的空间。尽管儒家'仁'的原则要求爱人(所有的人),但是这并非要求一个道德主体要以平等或者相似的方式去爱每一个人。相比之下,儒学总是强调,爱人应当依循清晰明确的顺序、区别与差异。"②这种爱有差等的思想中,蕴含着儒家对"礼"重视的原因,尽管对待不同的人可以采用不同的方式,但是"礼"可以作为一种制衡的规范力量,让人们在不同的境况中都获得应当得到的尊重和有区别的爱与平等。健康水平平等作为医疗卫生体制的终极目标,并不意味着所有的人在这一体制下,所获得的维护自身健康的资源和所获得健康利益都是绝对平等的,或者说在实现这一目标的过程中,为此所进行的体制改革方向的确定和具体政策的制定,都不应该只看到对平等追求的道德重要性,而要充分认识到"不平等"(差等)同样是改革所要选择的一种达到目标的方式。用以体现"差等之爱"的医疗保健制度设计来作为对社会健康水平平等目标追求的手段,恰恰体现了"平等"与"不平等"的辩证法。中国社会经济、政治和文化以及环境等多方面发展的不平衡,也决定了医疗卫生体制的建构和改革方向,不能建立在对每个社会成员获得健康利益绝对平等的追求上,同样也需要将儒家"爱有差等"的思想作为医疗卫生体制下相关制度和政策内容设计的最重要的伦理根据。至于在构成这一体制的四大方面即医疗财政制度(healthcare financing system 包括筹资和支付)、医疗提供制度(healthcare delvery system)、医疗产业制度(health - related industries system)和公共健康制度(public health system)中如何具体的贯彻这种道德观念和伦理思想,是需要具体发掘和深入研究的课题。

虽经历了两千多年社会政治、文化、道德变幻的雨雪风霜,特别是近现代中国社会几乎从未间断的声讨和批判,但中国传统纲常始终作为中国传统文化的核心内容,在社会生活实践中默默地影响着中国社会发展的方方面面。如果按照何怀宏所认为的"生命的道德"才是中国传统纲常内核的认识,包括医疗卫生体制在内

---

① 范瑞平. 当代儒家生命伦理学[M]. 北京:北京大学出版社,2011:135.

② 范瑞平. 当代儒家生命伦理学[M]. 北京:北京大学出版社,2011:136.

的当今中国社会所进行的所有方面的变革，都不可能摆脱传统纲常所蕴含的具有本体意义的人类发展的思想和精神基础。而直接关涉人的生命和健康的医疗卫生体制改革，更不能单纯地被认为是经济活动就能彻底解决的问题，应当提升到生命道德的高度来审视它。这样认识此问题的价值在于，一方面可以深刻地基于中国传统伦理文化来揭示医疗卫生体制改革的实质，有利于明确改革的指向和确立改革的方向，发现和紧握改革的纲之所在，让改革的每一步都能自觉地举纲而张目；另一方面，传统纲常所蕴含的生命原则，可以直接对接当代中国社会通过医改对健康水平平等的追求过程，其当代价值可以在这一提高生命质量社会活动的过程中得以充分彰显和实践运用。

中国社会在改革开放30年后，把重新建构社会医疗卫生体制提上议事日程，并在8年的努力中取得了巨大的成就，最近又将“健康中国”建设提到了国策层面加以推进。表面上看，医疗卫生体制改革是因为国家财富增加了，在全面解决中国百姓的健康水平提高上有了一定的经济实力，但如果从社会政治和伦理的角度看，医改是一场解决社会健康水平平等的生命道德运动；尽管中国传统纲常中所蕴含的关于生命道德的原则并不是基于民众的健康和疾病问题而产生的。“我们可以说，传统纲常的精神与现代自由平等的价值是可以兼容的——虽然也需要通过一定的调整和改造。即以现代社会精神的核心——平等的观念而论，儒家本来也就赞同人格的平等、基本生存的平等、入仕机会的平等，所缺的只是政治地位和参与的平等、福利的进一步扩展等等，而后者是可以补足而并不违背儒家根本价值的。”①

① 何怀宏．新纲常：探讨中国社会的道德根基[M]．成都：四川人民出版社，2013：67.

论患者的医学社会认知、教育及其实践*

——和谐医患关系构建中的患者研究

尽管和谐医患关系的构建离不开患者的积极介入,但从历史上来看,对患者的研究较少。梳理中医发展史,《黄帝内经》较早提出了"病不许治者,病必不治,治之无功矣"的思想,要求患者要积极配合医生的治疗。扁鹊在行医实践的基础上总结了"六不治"理论,其中有四种不治的情形都与患者有关。明代医学家龚廷贤在对医生提出《医家十要》的同时,也对病人提出了《病家十要》。近来,国外对患者医学社会认知的研究开始增多,英国的格雷博士出版了一本书,书名就叫《聪明的病人》,美国哈佛大学医学院的肿瘤专家杰尔姆·格罗普曼和内分泌专家帕米拉·哈茨班德合著了《最好的抉择:关于看病就医你要知道的常识》等。患者有效介入医患关系的前提是对医学及其医疗过程的基本社会认知,患者医学社会认知的性质及其实践程度对于谋求医患之间的最大公约数,和构建融洽的医患关系起着十分重要的作用。患者的医学社会认知内容广泛,本文主要围绕着医学与疾病这对矛盾展开研究。

一、患者对医患关系的社会认知

(一)医患关系的历史发展与古今差异

医患关系具有社会现实性与历史发展性。古代的医患关系具有家长制特点,医疗过程中医生替病人做主,病人完全听命于医生。尽管医患双方不平等,但是由于患者完全信赖与听命于医生,医患关系是和谐的、不会有太多的矛盾与冲突。

---

* 刘云章:河北医科大学社科部。基金项目:本文受"河北省高等学校人文社会科学重点研究基地"经费资助,是"河北医科大学医学人文研究中心"的研究成果。

现代医患关系发生了根本变化,医、患双方是平等关系,这是历史的进步,患者包括"知情权"在内的诸多权利得到了根本保障,也促进了医患关系的进步,恰如联合国教育科学及文化组织科学与技术伦理司所指出的:"民主政体的统治原则建基于被统治者的认可,知情同意原则力求将这一原则延伸到医学和生命科学的领域。"①但是,医患关系的这种变化也使患者对医生的信赖程度有所下降,或者说:"现代医患关系和现代意义的知情同意之所以能够产生,其原因就在于患者对医生笃信的消解和患者权利的觉醒。"②历史发展总是具有两面性,患者在对医生"笃信的消解"的同时实现了自己"权利的觉醒",但是否在另一个侧面,即由于患者对医生信任的减弱而伤害到医患关系?毕竟双方的信任是构建医患关系的基石。

(二)医患关系的核心与影响因素

医患关系是由患者主动发起建立的。患者要求接受医疗服务,这种要求通过在医疗机构"挂号"的形式表达出来,随之与相关科室及其医生构成医疗合同关系,医生作为医疗服务的提供者满足患者的需求。医患关系不仅包括医、患双方,还包括以医生为主体的医疗群体与以患者为主体的患者群体,但是他们之间并不是矛盾的,医患共同的对手是疾病,疾病是医患关系的核心。医患关系中的所有构成因素与所有努力都是通过医学技术等手段减轻或者解除患者的病痛。从根本上说,在疾病面前,医生、患者、医学技术与药物手段以及医疗体制等立场一致,它们都应该也必须联合起来共同对抗疾病。而对抗疾病的过程与结果除了受到医患双方的因素与努力程度外,还有许多制约因素,如疾病的性质与状态、医学科学技术的发展水平、社会的医药卫生资源及其配置等等。

(三)医患关系的基本走势与结局

与任何社会事物一样,一个具体的医患关系总是表现为产生、发展到结束的完整过程。医患关系在运行过程中有这样几种走势:一是在医患关系的起始阶段,医患双方利益一致,没有分歧,他们共同的任务是治疗疾病,共同的目标是追求健康;医患关系在运行过程中,双方一直保持这种状态直至医患关系结束。二是起始阶段一致的医患关系在运行过程中产生了分歧,面对分歧,医患双方通过沟通与交流,在宽容与理解的基础上,使最终阶段的医患关系又恢复到基本一致

① 联合国教育科学及文化组织科学与技术伦理司. 指南1:建立生命伦理委员会. 2006.

② 蔡昱等. 当前医患信任的缺失原因及其重建[J]. 中国医学伦理学,2017(6):701.

的状态。三是在运行过程中产生分歧的医患关系如果不能有效的消除或者减少，乃至于分歧不断扩大并长期得不到解决，就会由分歧演变为医患纠纷以至医患冲突，对医患双方都会造成伤害。可见，医患关系的整个运行过程都需要医患双方不断进行调控，以追求第一与第二种情形的医患关系，减少或者杜绝第三种情形的医患关系。

二、患者对医师职业的社会认知

对于即将或者已经与医师构建起医患关系的患者来说，需要明确的是，医师希望在下列方面得到来自患者的支持。

（一）患者应该尊重医师

对于任何一个国家来说，教师和医生都是“太阳底下最光辉的职业”，都是最受社会公众尊敬的职业。教师是人类灵魂的工程师，医生是人类生命与健康的保护神，如果教师和医生都没有尊严，这个国家就算不上一个文明国家。事实上，从古到今，从东方到西方，无论社会进步程度与社会制度的差异如何之大，医师都是一个神圣的社会职业。在中国历史上，医学从巫术分离出来以后，医师的社会地位逐步提升，以至于人们从治理国家的高度来认识与对待医师与医疗执业。如秦国名医医和说：“上医医国，其次疾（治）人，固医官也。”孙思邈说：“古之善为医者，上医医国，中医医人，下医医病。”范仲淹说：“不为良相，当为良医。”尤其是到宋代，不少儒学者学习医学，出现了大批的“儒医”，他们恪守“医乃仁术”的职业操守，成为我国医学发展史上一道独特的景观。在西方，医学的社会地位与价值也是如此，古希腊《希波克拉底誓言》以对神灵宣誓的庄严仪式宣布自己从事医疗职业，西医历史上著名的《西氏内科学》的第一卷并不是阐述医学的专业与技术知识，而是关于“医学的社会和伦理学问题”，在其开篇就写道：“医学是一门博爱而人道的职业”。这都表明了医师职业的崇高。

人们之所以尊重医师，尊重医学职业，是因为人的生命至高无上，而医师是人类生命的守护神，没有医师的保护，人的生命会变得十分脆弱。所以，联合国教科文组织在2005年通过的《世界生命伦理与人权宣言》中，把“尊重人的脆弱性和人格”作为一条重要原则确定下来，从这一意义上说，尊重医师就是尊重人的生命。2016年9月，医米调查机构就医师执业状况在全国城乡进行了调查，收回有效问卷9027份。调查表明“多代从医状况较为普遍”，父辈与自己同为医生的比例为25%，子女也为医生的比例为21%，父辈、自己与子女三代同为医生的比例为

10%，说明我国医师的职业声誉比较高，医师是受社会尊重的。

（二）患者应该信任医师

患者对医师的信任源于医师值得信任，这建基于两个基础：一是医师的职业精神。不管是古代的《希波克拉底誓言》、孙思邈的《大医精诚》、1948 年世界医学会所通过的《日内瓦宣言》，还是当代美欧国家的《新世纪的医师专业精神——医师宣言》以及《中国医师宣言》等，都是这种独特的职业精神的集中体现，这在其他社会职业中是少见的。而医师职业精神的核心是把患者的利益放在首位。医米调查显示，"医生职业中最大的满足感"70% 来自于"患者康复"，66% 来自于"患者家属的肯定"，32% 来自于"攻克疑难杂症"。二是医师的职业胜任力或者说是医师权威。医学具有极强的专业特色与技能要求，医师的职业胜任力或者说医师权威是在医师漫长的学习与实践中逐渐形成的。现代社会中，医学教育的开展、互联网的普及、患者医学知识的增加以及现代医患关系中对患者的重视等，都提升了患者在医患关系中的地位与作用，但是不能因此而怀疑甚至取代医师的权威。恰如恩格斯所说："一方面是一定的权威，不管它是怎样形成的，另一方面是一定的服从，这两者都是我们所必需的……所以，把权威原则说成是绝对坏的东西，而把自治原则说成是绝对好的东西，这是荒谬的。权威与自治是相对的东西。"①"医师权威是医师专业精神在患者心中的凝结物，是良好医疗环境和良好医疗效果不可缺失的重要条件，医师和患者都应当维护医师的权威。"②对于患者来说，建立在上述基础之上的对医师的信任是构建和谐医患关系的思想前提。

（三）患者需要理解医师

患者需要理解医疗现实中的医患供需矛盾状况。当下医患纠纷多在大医院发生，其中一个重要原因是无序就医造成大医院的医患供需矛盾紧张。在我国看病可以不经社区家庭医生转诊，不用预约很长时间，即便是小病小患也可以去大城市的大医院，找专家看。无序就医导致大医院挂号难、住院难，候诊时间长、看病时间短，成了医患矛盾的重要原因。中国医院协会发布的资料表明，全国超过 70% 的三甲医院发生过医患暴力冲突，尤其是在大医院的门诊、急诊、手术室。

患者需要理解医患关系不是普通的买卖与消费关系，它有其特殊性。很多患

---

① 马克思恩格斯选集：第 2 卷[M]. 北京：人民出版社，1995：226.

② 杜治政. 医师的权威与病人自主——三论医师专业精神[J]. 医学与哲学，2011(6)：1-4.

者都认为在医院花钱看病属于消费行为，患者就是消费者，医生如果治不好病就必须赔钱甚至偿命，这样的认识与理解是十分错误的。① 世界上有很多东西都可以进行商业交易，但是唯独生命除外。对于患者而言，花了钱也不一定就能换回来生命与健康。把医疗过程当成商业交易行为，是对生命的亵渎，也是对医师职业的侮辱。

患者需要理解医师职业的辛苦与压力。医米调查中在问到"是否有过某一时刻后悔做医生"时，9%和27%的医生选择"一直有"和"经常有"，"偶尔有"的占54%，只有10%的医生选择"完全没有"。在后悔原因的调查中，"医患关系紧张"占68%（对于多数职业来说，工作强度与收入往往是后悔入职的原因，然而对于医生来说，紧张的医患关系超过了这两项，高居第一位）、"没时间能陪伴家人"占59%、收入不高占57%、"工作强度大"占49%、"持续学习的压力"占38%、"教育周期过长"占22%。如果可以再做选择，63%的医生选择"不会再做医生"。

（四）患者需要宽容医师

所有医师都希望能够满足患者的医疗需求，但由于主客观条件的限制，并不是患者的所有要求都能够得到满足与实现；医疗中还可能发生不可预测的情况，医学在死亡面前依然是无能为力的。对此种种医疗现实都需要得到患者的包容。

尤其是在医师出现错误的情况下，患者的包容显得尤为重要。作者阿宝在《当医生犯了错，三个故事三种结局》中给我们分享了这一现实。医生是最不能出错的行业，一个十几个小时的手术，可能因为一针没有缝好，一刀没有切好，一个结没有打好而前功尽弃。但是医生又是一个不可能不出错的行业，因为医生毕竟不是机器，没有人能一辈子永远保持一个最佳的状态，所有的医生都会出错。问题是我们在对那些不能宽容的错误问责和处罚的同时，也应该宽容那些情有可原的错误。医生犯错不等于犯罪，应该给医生一个宽松的能够自主发挥自己能力的医疗空间，患者宽容医师换回来的将是医师进一步对患者尽职尽责，从长远和根本上来说，这是医生与患者的双赢。

三、患者对自身角色的社会认知

和谐医患关系的构建、维护与运行，患者起着重要作用，而患者作用的发挥是与其对自身社会角色的合理定位分不开的。早在1587年，明代太医院医生龚廷

① 白剑峰. 尊重医生就是尊重生命[N]. 人民日报，2013-05-17.

贤在《万病回春》中就对患者提出了与“医家十要”并列的“病家十要”。“病家十要”为：一择明医，于病有裨，不可不慎，生死相随。二肯服药，诸病可却，有等愚人，自家耽搁。三宜早治，始则容易，履霜不谨，坚冰即至。四绝空房，自然无疾，倘若犯之，神医无术。五戒恼怒，必须省悟，怒则火起，难以救护。六息妄想，须当静养，念虑一除，精神自爽。七节饮食，调理有则，过则伤神，太饱难克。八慎起居，交际当怯，稍苦劳役，元气越虚。九莫信邪，信之则差，异端诳诱，惑乱人家。十勿惜费，惜之何谓，请问君家，命财孰贵？

与古代医患关系中医生对患者的家长式做主不同，近现代医患关系日益强调患者的作用。患者需要明确的是，自己既是现实医疗活动的平等参与者，又是医疗自主决策的有力行使者，同时还必须是医疗固有风险的实际承担着。① 病人享有的医疗权利与承担的医疗义务是对等的，关于这一点，在中外医疗实践中没有质的区别。

中国患者的权利包括：享有生命权、身体权、健康权；享有获得公正医疗保健服务的权利；享有得到及时抢救的权利；享有对自己疾病的知情同意权；享有了解医疗费用的权利；享有隐私权和对自己疾病的保密权；享有受到尊重的权利；享有得到受到损害的赔偿权利。

中国患者的义务包括有如实陈述病情的义务；有配合医疗机构和医务人员进行一切检查治疗的义务；支付医疗费用及其他服务费用的义务；尊重医务人员的劳动及人格尊严的义务；有遵守医疗机构规章制度的义务；有不影响他人治疗，不将疾病传染给他人的义务；有爱护公共财物的义务；有接受强制性治疗的义务（急危病人、戒毒、传染病、精神病等）。

美国患者的权利包括得到有尊严和尊重的对待；不因信仰，肤色，性别，年龄，性取向等受到歧视；个人隐私从始至终会得到保护和尊重；没有患者许可，即便是配偶，孩子等亲属也不能知道其病情和隐私；有权知道完整的医疗信息，包括诊断、治疗，副作用，预后等各方面；有权拒绝检查或者治疗；有权知道所有医疗费用的信息；有权知道医护人员的名字，头衔，是否还在培训阶段等；有权要求换医生或者得到第二诊疗意见。

美国患者的义务包括按约按时就诊；尊重并配合医护人员，尊重其他患者；遵守就诊机构的各项要求；提供完整而且准确的有关健康和症状的信息；有权利拒

① 蔡昱等．当前医患信任的缺失原因及其重建[J]．中国医学伦理学，2017(6)：701－706.

绝医生的建议和治疗方案,但是要承担全部可能的后果;支付账单或者咨询相关机构安排付款。

除上述患者对自身角色的理性认知外,患者还应明确在医疗实践过程中有五类患者医生不喜欢。

第一类是"满脸狐疑型"。有些患者一进门就嚷着要用最好的治疗,他们可能并不真正懂却总喜欢质疑医生的诊断。医生认为,既然大老远排队挂号来找我,就应该相信我,真正的医生都会根据病人的情况用药。

第二类是"老翻旧历型"。有些患者一听医生的诊断,就说"某某医生不是这样说的","你怎么和某某医生的诊断不一样呢?您确认您诊断的没问题?"等等。其实,有些疑难病症,各个医生的看法会不同,既然找到这个医生,应认真听取专家的诊断,最好不要用过去医生的诊断来干扰或质疑自己面前的这位医生。

第三类是"心灵脆弱型"。有些患者喜欢从网上东拼西凑瞎琢磨自己的病,把重病的可能往自己身上套,搞得自己特别紧张。为了引起医生的重视,又喜欢夸大病情。一听医生提可能是某种大病,就紧张得情绪失控。医生也理解病人之所以这么做,大多是为了获取医生的同情和重视,让医生的态度好一点,诊断认真一点。其实,这样反而会耽误看病的时间,扰乱医生的思路,进而影响医生的诊断。医生一般不会区别对待病人,看好病人是每个医生最快乐的事,病人也要放平心态,大家相互配合,才有利于治病。

第四类是"不守规矩型"。有些患者喜欢经熟人介绍,免去了排队挂号之苦并喜欢在就诊时插队。殊不知这种行为不仅会引起病人反感,也会让医生反感。医生担心时间太长,后面的病人不满,就可能急急忙忙地给你看了。

第五类是"贪多贪全型"。有些患者总想见着一次医生,把自己身上的所有毛病都告诉医生,最好能一块全治了。其实,想让医生把自己全身的疾病看好是不可能的,专科医生对于非自己领域的病情不敢妄下结论。①

患者对自身角色社会认知得越明确越有助于和谐医患关系的构建。

四、患者对医学能力可及性的社会认知

(一)医学是"最年轻的科学"

在人类历史上,有了疾病就产生了医治疾病的医学。我们从古埃及的纸草文

① 吴润果. 五类患者医生不喜欢[N]. 健康时报,2010-11-11.

中可以得到关于当时医学成就的一些记载。纸草文著于公元前21—前16世纪，主要记载了46个外科病历，每例按照检查、诊断、治疗、预后加以记录，并按预后分为治愈、可疑与无望三类。此外，该纸草文还记录了火棍疗法、冷敷疗法、外科手术、药物治疗等方法。古巴比伦人按照身体部位分类各种疾病，有了关于风湿病、心脏病、肿瘤、皮肤病的记载。在其著名的《汉谟拉比法典》中，关于医药的条文有40余款，约占七分之一。古印度在其诸多宗教经典中都有关于医学的记述，如《梨俱吠陀》《沙摩吠陀》《耶柔吠陀》等，著名医学家妙闻著有《妙闻录》，书中记载了许多手术，仅植物药就达760种。① 中国在上古时就有医药，"或说始于神农，或说始于黄帝"。《淮南子·修务训》记载："神农乃始教民，尝百草之滋味，当时一日而遇七十毒，由此医方兴焉"。宋代刘恕在他的《通鉴外纪》中说："民有疾病，未知药石，炎帝始味草木之滋，尝一日而遇七十毒，神而化之，遂作方书，以疗民疾，而医道立矣"。② 由此形成了中国传统的医药学。

上述早期人类文明对医学的认知与记述只是表明医学的萌芽，作为一门科学技术的医学产生要更晚一些。发端于古希腊的西方医学，历经漫长的历史演变，在近代自然科学技术的基础上才发展为现代医学。但是，直到20世纪30年代初期，西医主要还是一种技艺，当时医生能够做的只是诊断、向病人解释预后和安慰作用等。1937年磺胺药临床应用产生的奇迹才是医学革命的开始，其后青霉素和抗结核病药物相继问世，才真正改变了医疗的面貌。所以，刘易斯·托马斯认为，在其他科学技术发展的推动下，到20世纪50年代初期才是"医学开始成为一门科学的时期"，因而医学是"最年轻的科学"。

（二）医学能力的有限性

医学产生以后在相当长的时间里发展极其缓慢，随着近代科学技术的产生与发展，近代医学也随之有了长足进步。现代医学的发展与进步是举世瞩目的。过去，我们只能靠"一、二、三、四"，即一根针、两把草（草药）、三个手指把脉（寸脉、关脉、尺脉）和四诊（望、闻、问、切）去诊断疾病，而现在，补充发明了许许多多的诊治手段和方法。X光机、B超、CT、核磁等，横切面扫描、竖切面、矢状切面扫描，可以将人体内部组织、结构分层显像；最新问世的"派特"（PET）可以发现人体各部位微小的肿瘤；显微镜、暗视野显微镜、电子显微镜、原子显微镜，各种生理、生化、

---

① 张大庆．医学史［M］．北京：北京大学出版社，2013：9－13．

② 陈邦贤．中国医学史［M］．北京：团结出版社，2006：7．

免疫的实验室检查等,可以随时监控人体水电解质情况及血液、细胞内外液、体液、免疫系统等瞬间的变化;而染色体、基因工程又将人体研究推上了一个新的制高点。心电、血压、脉搏、血气的瞬时监控,避免了医生凭经验下药的盲目性,呼吸机、起搏器、冠脉搭桥、安放支架、脏器移植等先进的治疗手段挽救了无数垂危的生命。产前诊断、基因探针能够科学地预测人体内潜在的某些疾病,为早期防治铺平了道路。

尽管如此,现代医学还是非常有限的,在许多疾病面前,医学常常表现出不足、无助与无奈。如,至今仍有许多疾病病因不明;许多疾病的发病机制没有搞清;缺乏早期敏感、特异的诊断手段,致使许多患者确诊过晚或者诊断不清;许多检查手段是有创伤的甚至是有风险的;许多疾病缺乏有效的治疗手段;任何药物都具有两面性;慢性疾病病变过程的不可逆性;临终阶段患者生命质量极其低下与治疗上的高耗费使医生进退两难等等。造成这种状态的原因一是由于医学发展总是有赖于自然科学的进展,需要借鉴自然科学和现代技术,但又常常落后于同时代的自然科学;同时,各种自然科学的先进技术和手段不可能完全地用于人体。二是人体是由各种脏器、组织互相配合、协调工作的有机整体,并始终处于一种动态过程,但现代医学的整体观并不强。三是现代医学领域内占统治地位的仍是生物医学模式,对于在健康和疾病过程中心理和社会因素的作用仍旧缺乏应有的重视。①

特别是医学边界的不断拓展出现了医学发展的“悖论”,即医学的产生与发展本来是“治疗”疾病与恢复健康,但是现在医学又“制造”出了许多疾病。② 比如人体的自然变化(老龄化)是否需要医疗干预?生命和生活事件(如美容、肥胖等)可否医学化?难道医学的进步造成如英国近代生物学家、教育学家赫胥黎说的“不再有健康人了”?这符合人们发展医学的初衷与目的吗?

(三)医学面临着不堪承受之重

社会的进步使人们赋予医学越来越多的使命,医学自身边界的不断拓展也使医学承担着越来越大的社会功能,出现了社会的医学化趋势,同时,还有一些对医学能力的不切实际的宣传等,这几方面的因素综合到一起使人们对医学的期望值越来越

---

① 何权瀛.现代医学的有限与无奈[J].医学与哲学,2002(1):9-11.

② 杜治政.困惑与忧思:医学的边界在何处[J].医学与哲学,2014(8):14-19;汤文佩,张大庆.医学化概念的建构及其演进[J].医学与哲学,2015(3):16-20.

高,认为医学无所不能,以至于造成医学的不堪承受之重。而事实上,任何时代的医学的能力总是有限的,医学能够治愈的疾病总是远远少于不能治愈的疾病。

为此,患者应客观估计医学能力的有限性与可及性,把自己对医学的期望放置在一个合理的区间与范围,不能苛求于医学。

五、患者对疾病价值的社会认知

(一)疾病的产生

没有人喜欢疾病但是又没有人不得病,疾病的历史与人类的历史一样久远。疾病的产生有其必然性,恰如法国启蒙思想家卢梭说:"文明使人类远离了自然,并以各种常见病为代价。"疾病又是一种文化现象,人类机体在自身的进化过程中,每获得一种进步都要付出相应的代价,疾病就是这种代价之一。"人类进化的重要转折点是直立行走,加上智力的进化,这就把人与动物从根本上区分开来。人类进化固然让人类主宰了世界并创造了极大的物质和精神文明,但是,进化的结果也让人类付出了一定的代价。例如,直立行走让人原来类似动物的腰和后肢之间的90°角拉成180°角,致使人的下肢易患关节炎和腰椎的椎间盘脱出症,直立也容易让人患胃下垂、子宫下垂和痔疮等疾病。"①其实,早在人类出现以前,就有了疾病,疾病就像生命本身一样古老,"自人类祖先最初出现在地球上以来,过去的四五千年只相当于那漫长岁月的1%。当然,在文明以及文明导致的疾病出现之前,人类的各种失调型疾病都没有记录,但是我们可以从有关的骨骼和考古遗迹中作出有根据的推测。"②人类不可能没有疾病,疾病是人类文明的有机组成部分,是人类文明另一种表达方式,不管人们喜欢不喜欢,疾病的存在是一种客观事实,所有的病患者都应该正视疾病。

(二)疾病的进化

疾病不仅客观存在,而且也在不断进化,也会变得越来越高级、复杂,使医学难以应对,尤其是现代各种生活方式疾病。医学与疾病这对矛盾始终是道高一尺魔高一丈,据经典医学书籍记载,现有病种已达40000种之多,加之不同疾病有不同的分期和分型,而且又发生在不同人群或不同个体身上,这就构成了疾病的复杂性,增加了医疗诊治的难度,对此患者应有充分的心理准备。

---

① 杨欣. 人类进化与疾病的关系[J]. 百科知识,2012(6):11-13.

② [美]罗伊·波特等. 剑桥医学史[M]. 张大庆,等译. 长春:吉林人民出版社,2000:15.

(三)人们对疾病的"偏见"

尽管疾病与人类不可分割是一种客观现实,但是人们对疾病还是存有许多"偏见",表现为:

一是人们从主观上排斥疾病乃至于对疾病力求斩尽杀绝而后快。

二是重视身体疾病轻视心理与精神疾病。特别是在我国文化与社会现实中,人们普遍认为,相比较于心理问题,身体问题才是被普遍接受的,才是寻求帮助的合理缘由。①

三是对治疗疾病存在着许多误会:比如把治疗与治愈等同起来,认为所有的疾病都应该也能够治愈;对疾病做了宽泛意义上的理解与对待,认为人类存在的所有的疾病甚至包括一些症状以及生命和生活中的一些现象也都需要治疗;认为疾病对个体、社会完全有害,看不到疾病是机体对内、外环境的调整变化作出的应对与警示。

四是对疾病做了道德意义上的引申并赋予其贬义,如当人们反感或者讨厌某人时就说他"有病"。

五是对疾病的"污名化",②尤其是对某些特殊疾病患者,如智力障碍、精神病、艾滋病等,在家庭生活、就业与社会生活等方面存在不同程度的偏见甚至歧视等。对疾病污名的存在不仅使患者遭受到远超出疾病本身的痛苦,也为患者、家庭以及社会有效对策疾病设置了重重障碍。

(四)疾病的价值

其实,医学与疾病是一对矛盾,是作为人类文明的有机构成而客观存在着的一对矛盾,二者缺一不可,它们都不因人们的"偏好"或"偏见"等主观好恶而发生改变,需要反思与改变的是医患双方对医学与疾病的认知模式与行为方式。就医学发展而言,对于当前的诸多慢性疾病对人类健康的威胁,医生的眼光不能仅仅盯着医和药(更不能只局限在西医与西药),还要注重病患者个体的身心调适、健康的生活方式以及良好的生态环境等外界因素。就疾病医疗而言,疾病究其本质是生物体对异常刺激所作出的异常反应的总和。对于病人来讲,疾病不仅仅是一个生物过程,它在给机体与心理带来负面作用与伤害的同时,还可能产生积极的

---

① 刘旭生,贺苗."躯体化"模式的文化研究[J].医学与哲学,2017(6):28-30.

② 郭金华.与疾病相关的污名——以中国的精神疾病和艾滋病为例[J].学术月刊,2015(7):105-115.

人生与社会意义，关键是病患者与社会如何对待疾病。就病患者个体而言，古今中外有许多人正是在与病魔做斗争的过程中书写与张扬自己的人生价值。对于社会来说，疾病的发生以及人们研究与治疗疾病的过程与结果都是社会史与文化史的重要组成部分，缺少了这部分文化构成，人类的历史是不完整不全面的。所以，我们在看到疾病给个体与社会带来伤害的同时，也要客观对待其存在的“合理性”与“价值”，包括直接价值与间接价值，经济、政治、历史、文学、法律价值，以及人的终极关怀的价值等。① 患者及社会公众需要确立起“疾病的文明观”或“文明的疾病观”。

六、患者对医疗过程复杂性的社会认知

（一）患者对自身健康的全面管理

患者首先应该明确与坚信，健康需要自我管理，需要在平时的生活中规划自己的健康，以达到“治未病”的健康效果。当身体出现疾病后要有信心，相信医学、相信医生，相信自己身体有强大的“自愈力”。在就医前做好各种准备，如病史、疾病症状、身心感受、用药史、家族病史等等，以便于与医生进行顺畅的医患沟通。

（二）患者对就医过程充分的心理准备

患者在就医过程中对疾病诊治的复杂性应有充分的心理准备。如前所述，在人类文明进步发展的同时，疾病也在不断进化，越来越复杂。表现为：一是疾病的致病因素的复杂性，尤其是环境的变化（包括自然环境、社会环境与人们的心理环境等）与社会生活方式的改变致使疾病成因日益复杂；二是疾病本身的种类与表现形式的复杂性，由于多样性的致病因素的综合致使疾病种类与表现形式复杂多用，樊代明院士归结为同病不同症、同病不同害、同病不同果以及同药不同效等等；三是人们的疾病认知模式的历史变迁的复杂性。人们对疾病本质的认知模式经历了四个阶段，②即神灵医学疾病观（认为疾病是神灵对人的惩罚）、自然哲学的疾病观（认为疾病是机体内部体液的平衡与紊乱所导致的）、自然科学的疾病观（认为疾病是细菌导致的）、现代生物医学模式下的疾病观（从基因与分子理论上认知疾病）；四是疾病诊断与治疗方式的复杂性。早期的疾病诊疗主要凭借医师自己的经验，中医只能靠“一、二、三、四”，即一根针、两把草（草药）、三个手指把

---

① 张玉龙．疾病的价值[M]．桂林：广西师范大学出版社，2014.

② 张玉龙．疾病的价值[M]．桂林：广西师范大学出版社，2014：33－36.

脉(寸脉、关脉、尺脉)和四诊(望、闻、问、切)去诊断疾病,从19世纪开始,显微镜、温度计、X线、听诊器、心电图仪、CT、核磁共振等医学仪器成为医学的诊断和治疗不可缺少的基本条件,而现在,又补充发明了许许多多的诊治手段和方法。

(三)患者需要明确医疗过程中的"两个世界":"医生的世界"与"病人的世界"

医疗过程从表面来看,医生与患者目标一致,利益一致,即都是为了治疗疾病,但实际上他们之间还是存在着差异。医生关注的是"疾病",而病人感受的是"病痛",这就导致医疗过程事实上存在着"两个世界",即"医生的世界"(疾病的观察)与"病人的世界"(疾病的体验)。为此医生与患者在同一个医疗实践过程中实际上遵循着两条不同的线路,即医生:疾病——观察——客观性——循证医学;病人:病痛——体验——主观性——叙事医学。

面对病人,医生急切想知道的是病人患了什么病以及如何去医疗,为此他调动自己已有的知识与智慧并借助于现代化的各种医学检测手段,冷静地去观察病人,客观地去分析疾病,力求能尽快得出关于疾病性质、原因的准确判断,并进而采取相应的医疗对策。这一过程中,医生秉持的是冷静的客观,少参加个人的主观因素,循证医学就是如此。面对医生,病人急切想诉说的是由于疾病给自己带来的种种不适与痛苦,病人希望医生感同身受地去理解他、支持他,叙事医学就是如此。

对患者来说,明确这样的客观差异并力求走进医师的世界,以医师的视角理解与对待自己的医疗过程,以求得与医师之间的最大公约数,对于构建和谐的医患之关系与提高医疗效果无疑是必要的。

七、患者对医疗结果满意度的社会认知

(一)医患双方"医疗满意度"的几种情形

医学能力的有限性与疾病进化的复杂性要求人们不能苛求于医学。相对于人类健康与疾病而言,医学的能力所及表现出如下层级:一是医学可以提高生命质量,增进人类健康水平,人类平均寿命的延长就是一个客观指标;二是医学可以治愈某些疾病,使病人恢复健康;三是医学虽然不能治愈某些疾病,但是可以控制疾病的进一步发展,减轻病人痛苦;四是医学在人的死亡面前依然是无能为力的。这样的医学能力所表现出来的一个具体的医疗结果对于医患双方来说有着不同的心理期望与评价,即医疗结果的满意度。对于医疗结果的满意度也可以分为不同层级:第一层级是医患双方都满意,这是医患双方所努力追求的结果;第二层级

是医患双方的满意度不同,一般是医师满意度高而病人满意度低;第三层级是医患双方都不满意,比如出现医疗事故、医疗意外等。

(二)患者如何面对"医疗不满意"

现实的医患矛盾多出现在第二、第三层级医疗满意度的情况。当出现第二、第三层级医疗结果满意度的情况时,需要患者客观去对待,分析造成的原因及应该采取的对策。主要有如下几个原因:一是医师的原因,包括医师的职业道德与职业技能两个方面;二是医学科学技术有限性的原因;三是疾病本身的不可医治性的原因;四是患者自身的个体差异原因等。如果是医师的原因,患者可以与医师、医院有关部门进行沟通与交流,以及时采取补救措施,造成医疗事故的可以通过法律途径解决。如果是医学科学技术、疾病本身或者患者个体差异的原因,更需要患者接受这种医疗结果。比如,医疗现实中会有这种情况,一个医疗结果如果从当下的医学科学技术上衡量是正常的,满意的,而患者会仍然感到身体不舒服、不满意,2014 年的浙江温岭连恩清杀医案就是如此。这就是医学上的躯体形式障碍,躯体形式障碍是以各种躯体不适症状作为主诉,患者虽多方就医,经各种医学检查证实无器质性损害或明确的病理生理机制存在,但仍不能打消其疑虑的一类神经症。目前,有证据表明本病是与心理因素或内心冲突密切相关的精神障碍。总之,患者面对医疗结果的不满意更需要加强与医师之间的沟通,分析原因、理清责任并进一步采取可能的补救措施,在技术、法律以及道德允许的框架内协商解决医患矛盾,这于医患双方都是有益的,患者绝不能采取"医闹"的形式,事实上,"医闹"也解决不了根本问题。

社会不要赋予医学太多的使命,也不能对医学抱有不切实际的过高的期望,当下的医学总是有限的,医学是一门在悲剧的状态中实践的专业,其表现出来的结果只能是——有时去治愈,常常去帮助,总是去安慰。

努力提升患者对医学与医疗的科学合理的社会认知对于医患关系的构建、运行与发展十分必要。患者对医学的社会认知不是自发行形成的,需要有效的社会教育来完成,以使患者成为聪明的优秀的患者。从患者角度思考与构建医患关系是我国医学理论研究与医学教育实践的一个弱区,需要亟待加强。

贯穿人文精神培养的医学创新教育研究*

一、人文精神培养是医学创新教育的灵魂所在

人文精神是人与社会、人与自然在和谐相处及自我完善中所形成的美好的精神世界的要素，是在人类文明发展中起基础作用的品质。人文精神是人类优秀文化的精髓，集中体现了一个优秀民族的民族精神和民族性格，是一个民族优秀的传统文化在现代社会的体现与升华。人文精神反映了人对社会发展的精神需求和价值取向，是意识、观念、态度、主张或宗旨的统领，强调了人的价值的重要性，强调人对精神或心灵（包括情感、审美、道德、认知与创造）及人对真、善、美的追求，是人与动物的根本区别。精神、心理健康的人拥有了它，就能安身立命。人文精神强调人的自由发展、自我完善、自我实现、人格独立，突出人的主体性。在医学教育的全程中，贯穿医学教育全程的人文精神培养是医学创新教育的精髓所在，是医学生职业情感的需要。医学创新教育重要的任务是教会学生如何做人，正确看待和处理人与自然、人与社会及人与人之间的关系，尤其是医患关系，努力追寻人生的价值和生命的意义。面对未来的职业生涯能拥有以人为本、时刻体现医学人文关怀的本领。

（一）人文精神的培养是医学教育适应医学模式转变的需要

1977 年，恩格尔（O. L. Engel）首次提出“生物—心理—社会”医学模式。他在《科学》杂志上发表了题为“需要新的医学模式，对生物医学的挑战”的文章，批评了生物医学模式的局限性，指生物医学模式已经获得了教条的地位，不能解释并

* 朱德荣：河北医科大学药学院；朱梦楚：河北医科大学医学技术学院；曹亮：河北医科大学人事处；剧亚崇：河北医科大学教务处；曹德英：河北医科大学药学院。

解决所有的医学问题。“生物—心理—社会”医学模式的提出，立即引起了全世界医学界的轰动，广大的医学工作者都给予了充分的肯定与支持。新的医学模式，带来了医学革命性的观念改变，极大地推动了医学教育教学的改革，这就是突出了社会、心理因素在疾病的发生、发展和转化过程中所起的重要作用。

在卫生观上表现为治疗疾病转向追求健康，以个体为中心转移到以群体为中心，以医院为主体发展到全社会积极参与，由重视诊治疾病转变到更加调预防保健，身心健康目标提升到身心健全及人与自然的和谐，对疾病的认识也由生物层次深入到了心理和社会层次。

在医学创新人才的培养上，则突出了人文社会学科的重要地位，要求医学教育强化人文精神的培养，在医学教育的全程中贯穿人文精神教育。强调把医学生创新精神、创新思维和创新能力的培养作为医学教育的最高目标。在教育教学过程中注重思维方式由分析到综合的培养，并充分利用政治理论和思想品德“两课”的教学平台，对学生进行政治理论、思想品德、基本国情、民主法制教育，弘扬爱国主义、集体主义精神，认真践行社会主义核心价值观，牢固树立全心全意为人民服务的思想，培养其人文情怀。把人文社会学科融汇在专业课程体系之中，把人文素养培养作为课程目标之一，课堂教学中构建人文取向的教学形式，临床实践教学中训练学生的人文关怀技能，在社会实践中锻炼其人文情怀。

（二）重视医学生人文素养的培养已上升到国家战略

2011 年 7 月 17 日，卫生部、教育部联合印发了《中国医学教育改革和发展纲要》，在第五条第六项中指出：“医学教育具有社会性、实践性和服务性的特点，医学研究与服务的对象是人，在医学教育过程中必须加强文、理、医渗透和多学科交叉融合，把医德与医术的培养结合起来，加强综合素质培养；……根据自然科学、人文与社会科学、医药科学的发展趋势与卫生服务的需求，积极改革课程体系、教学内容、教学方法，确立以基础理论、基本知识、基本技能为重点的教学内容，积极吸纳反映医学模式、卫生服务模式转变所必需的各种新概念、新知识、新技能，注重课程体系的整体优化。……要结合实际形成各医学院校自身的特色，形成具有中国特色的、多样化的人才培养模式。促使学生综合素质提高，创新精神加强，个性得到发展。”体现出人文素养的医学创新人才培养教育势在必行。

（三）建设小康社会需要大量具有人文素养的要求医学创新型人才

从河北省“十三五”卫生与健康规划到明确推出，要求到 2020 年，基本建立覆盖城乡居民的基本医疗卫生制度，实现人人享有基本医疗卫生服务，人均预期寿命在2015年基础上提高1岁,居民健康水平进一步提高。规划包括公共卫生更加均衡、医疗服务全面提升、中医药强省初步建成、生育水平适度稳定、区域卫生协同共享、健康服务优化便捷。"互联网+"医疗、健康咨询、家庭保健等健康服务供给更加方便、快捷。为落实省委"十三五"卫生与健康规划,就需要大量的具有很高人文素养和人文精神的创新型医学人才。

(四)心理健康服务需要有具有人文情怀的医生

国家卫生计生委等22个部门近日共同印发我国首个针对加强心理健康服务的宏观指导性文件(国卫疾控发〔2016〕77号),提出要加强职业人群、老年人、妇女、儿童、残疾人等重点人群心理健康服务,要求到2020年,各领域各行业要普遍开展心理健康教育及心理健康促进工作,全民心理健康意识应明显提高,到2030年,符合国情的心理健康服务体系基本健全,全民心理健康素养普遍提升;针对职业人群工作压力增大、职业倦怠比例增高的现状,要求各机关、企事业和其他用人单位制定实施员工心理援助计划,为员工提供健康宣传、心理评估、教育培训、咨询辅导等服务。为处于特定时期、特定岗位、经历特殊事件的员工提供心理疏导和援助,要求各级政府及有关部门通过培训专兼职社会工作者和心理工作者等途径,为其提供心理辅导、情绪疏解、纠纷调解等多种形式的心理健康服务。要实现这一目标,就需要大量的拥有心理学丰富理论与实践能力的临床医生。

二、贯穿人文精神的医学创新人才培养的有效途径①

为把人文精神的教育贯穿于整个医学创新人才的培养过程之中,紧密围绕"立足河北,面向京津,辐射全国,满足不同层次的卫生与健康服务需求,为健康中国、健康河北建设贡献力量"的战略定位;明确"优化学生生源结构、构建梯形专业层次、创办国家特色品牌专业"的特色定位,就要提出"培养具有高度的社会责任感、良好的人文素养和职业道德、扎实的基础理论和专业知识、较强的实践能力和创新精神的高级应用型人才"的教育思想,创建"以人文素养培养主线、以培养医学创新人才为目标、以职业精神培养为根本"的充满人文情怀的医学教育教学模式,从而形成"一个品牌战略、两大课程体系、三个有机结合、五大发展能力、六个创新平台,五个保障环节"的医学创新人才培养机制。

① 朱德荣等．融会人文精神的医学创新人才培养模式探索[J]．产业与科技论坛,2015(4):152－154.

（一）实施了专业品牌战略

按照突出专业品牌建设、促进专业健康发展、提高新办专业水平的建设目标，学校建成了8优势特色专业，其中国家级特色专业4个、省级特色专业4个。8个省级"专业综合改革试点"项目，其中3个项目被推荐参评国家级"专业综合改革试点"项目。此外，学校还创建了国家级精品视频公开课2门、国家级精品课程1门、国家级双语教学示范课程1门，省级精品资源共享课1门、省级精品课30门，并于2012年4月启动了《卓越医师教育培养计划》。

（二）构建了"两大"课程体系

一是学校构建了以医学人文学科为主体的人文学科课程体系。包括以"两课"为主线的必修课人文社会学科群和以"人文精神培养"为主线的选修课学科群。实现了人文社科课程体系与医学专业课程体系的有机结合，形成了自然、人文和医学科学并重的格局。出版了《当代医学伦理学》《当代医学导论》《当代医学心理学》《当代医学法律基础》《当代大学生心理健康教育》等系列教学丛书。丛书的出版奠定了人文社科课程在医学创新教育中的重要地位。形成了人文社科与医学交叉学科群，通过必修课程和选修课程的有效衔接，陶冶了学生的高尚情操、提升了学生的人文素养。同时，在具体课程的教学目标中，把人文关怀、人文精神、创新思维等渗透到每一学科的教学内容之中。在基础和临床见习阶段中，安排早期接触社会、早期接触病人的实习。通过社区调查、走进敬老院、危重病人照顾、贫困地区送医疗活动，增强学生对社会的早期接触，增进对患者的感情。临床阶段，增加叙事医学和人文关怀的教育，增强患者为中心的意识，在制定诊疗方案时，要考虑病人的经济、心理和文化背景与心理承受能力，保护病人隐私，把人文关怀渗透来临床教学的每个角落。

二是学校构建了以创新能力培养为核心的实践教学课程体系。为进一步加强创新实践教育，学校在临床医学专业和药学专业中，构建了一体化课程体系，把过去以学科为基础的实践教育集中在一起，经过优化组合，形成了"三个阶梯"、"三个层次"的实践教学目标与实践教学内容，即以基本技术与技能、综合实验、前沿新技术为内容的三阶梯，以基础、综合、创新为目标的三层次实践教育。编辑出版了《现代医学实验技术》（人民卫生出版社出版发行）《药学实验与技术》（河北科学技术出版社出版发行）。

（三）突出了"三个结合"的教育思想

"三个结合"一是指医学与人文的结合。在培养目标、课程体系、教学内容和教学方法上，把人文社科的理论、方法应用到专业教学中，强调人文精神培养目标，注重学生创新思维的培养，实施医学人文关怀，书写人文病历。二是职业能力与职业精神培养的结合，教学中注重激发职业兴趣，塑造职业精神。三是专业基础与学术前沿的结合，贯穿“三早”教育，即早期接触专业临床，早期接触学术前沿，早期进行社会实践。

（四）明确了“五个能力”的培养目标

“五个”能力，一是发展学生的学习能力，包括研究性学习能力和终身学习能力。医学模式的转变，医学科学突飞猛进，只有不断学习和终身学习，才能胜任本职工作，才能成长为一名优秀医务工作者；二是发展学生的创新思维能力，传统医学是循证医学，强调证据，现代医学更强调创新，要求培养学生的反思思维和创新思维能力；三是发展学生的合作共事能力，医学工作与其他任何工作相比较，更加注重团队建设，和谐高效的医护团队建设，需要各方面人才的通力合作，同此，强调团队精神的培养十分重要；四是发展学生的科学研究能力，在药学院设立了“专业辅导员制度”，从中青年教师中选拔博士或者副教授老师担任年级专业辅导员，其主要职能是学生专业的引路人，包括专业兴趣培养、学习方法和学习策略、科研方法培训、创新团队建设等，巩固专业思想，培养药学精神和职业素养，把创新精神、创新思维和创新能力培养作为工作目标，通过组建课外科技创新团队，取得了一批国家级课外科技创新成果；五是发展学生的信息综合处理能力，开设医学文献检索和计算机辅助设计课程，把信息技术有机地融合到医学教育之中。

（五）构建了创新教育“六个实施平台”

围绕职业精神培养、专业技能训练和创新能力培养，依托“六个”创新教育平台开展了系列创新教育的改革实践。一是依托学术交流为平台，把创新素质教育、专业培养和丰富的学术前沿活动相结合，丰富的学术活动，陶冶了学生的情操，培养了学生的科学精神，激发了学生的创新思维；二是依托重大科研项这一载体，把教师的科学研究和创新素质教育结合起来，学生自愿报名参与教师的科研活动，这样学生早期接触到了科研前沿领域，促进了由被动学习到主动探索的转变；三是依托前沿学科激发创新意识、培养综合创新能力；四是依据河北省创新教育评估体系的要求，加快在专业培养方案中设立创新素质教育课程的进程，临床医学专业设立《现代医学实验技术》、药学专业设立《药学实验与技术》课程，改革临床教学，专业技能培养与临床研究相结合，培养专业技能和科研结合的创新型医学人才；五是构建校、院、系三级创新教育三级基地，鼓励学院结合专业开展丰富多彩的学术活动和创新创业实践教育活动，形成学院特色；六是借助大学生课外科技创新比赛活动，在全校范围内每年设立校级“大学生创新性实验计划”项目，2010 年以来共立项课题近 500 项，经费近 200 万元，参与学生近 2000 名。近 3 学年以来，本科生实验室开放参与人时数为 31236 人时。同时，学校被遴选为国家级大学生创新实验项目训练基地，获得第二批国家级项目大学生训练项目 8 项。

（六）建立了“七个创新教育保障机制”

创新教育的实施，离不开制度和经费的保障，为此，学校制定了相应的保障机制，包括：政策保障体系、创新教师保障体系、经费保障体系、三级创新教育基地体系、考核评估与奖惩体系、教学资源优化体系、创新教育成果转化和宣传体系。

三、医学创新教育人文精神培养的主要成果

创新教育的实施取得了丰硕成果，主要有：构建了医学人文和临床和药学两个专业创新实验课程体系；出版了医学人文社会系列教材、《药学实验与技术》（河北科技出版社出版 2013）《现代医学实验技术》（人民卫生出版社出版 2002 第 1 版，目前已更新到第五版）；取得了一批大学生课外科技创新成果。近三年，在“挑战杯”和“创青春”等大赛中，获国家级奖励 9 项、省级奖励 60 项，获得全国大学生课外学术科技作品竞赛二等奖 2 项，并在首次设立的交叉创新奖竞赛中荣获国家级二等奖，取得历史性的突破。2016 年，我校中西医结合学院 15 名大学生参加的暑期科技支农项目“医大学生乡村行，实践锻炼获真知”入选全国大中专学生“三下乡”社会实践 300 个“最具影响好项目”之一。我校学生李家璇以全省第一名的成绩荣获河北省高校“世纪之星”英语写作大赛和阅读大赛特等奖，并代表河北参加全国总决赛。

法律传播视域下高校法治宣传教育的人文化转向*

高校法治宣传教育是高校思想政治教育工作的重要组成部分,也是法治校园建设、校园法治文化建设甚至“法治中国”建设的重要一环。党中央对法治宣传教育工作高度重视,党的十九大指出,“成立中央全面依法治国领导小组,加强对法治中国建设的统一领导。”“加大全民普法力度,建设社会主义法治文化,树立宪法法律至上、法律面前人人平等的法治理念。”

在中国特色社会主义进入新时代、我国法治宣传教育工作进入“七五”时期的时代背景之下,对高校法治宣传教育工作进行重新考量,是十分必要的。法治宣传教育工作的本质是向受众传递法律知识,即法律信息,法治宣传教育的过程实际上是信息传播过程。① 因此,为转换思路、开拓视野,可以从学科交叉的角度出发,从法律传播学的角度对高校法治宣传教育工作的模式和路径进行重新思考。

一、高校法治宣传教育的模式嬗变:从知识化到人文化

法律传播,指的是传受法律信息的行为或过程,②是法律传播者通过特定符号(语言符号、非语言符号)向受众传播法律信息的过程。法律需要传播,法律传播是立法之后一个十分重要的法律运行环节。法律与传播相辅相成,二者存在天然联系,法律是传播的信息源泉,传播是法律的运动方式,法律传播与法律同时产

---

* 刘学民:河北医科大学党委宣传部。基金项目:河北省高等学校人文社会科学研究项目“‘法治河北’建设中的法律传播机制研究”(SQ171116)。

① 戴元光,金冠军. 传播学通论[M]. 上海:上海交通大学出版社,2007:154-155.

② 刘徐州. 法律传播学[M]. 长沙:湖南人民出版社,2010:6.

生,又随法律共同发展,与法律共生共存。① 法律传播的属性具有多重性。从法律所体现的国家意志、阶级属性来看,法律传播属于“政治传播”范畴;同时,从法律所体现的制度文化、社会理念来说,法律传播属于“文化传播”范畴。

数十年来,我国长期有组织、大规模地开展普法工作,高校也长期开展法治宣传教育,但是,在工作中存在的问题是经常注重于宣传法律的政治属性,而对法律的文化属性没有给予足够重视;经常把普法工作扁平化,使普法工作局限于知识讲解,尤其是简单的法条解读,而没有注重普法工作的立体化开展,没有把法律还原为国家治理理念、社会运行模式和公民现代素养;经常在普法中强调自上而下的制度赋予,而没有注意到公众为更好参与现代生活而产生的对法律资源的主体需求。总体来说,在目前的实践中,法治宣传教育工作往往只是一种知识化教育,而忽视了人文化教育;从法律传播学的视角看,法律传播在目前的实践中往往是一种“政治传播”,忽视了“文化传播”。

人文性是法治的精神底蕴。② 知识化的法治宣传教育是必要的,人文化的法治宣传教育须以一定的法律知识为基础,但仅仅是知识化教育还不够。知识化教育只能使受教育者“知其然”,人文化教育却能使受教育者“知其所以然”;知识化教育只能使受教育者掌握一定的现行法律知识,人文化教育却能使受教育者了解法律背后的法治精神,培养健全的法律意识,养成依法办事、遇事找法的法律习惯,进而在法律不断修订、新法不断颁布、立法进程不断加快、法律体系不断健全、法治社会不断完善的新时代背景下,主动学习新的法律知识,主动寻找新的法律信息以满足自己的生活需求,与社会组织保持良好信息交流和行为互动,从而与“法治中国”建设共同发展,与社会共同成长,在协同共进中实现个体与社会的共同成熟。

“人文化教育”旨在把法律意识融入个体意识,把法治精神融入人文精神,把法律素养纳入现代公民的基本素养,从人文层面把法治理念锻造为社会群体意识和集体自觉行动。从这个意义上说,在法治宣传教育中更加注重“人文化教育”,是现代社会的发展需求。

因此,在法律传播中,需要更加注重法律的“文化传播”。法律传播不仅是知识传播,更是一种人文素养的养成,一种文化意识的塑造,一种文化力量的培育。

---

① 李振宇. 法律传播学[M]. 北京:中国检察出版社,2004:3.

② 黄东东. 论法治的文化基础[J]. 河北学刊,2004(1):204.

现在,“法治文化”已经越来越为中央和社会各界所重视。2014 年,党的十八届四中全会审议通过的《中共中央关于全面推进依法治国若干重大问题的决定》指出,“必须弘扬社会主义法治精神,建设社会主义法治文化”“把法治教育纳入精神文明创建内容,开展群众性法治文化活动”“为建设法治中国而奋斗”。2017 年,如前所述,党的十九大对“社会主义法治文化”建设、“法治中国”建设提出了新要求。可以说,以“法律文化传播理念”为借鉴,着重开展人文化法治宣传教育,实现从单一的知识化教育到丰富的人文化教育的模式转变,是新时代法治宣传教育的合理思路。

二、高校法治宣传教育理念的人文化:主体性教育

开展人文化法治宣传教育,需要树立“主体性教育”的教育理念,始终关注人的成长与发展。“文化传播是实现人的全面发展的关键性要素,这种文化传播主要是通过教育来完成的”。①

文化传播要促进人的全面发展,需要以人为中心,以受众为中心,在法治宣传教育中,需要以受教育者为中心。受众是传播活动的信息接受者,是信息流动的最终目的地,是传播链条的重要环节,也是传播过程得以存在的重要前提和条件,同时,受众还是传播效果的评判者,没有受众的反应和评价,就不能真正了解传播的效能和效率,因此,受众实际上决定了传播活动的基本方向。② 传播学注重受众分析和受众研究,主张树立“受众意识”。传播者应当深入了解受众,知道他们的所思所想,只有针对不同受众的不同需求做出恰当的选择,才可能使传播有的放矢。③ “使用与满足”理论认为,受众是有着特定“需求”的个人,他们之所以接触媒介,是基于特定的需求动机,使自己的特定需求得到“满足”。④ 因此,为了达到传播效果,吸引受众,法律传播者应当从受众的需求出发设置传播内容、选取传播方式。

与此相应,在法治宣传教育中,应当树立主体性教育理念。所谓主体性教育,是指通过启发、引导受教育者内在的教育需求,创设和谐、宽松、民主的教育环境,有目的、有计划地组织、规范各种教育活动,从而把他们培养成为能自主地、能动

① 庄晓东. 文化传播:历史、理论与现实[M]. 北京:人民出版社,2003:98.

② 庹继光,李缨. 法律传播导论[M]. 成都:西南交通大学出版社,2006:213.

③ 廖梦君. 现代传媒的价值取向[M]. 长沙:湖南人民出版社,2005:9.

④ 胡正荣,段鹏,张磊. 传播学总论[M]. 北京:清华大学出版社,2008:226.

地、创造性地进行认识和实践活动的社会主体。主体性教育主张,人是主体性教育的出发点,自由、自觉的活动是个体主体性发展的决定性因素。主体性教育的目的是增强受教育者的主体意识,发展受教育者的主体能力,培养受教育者的主体人格。① 具体来说,在法治宣传教育中坚持主体性教育,需要从教育内容、教育方式两方面入手,对教育内容、教育方式同时进行人文化改造,这样才能达到预期的法治宣传教育效果。

三、高校法治宣传教育内容的人文化:选择性、个体性教育

从文化传播的角度来看,"文化选择"是一个十分重要的概念和原则。对于传播者来说,选择即把关,传播者总是从广泛的、超过传送内容的信息中进行选择,决定把哪些信息传送给受传者,并控制着信息的流量与流向;对于受传者来说,选择即满足,在信息洪流中,受传者只选择自己关注、与自己有关、能满足自己对信息的渴求的信息来接受。因此,传播者要尽可能方便地使受传者获得他们最关心的传播内容,从而使他们获知信息内容的欲望得到最大的满足。② 这与"使用与满足"理论是相通的。因此,为了达到传播效果,吸引受众,法律传播者应当从受众的需求出发设置传播内容。

(一)高校法治宣传教育中的"选择性教育"

与"文化选择"理论和"使用与满足"理论相对应,在高校法治宣传教育中,应当实施"选择性教育"。选择性教育要求根据学生群体的需要来设置教学内容。这里的学生群体,在不同教育场域中有不同含义,可以指不同专业的学生,也可以指不同年级的学生,甚至不同性别的学生。高校法治宣传教育要想达到实际效果,必须满足不同群体的学生的实际信息需求,向学生传播"有用"的法律信息。显然,这类法律信息更容易激发学生学习的主动性。

具体来说,对于不同专业的学生,要开设相应的专门法律课程,例如医事法(卫生法)、金融法、体育法、广告法、建筑法、科技法、国际贸易法等;对于不同年级的学生,要突出法治宣传教育的重点内容,例如对于大一新生,注重传播人身财产安全、预防电信诈骗和网络诈骗等法律知识,对于即将毕业学生,注重传播求职就业、劳动合同等法律知识;对于不同性别的学生尤其是女生,可以开设相应的法律

---

① 张天宝. 试论主体性教育的基本理念[J]. 教育研究,2000(8):13-18.

② 杜旭华. 文化传播学概论[M]. 山西经济出版社,2009:83-84.

选修课或法律讲座。对于教职员工群体进行法治宣传教育，也可以根据教职员工的岗位、行业、年龄、性别的不同，开展有针对性的法治宣传教育活动。

（二）高校法治宣传教育中的"个体性教育"

在选择性教育的基础上，可以更进一步，针对学生个性法律需求，开展"个体性教育"。很多时候，人们会结合自己的经历、亲友的经历、自己的兴趣爱好、自己的信息关注点，产生不同的法律需求。在法治报告会结束后，很多学生会积极踊跃向法律专家提出自己在法律方面的困惑，这就是学生个性化法律需求的一个例子，而法律专家的答疑，就是个体化教育的生动展示。法律咨询会亦然。除了法律答疑、法律咨询，个体化教育还有更为制度化和常态化的开展方式，即自主式学习。

在法治宣传教育中，"自主式学习"的主要模式可以分为三个环节，即"自主学习—知识把关—知识拓展"。具体来说，其学习过程为：首先，以法律课堂或学习小组为基础，鼓励学生选取自己感兴趣的法律问题，然后利用线上线下法律资源，主动查找相应法律信息，主动学习相应法律规定；其次，经过主动学习后，由每个同学提交学习报告，由教师进行审核、指导，对其中的讹误之处予以指正，并督促学生继续查找法律信息，开展进一步自主学习；最后，在法律课堂上或学习小组中，由每个学生作学习汇报和知识分享，或者，以学生自主选择的法律问题为依据，组织对某类法律问题有相似兴趣的学生进行集体交流，并由代表性学生作学习汇报和知识分享。

"自主式学习"的个体化教育方式，有助于充分激发每一个学生的学习兴趣。虽然在现实生活中并不是每一个学生都是具有主动性、求知欲、行动力的完美的自主学习者，但是这种自主式学习，确实比单纯的法律课堂更能覆盖更多学生的个体需求，比法律课堂具有更高的知识到达率。不过，这种学习方式不仅对学生提出了更高要求，需要注意的是它对教师也提出了更高的要求——为了避免学生在自主学习中产生知识讹误，教师需要具备较高的、扎实的法律知识功底，需要对学生给予有效的指导，第一时间纠正学生的知识错误，以满足自主式学习的教学需求。

四、高校法治宣传教育方式的人文化：实践性、生活性教育

文化具有生长性。法治文化作为文化的重要类型，同样具有这一属性。"文化体现的是一种有机生长和培育机理性质……人类社会中的文化不是事实上给

定的或逻辑建构的，而是通过复杂的社会过程建立和培育起来的。”“法治文化培育机理寄寓于人们日常生活世界与实践理性之中。”“法治文化寓于生活，贵在实践、经验和积累。”①与此相应，文化传播的过程不应是事实上给定或逻辑建构的，文化传播过程是在传受双方之间的互动中完成的。互动性是文化传播的一种固有属性。传播学学者认为，文化传播是人们社会交往活动过程产生于社区、群体及所有人与人之间共存关系之内的一种文化互动现象。② 还有学者认为，文化传播活动是人类最重要的社会行为之一，是人不可缺少的社会交往活动。③ 可见，文化传播本身就是一种文化互动现象，是社会交往活动。“接受美学”理论尤其注重互动的重要性，该理论认为，受众与传播者共同参与文本的解读，④文化传播的影响力源于大众性的参与互动。⑤ 文化传播的模式，体现的是交互主体性或主体际性，任何文本意义都存在于传播者与阐释者（受众）的关系场中，具有场依存性。⑥

高校法治宣传教育作为法治文化的传播途径，也应当注重互动性、参与性，使法治文化的传播生动起来。这与法治的基本精神也是相通的。法治的生命力在于实践，而不仅仅在于文本，同样，法治宣传教育也需要更加注重实践性、生活性。高校法治宣传教育应当给受教育者提供接触法律生活的方式和途径，仅仅是法律文本、法律精神的枯燥讲解，难以有效传播法治理念，鲜活的体验式、实践性的法律教育方式，是我们需要加强的行为导向途径。

（一）高校法治宣传教育中的“实践性教育”

法律具有实践品格，实践性教育可以实现法律规则与社会现实的结合。⑦ 实践性教育是法治宣传教育的重要一环，“通过参加法治社会实践，使学生能了解法律对社会的作用、影响，了解法律的社会价值，了解法律对自身的教育意义。”⑧因此，在高校法治宣传教育中，要开展“实践性教育”，使师生员工真实体验到现代法

---

① 魏建国．法治文化：特质、功能及培育机理分析［J］．社会科学战线，2012（6）：210－211.

② 周鸿铎．文化传播学通论［M］．北京：中国纺织出版社，2005：18.

③ 杜旭华．文化传播学概论［M］．太原：山西经济出版社，2009：14.

④ 王光艳．文化传播与媒介研究——基于历时性与共时性的考察［M］．武汉：华中师范大学出版社，2016：9－10.

⑤ 陈默．媒介文化传播［M］．北京：中国传媒大学出版社，2016：124.

⑥ 庄晓东．文化传播：历史、理论与现实［M］．北京：人民出版社，2003：62－63.

⑦ 蒋建湘．法律的实践品格与法律教育的实践途径［M］//徐祥民主编．以培养卓越法律人才为目标——法律人才培养模式改革论集．北京：中国法制出版社，2015：203.

⑧ 谢冰松．论高校法律文化建设［J］．甘肃社会科学，2004（5）：166.

律生活。为此,需要设计可接触、可参与的社会性法律实践活动,这些活动应当避免单一的形式和对课堂讲授的过度依赖。

一是可接触式法律实践活动。可以组织师生员工旁听法庭审理、调解等社会纠纷解决过程,组织法官、检察官、律师、公证员等举办现场法律咨询会,结合师生员工关注的法律问题,解答其法律疑问,提高师生员工对司法实践过程和法律实施环节的了解程度。

二是可参与性法律实践活动。可以举办模拟法庭,使学生参与到法庭审理中来,真切体验法律实施过程,也可以组织师生员工参与法律公益活动,开展法治社会调查,组织师生员工参加法律社会热点问题讨论会、专题辩论会等,提高师生员工参与实际法律生活、分析现实法律问题的能力。①

(二)高校法治宣传教育中的"生活性教育"

在高校法治宣传教育中,除了"实践性教育",更要开展"生活性教育",要把法治宣传教育融入到师生日常生活中。

在微观层面,高校可以开展"践行规则、践行法治"活动。在社会生活中,存在种类繁多的社会规则,但是无论是法律,还是道德,抑或是风俗习惯,总有一些最为基本的行为规则,它们几乎是不言自明的,存在于各种社会规则之中,以一种大多数情况下的隐性状态引导着社会主体的行为。例如,"诚信行事",即是一项基本的社会规则,不论是从法律上来讲,还是从道德上来讲,或者从风俗习惯上来讲,不论是对合同的完全履行,还是对普通诺言的严格遵守,或者是对乡规民约、善良风俗的尊重与遵从,都在实质上指向同一个行为要求,即信守承诺,它要求我们有约必行,有诺必守。② 高校应当在受教育者中广泛开展基础规则实践活动,鼓励学生积极践行基础社会规则,从最基本的"诚信考试""尊重他人""文明乘梯""感恩回报"甚至"光盘行动"做起,促进基础社会规则的内化,使之成为学生的自然行为。③

在宏观层面,高校要不断加强法治化建设,以实际行动落实依法治校的各项

① 温进坤. 高校德育创新与发展成果选编:河北医科大学卷[M]. 北京:人民出版社,2012:63.

② 刘学民. 和谐社会构建中的社会纠纷解决——制度与利益的双重视角[J]. 华中师范大学研究生学报,2007(3):5-9.

③ 教育部高等学校社会科学发展研究中心. 大学文化传承创新研究:第4辑[M]. 北京:新华出版社,2015:309.

要求。例如,不断完善内部治理结构,建设现代大学制度;提高学校治理水平,建立健全以大学章程为统领的学校制度体系,建设学校良好制度文化;增强校规校纪的合法性,贯彻程序正义等法治理念,提高学生在校规校纪制定、执行、修订中的参与性等等。通过这些举措,不仅可以为师生营造一个良好的发展环境,建设校园法治文化,提高师生法治素养,还可以进一步提高办学水平,促进学校健康发展。

总之,通过法律传播的视野重新审视高校法治宣传教育工作,促进高校法治宣传教育实现从知识化到人文化的模式转变,在教育理念上树立主体性教育理念,在教育内容上实施选择性教育、个体性教育,在教育方式上实施实践性教育、生活性教育,对高校法治宣传教育工作大有裨益,有助于引导师生树立正确的法治观,培养师生良好的法治素养、理性的法治意识、科学的法治理念,促进师生成为遵守基本社会规则、熟悉法律运行过程、具备法律思维方式、善用法律行为规范、自觉践行法治理念和法治精神的现代社会公民。

临床医学专业学生人文社会科学素质培养研究*

一、加强医学生人文社会素质教育的必要性

(一)新的医学模式要求生物学、心理学、社会科学并驾齐驱

医学模式是在医学的发展和实践活动中逐步形成的,是医学科学发展的历史总结,也是医学科学思想的高度概括。其受不同历史时期哲学思想、医学的发展水平、人们对健康和疾病的认识状况的影响和制约,逐步形成了观察和处理医学领域中有关问题的基本思想与方法。在原始社会,由于人们对自然界认识的局限,医学与迷信交织在一起,人们对疾病、健康的认识是超自然的,认为神赐生命与健康,巫医、巫术流行;到了奴隶社会,人们用自然哲学观看待疾病和健康,认为医生所医治的不是病而是病人,第一次把疾病与健康同人类出生后的自然环境和社会环境联系起来。这一时期一些医学基础学科出现了,包括希波拉底四体液学说、解剖学、生理学、中国阴阳五行学说等,但主要还停留在经验医学水平上,尚未上升到理论的高度。到了欧洲文艺复兴时期,由于受到第一次工业革命的影响,这一时期的医学把人看成是自己发动自己的机器,认为人得了疾病是机器故障或失灵,需要维修和完善,这为近现代器官移植和生物医学工程提供了理论基础。同时,这一时期的基础医学有了很大发展,哈维发现了血液循环,器官病理学、细胞病理学及微生物学相继创立,这时的医学观察人体是机械片面的,忽视了人的生物复杂性和社会属性。到了18世纪末19世纪初,随着生物医学的不断完善,生物科学体系形成,医学科学有了很大的发展。这一时期的医学观认为任何疾病都可以找出

* 朱梦楚:河北医科大学医学技术学院;朱德荣:河北医科大学药学院;袁培行:河北医科大学纪委、监察处;赵俊峰:河北医科大学临床学院;王培宏:河北医科大学医学技术学院。

确定的生物的或物理、化学的特定原因,并能找出特定的治疗手段。认为宿主、病因、环境三者处于平衡状态与否决定人的健康与疾病。由于对精神病、心因性疾病、功能性疾病找不到生物致病因子,从而促进了医学模式的更新。

美国罗彻斯特大学医学院精神病学和内科学教授恩格尔(O. L. Engel)在1977年《科学》杂志上发表了题为《需要新的医学模式,对生物医学的挑战》的文章,批评了现代医学即生物医学模式的局限性,指出这个模式已经获得教条的地位,不能解释并解决所有的医学问题。为此,他提出了一个新的医学模式,即生物—心理社会医学模式。医学模式的转变推动了医学教育教学的改革,在培养目标、课程体系、教育教学模式等方面都更加注重人文社会学科的地位和作用,要求医学教育必须加大人文社会学科的比重,并强化人文社会学科向医学渗透。从而提供了发展综合医学教育的理论依据。

(二)医学科学社会化趋势要求加快强医学生人文社会素质教育

医学的社会化推动了医学与人文社会学科的相互渗透,更加重视把人文社会科学的理论和方法应用到医学教育中来。主要通过两条途经来加强医学与人文社会学科的联系。一是通过人文社会科学主动向医学领域渗透。二是医学科学主动与人文社会科学交汇。医学科学的社会化形成了《社会生物学》《医学社会学》《社会医学》《医学法学》《医学人类学》《医学美学》《医学哲学》《医学文化学》《卫生经济学》《卫生人口学》《医学心理学》等学科。这些学科的形成和发展,推动了医学的革命,为医学研究和进步拓展了广阔空间。

(三)卫生观的转变要求加强对患者的医学人文关怀

随着人们对健康要求的普遍提高,人们普遍要求延长寿命,增进健康,充足营养,舒适住房,讲究的衣着,心理平衡。温饱时期对健康的主要要求为:有医有药,防病治病,生存兼发展;小康时期对健康的主要要求为:预防保健,身体健康,以发展为主;中富时期对健康的主要要求为:身心保健,延年益寿,发展兼享受;富裕时期对健康的主要要求为:身心健全,环境和谐,以享受为主。

健康卫生观的转变带来了"主导""中心""基础""重点""依托"及"目标"等一系列变化,具体表现在:从以疾病为主导转变为以健康为主导;从单个患者为中心转变为各种群体以至全人群为中心;从以医院为基础转变为以社会为基础;从诊断治疗为重点转变为预防保健为重点;从主要依靠医学科技和医疗卫生部门自身转变为依靠众多学科和全社会的参与;从疾病防治与身心健康转变为目标向身心健全及其与环境的和谐一致为目标;对人的认识由生物层次深入到心理和社会层次；对人的属性由自然人上升到社会人；对疾病的本质由生物本质上升到社会本质；思维方式由分析到综合。

（四）中国医学教育改革和发展纲要明确了人文社科教育要求

卫生部、教育部于2011年7月17日联合印发了中国医学教育改革和发展纲要，在纲要第5条第6项中指出："医学教育具有社会性、实践性和服务性的特点，医学研究与服务的对象是人，在医学教育过程中必须加强文、理、医渗透和多学科交叉融合，把医德与医术的培养结合起来，加强综合素质培养；……根据自然科学、人文与社会科学、医药科学的发展趋势与卫生服务的需求，积极改革课程体系、教学内容、教学方法，确立以基础理论、基本知识、基本技能为重点的教学内容，积极吸纳反映医学模式、卫生服务模式转变所必需的各种新概念、新知识、新技能，注重课程体系的整体优化。……要结合实际形成各医学院校自身的特色，形成具有中国特色的、多样化的人才培养模式。促使学生综合素质提高，创新精神加强，个性得到发展。"因此新世纪加强医学生人文社会素质教育势在必行。

（五）医学生职业精神的评价要求学生具有很高的人文社会素养

医学生职业精神的培养是医学教育的重要目标之一，优秀的职业精神包括：职业兴趣、职业理想、职业规划、职业投入、职业奉献、职业成就、职业创新。医学教育除了培养作为医生所具有的基础理论、基本技能和临床治疗能力外，更应注重职业精神的培养。而职业精神的培养，离不开人文社会科学的理论与方法在医学教育中的具体应用。加强医学生的人文社会科学教育，可有效激发学生职业精神的形成与发展，从而为社会输送优秀的医务工作者。

（六）医学领域的新挑战需要寻求人文社科科学的支持

近几十年来，由于医学高新技术的广泛应用，医患沟通与交流急剧减少，以追求特异性诊断和治疗为目标的现代医学在对付慢性病、老年病方面成效受限，医疗保健服务市场化、费用的上升、病人权益意识的增强，使医学面临着社会、伦理、法律的问题尤为突出。医学是以人为服务对象，人性化的诊疗服务是基于人文精神的关怀、诊疗服务技术的正确选择、以病人费用等方面的综合考虑。作为医务工作者，只有在掌握一定人文社会科学知识的基础上才能提供最优质的、充满人文关怀的诊疗服务，才能避免或者减少医患冲突的发生。

（七）心理健康服用需要大量的拥有丰富临床心理经验的医生

国家卫生计生委等22个部门近日共同印发我国首个针对加强心理健康服务的宏观指导性文件（国卫疾控发〔2016〕77号），提出加强职业人群、老年人、妇女、儿童、残疾人等重点人群心理健康服务。《意见》提出，坚持预防为主、以人为本，党政领导、共同参与，立足国情、循序渐进，分类指导、规范发展的原则，要求到2020年，各领域各行业普遍开展心理健康教育及心理健康促进工作，全民心理健康意识明显提高；到2030年，符合国情的心理健康服务体系基本健全，全民心理健康素养普遍提升。针对职业人群工作压力大、职业倦怠比例高的现状，意见要求各机关、企事业和其他用人单位制定实施员工心理援助计划，为员工提供健康宣传、心理评估、教育培训、咨询辅导等服务。为处于特定时期、岗位、经历特殊事件的员工，提供心理疏导和援助。意见要求各级政府及有关部门通过培训专兼职社会工作者和心理工作者等途径，为重点人群提供心理辅导、情绪疏解、纠纷调解等多种形式的心理健康服务。为实现这一目标，需要大量的拥有心理学丰富理论与实践能力的临床医生。因此在临床专业学生中开展心理服务能力的培养是十分重要的。

二、加强人文社会素质教育教学的有效途径

（一）把人文社会科学素养的培养贯穿于医学教育的全程之中

在培养方案的制定中设定人文社会学科群，构建人文社会学科课程体系，形成了自然科学、人文社会科学和医学科学并重的格局。为加强人文社会学科建设，由我校社科部边林主任主编了《当代医学心理学》《当代大学生心理健康教育》《当代医学法律基础》《当代医学伦理学》《当代医学导论》人文社会学科系列教学丛书。丛书的出版为奠定了我校人文社会学科在医学教育中的重要地位。

（二）精心构建人文社会学科必选课程与选修课体系

在医学课程体系中设立人文社会学科与医学交叉渗透学科群，把人文社会学科的理论和方法应用到医学的研究中来。在必修课中，开设了《大学生心理健康教育》《医学伦理学》《医学心理学》《护理伦理学》《护士礼仪与美学》等人文科学类课程和《卫生法规概论》《中国医学史》《大学生职业发展与就业指导》等社会科学类课程；在选修课中，构建了一个涵盖理论类课程、赏析类课程、实践类课程等三大课程板块的人文社科选修课程体系，内容涉及历史文化、文学艺术、中医中药、信息技术、军事理论、体育健身、饮食营养等多个科目。这些课程均被纳入教学计划并计入学分，严格管理，规范教学，为陶冶学生的高尚情操、提升学生的人文素养起到了重要作用。

（三）专业课程中明确人文精神培养的教学目标

在各门课程的教学中要求教师把人文关怀、人文精神、创新思维等渗透到每一章节的教学中。在前期基础学习阶段和临床见习中，安排一定的学时，让学生早期接触社会、早期接触病人。不定期开展了社区医疗实践、社区调查、敬老院关怀老人、危重病人照顾、贫困地区送医疗送温暖活动，以增强学生对社会的了解，增进对病人的感情；临床学习阶段，引导学生正确认识市场与医疗服务的关系，在选择诊疗方案时，尽量考虑病人的经济、心理和文化背景，强化保护病人隐私意识，把人文关怀渗透到临床教学的每个角落。

（四）打造文化品牌活动，营造文化校园

学校长期开展人文社会科学类学生活动，形成了一批品牌活动。多年来，学校举办了"医术人生"现场访谈、"追寻成功校友的足迹"系列报告会、"感受身边的榜样"巡回报告会以及"博士论坛""青年论坛"，举办"掬恩·翱翔"晚会，用身边医学大家和模范人物的先进事迹为大学生成长导航；开展"高雅艺术进校园"活动，多次邀请国家京剧院、河北省话剧院等文化艺术团体到校演出；邀请全国英模巡回报告团、省见义勇为英雄事迹报告团等来校作报告。同时，学校积极发挥大学生主动性，建立了涉及文学、艺术、学习、公益、心理、体育、军事等人文社科领域的学生社团60多个。

三、几点思考

医学科学从来都不是一门与社会、文化无关的纯自然科学，医学与社会、文化相连结。① 人是自然人，具有自然属性；人又是社会人，所以人同时具有社会属性。② 此外人又是有思想、有思维的，具有意识属性。医学作为研究生命与健康的科学，其中，健康就包括了身体健康、心理健康、道德健康和社会健康。因此，医学不仅要研究疾病发生发展的生理机制和治疗方法，而且要研究人是如何适应社会而获得生存的；不仅要研究生物致病因素，而且要研究心理、社会因素如何致病的。在医学临床过程中，重视病人应对疾病过程中的心理感受、心理需要叙说，已成为临床人文关怀的有效途径。通过文学作品描述病人的疾苦，理解生命的价

---

① 段晓宏等．试论人文社会学科在高等医学教育中的地位和作用[J]．中国医学伦理学，2001(4)：40－43.

② 中国自然辩证法研究会医学哲学专业委员会．关于加强高等医学院校人文社会医学教学与学科建设的建议[J]．医学与哲学，2003(3).

值,反映当时的医疗保健状况和人们的生命观、死亡观、健康观、疾病观。2001 年,美国哥伦比亚大学内外科医学院的临床医学教授丽塔·卡蓉提出了"叙事医学"这一新名词,标志着文学与医学进入叙事医学时代。在上海北京一些医学院校已在本科生中开展了叙事医学的实践,取得了很好的效果,改善了医患关系。因此,在现代医学教育中,重视医学文化社会学科的教育,对医学人才的人文精神培养和人文素养的提高具有重要意义。

微信公众号在医学生人文教育中的应用探析*

一、医学人文教育重要意义及面临的现状

医学人文教育是指医学院校在教育和教学过程中,针对医学生有效地开展人文教育,使得他们在获得医学专业知识的同时,能够得到人文素质的提升,从而养成良好的医学职业道德。培养医学生人文情怀可以更好地构建和谐的医患关系,让更多的人文关怀融入到服务患者中。

从复旦大学医学院研究生投毒案件到医院医生收受红包,医学人文教育缺失的案例层出不穷。这种人文素养的缺失有可能会渗透在从医学生到医生的每一个环节。从长远来看,只拥有精湛的医术,但缺乏人文素养的医生或许可以走得很快,但是未必走得很远,也不可能称得上是个好医生。

就目前现状来看,我国的医学院校本科学制大部分为五年制,而且课程设置较多,学业繁重,医学专业知识的记忆、背诵占据了大量时间,没有更多的精力和时间去接触和学习人文方面的知识。另一方面,从学科背景来看,医学院校的学生大多都是理科生,他们接触的人文知识本来就少,加之大学里人文类课程设置少,导致他们在人文教育方面与其他学科背景的学生形成“知沟”(知识鸿沟),这种“知沟”会随着陈旧的医学教育体系而逐渐扩大。

当前,我国医学类院校人文教育应考虑以下几个问题:第一,医学生没有培养起主动接触人文知识的习惯,人文意识淡薄。医学类院校只要求学生专业课成绩,而忽略了医学人文教育。第二,医学院校的人文教育没有形成系统,不够连贯,简单地人文教育也没有深入到学生内心。第三,在教学方法上,形式和手段都

* 王学嘉:河北医科大学党委宣传部。

比较陈旧和落后,现有的教材不能满足学生追求大众文化的需求。第四,在师资配备方面,一般的医学院校没有成立专门的医学人文教研室,大都从属于社科部或马列教研室,而且也面临着缺少这类人才的境遇。

二、微信公众号对医学人文教育的影响

在日新月异的信息社会,随着移动信息终端和飞速发展的网络技术逐渐普及,越来越多的医学生开始“触网”。微信公众号已经成为医学象牙塔里的学生监视外界环境的重要平台。传播学奠基人之一拉斯韦尔曾对大众传播媒介提出了“三功能说”——环境监视、社会协调、社会遗产传承,这其中的“环境监视功能”指的就是这种类似于医学生通过微信新媒体传播媒介来了解和把握并适应环境的变化,从而保证自己的生存和发展的现象。

大学阶段,是医学生培养人文素养的重要阶段,是人格塑造和医德建构的一个重要的社会化过程。这个阶段,也是医学生接触微信新媒体较频繁的时期。处在同一阶段的传播内容和传播渠道,必将产生新的组合呈现在医学生面前。

(一)正面影响

1. 传播正能量,树立行业新风。现如今,医学院校都有自己的官方微信公众号,学校可以通过公众号发布一些典型人物、典型事迹,让医学生们看到自己行业的正能量,帮助他们树立正确的价值观和职业观。这其中的典型,具有很强的“接近性”,更加拉近了他们的心理距离,从而在日后对微信公众号产生很好的“媒介印象”,在构建医学人文素养时会首先选择微信公众号。

大众传媒具有“社会行为示范”的效果,它可以将偏离公共道德和社会规范的行为公诸于世,从而引起公众普遍的社会谴责,将违反这种规范和道德的人置于强大的社会压力之下,可以有效起到强制遵守社会规范的作用。微信具有这项功能,主要是因为它具有公开性的特点,它通过将发生在医学界的不规范现象公诸于世,加之微信朋友圈的传播力度之大,从而会使得医务工作者有效规范自己的在实际工作中的语言和行为,提高对生命的敬畏感和对职业的崇敬感,树立医学行业新风。

纵览许多国家重量级媒体及医学院校开设的微信公众号,一般都有“健康频道”,都会推送一些名医大家妙手仁心的典型事迹,或者乡村医生坚持服务基层的生动事例,从而使得医学人文教育摆脱了传统的刻板说教形式。

2. 发布新动态,凝聚行业共识。现代医学面临着人类重大的健康问题,需要

更多的学习和创新,需要团队的合作及资源的有机整合,这很大程度上取决于主要管理部门与行业协会的协调管理。在过去,主管部门和行业协会也没有一个专门的平台可以集中、快捷地发布信息,只能通过文件的形式来上令下达。

目前,主管部门和行业协会也通过微信公众号平台,权威、及时地发布新动态,从而使得一些新政策、新规定、新业务等信息能够快速传播给医务工作者,有效利用了信息的"共享性"特点。

医学人文教育的内容要与时俱进,微信新媒体几乎能够保持信息的新鲜性,让受众学到最新的行业规范,从而凝聚形成行业共识。

在微信"添加朋友"里搜索"医学人文",会出现很多结果,比如中国医学人文、医学人文社、医学与人文等等,这些基本上就是医学专业的主管部门或者行业协会主办的微信公众号。

3. 交互性强,解决诉求意愿。传统的医学人文教育采取的方式就是"一对多",老师是主体,学生是客体,学生就是被迫接受知识的对象,而且授课形式单一,让学生觉得很枯燥。微信新媒体利用"交互性强"的优点,能够有效得到学习人文教育中的情感诉求和发展意愿,这就可以促使在今后传播知识时有效改进内容或渠道。

这种交互性体现在医患关系中,那就是开设医患沟通专门的栏目,传播一些注意事项和实用技巧,同时也能收集到患者对于医生的意见建议,从而使得医生能够快速改进工作做法,将更多的人文关怀融入到病人中。

(二)负面影响

1. 信息污染严重。微信信息纷繁复杂,各种良莠不齐的信息充斥着医学生的视野,使得他们难辨真假,以致于思想和行为混乱。复旦大学医学院发生的投毒案件的主谋者就是受到网络暴力等信息的干扰,从而酿成了惨案。

2. 弱化人文关怀。微信这种新技术本身没有好与坏之分,但是如何利用这种工具却能产生不同的效果。微信不断推出的新功能,使得医学人文教育改变了固有的教育方式,从线下走到了线上,微信信息的"议程设置功能"也使得医务工作者都想成为微信宣传的"典型",以致于大家盲目崇拜这种技术的吸引力,而忽视了现实生活中真正的人文关怀。

三、"河北医科大学"官方微信公众号对医学人文教育的作用——基于"使用与满足"理论的个案分析

"使用与满足"理论是一种受众行为理论,把受众成员看作是有着特定"需求"的个人,把他们的媒介接触活动看作是基于特定的需求动机来"使用"媒介,从而使这些需求得到"满足"的过程。受众因社会环境和个人因素,会产生各种各样的需求,他们会选择接触媒介来满足。从这个角度讲,"河北医科大学"公众号之所以能吸引大量受众,说明其在一定程度上满足了受众所需。

首先,"河北医科大学"微信公众号推送的内容满足了受众最基本的获取信息、监测环境的需求。自然与社会环境是不断变化的,只有及时监控、了解、把握并适应内外环境的变化,人类才能保证自己的生存和发展。"河北医科大学"微信公众号正是通过一对多的"广播式传播"或"深度传播",将推送的内容高效、精准地传达给受众,消除受众对周围社会的随机不确定性。例如"河北医科大学"微信公众号以师生员工类信息居多,这就能够让受众了解到自己所处的周围环境,从而起到了解、把握学校内外环境变化的作用。

其次,"河北医科大学"微信公众号推送的内容营造出了一个良好的舆论空间,满足了受众获取学校发展信息、参与学校建设的需求,同时也满足了受众可以反馈的需求。"河北医科大学"微信公众号和《河北医科大学》校报一样,都是河北医大的主流媒体,代表了河北医大的声音。两者在获取学校发展信息方面,几乎没有差别。但是,"河北医科大学"微信公众号推送内容比较活泼,没有《河北医科大学》校报那样严肃,而且微信公众号为受众构建了一个良好的反馈渠道,受众在看完当天的推送内容之后,立马可以做出评论或留言。这样就形成了受众参与学校建设的一个平台,通过这个平台,受众可以直接在微信对话框中发表自己的看法和意见,通过媒介让学校及时听到自己的声音。

再次,"河北医科大学"微信公众号满足了受众对日常学习工作生活服务信息的获取需求。例如"还有87天就要考四六级了！怎么有效备考?""医患关系如何化解？小编为你支招"等信息,都为医大人提供实用的、有效的生活信息,满足他们基本的个人生活需求。

最后,"河北医科大学"微信公众号满足了受众身心愉悦的享受。微广播、原创歌曲、朗读、照片欣赏等方式,都让受众利用闲暇时间来欣赏身边的美,既传播了医大正能量,又让受众感受到人文知识的熏陶,起到愉悦和放松的作用。

四、医学院校利用微信公众号开展人文教育的建议

医学人文教育缺失是众多医学院校的短板,应该在医学生入学的第一课就加上医学人文的学习内容,做有人文方法、人文素质的医生。

(一)讲好身边故事,传播好声音

发生在本校或者身边的典型医务工作者是医学院校人文教育的重要内容,微信公众号在传播上不受版面的限制,可以做深度报道,将这些典型继续挖掘,向受众呈现出他们“背后的故事”,以引起受众心理上的共鸣,并为他们树立榜样。可以说,医学界是最容易出典型人物的一个领域,“白衣天使”本身就是一种光环的象征,医学院校微信公众号的出现不仅拉近了师生与身边榜样的距离,也使榜样的形象更加鲜活,增加了受教育者的心理认同,发挥了身边榜样的育人示范作用,潜移默化中对医学生进行了医德教育。

(二)充分挖掘学校历史,传承校史文化

每个学校都有自己独特的历史,每个发展阶段也都会呈现出不同的特征。校史文化是高校的历史文化沉淀,对大学生人文素养的培育和塑造有重要的作用。微信公众号可以连续推出系列报道,将校史文化以图文并茂的形式呈现在受教育者面前,改变了以往的传播形式,使得陈旧的历史“活起来”,让医学人文教育更加具体化、生活化、形象化,增强受教育者的学习兴趣。

(三)多让受众参与,体验“有温度”的活动

人文教育的核心就是“以人为本”,要更多地让受众参与。除了日常的微信后台留言,应该更多推出一些线上与线下的互动活动,这样不仅能够巩固微信公众号的知名度,也能深化微信公众号与受众的实质性联系,有效提升用户粘度。通过在校园微信公众号上发起各类特色活动,丰富了学生校园文化生活,提高了学校美誉度,同时增进了师生爱校、荣校、兴校的情怀。这些“有温度”的特色活动,可以让参与者感受到很强的人文关怀,寓教于乐,可以起到很强的教育效果。

浅议医学生院校教育阶段医事法学教育存在的问题及对策研究*

基于"依法治国,建设社会主义法治国家"的基本治国方略,依法治医、行医是新时期素质教育对医学生提出的基本要求和殷切期望。本科医学院校教育既是医学教育连续体中第一个阶段,也是最基础最重要的环节。完善的医学教育体系有助于培养具有初步临床能力、终身学习能力和良好职业素质的医学毕业生。由教育部、卫生部委托中国高等教育学会医学教育专业委员会根据我国医学教育的实际情况,参照国际医学教育标准,研究制定的《本科医学教育标准——临床医学专业(试行)》中明确规定了医学生的职业培养目标,包括"树立依法行医的法律观念,学会用法律保护病人和自身的权益"。可见高等医学院校是培养良好医事法学素养的医学生的首要教育阵地。然而,医学院校对学生的医事法学教育明显滞后于专业教育,这种教育倾斜并不利于我国医学技术的持续性发展。

一、"健康因子":医事法学教育在院校教育中的重要地位

(一)从社会现象谈医事法学教育的重要性

卫生计生委于去年公布了一批涉医违法犯罪的典型案例,其中包括故意杀人案、故意伤害案、寻衅滋事案、聚众扰乱社会秩序案。暴力杀医、伤医等犯罪行为给医务人员的人身安全造成了严重威胁,扰乱了正常的医疗秩序,挑战了人类的良知和底线。作为仅仅拥有医学专业知识的学生及医务工作者,在面对法律界限等问题上会因为缺乏医事法学教育的培养而触碰法律的红线,或者不能有效地保护自己,从而造成不可挽回的局面。可见,在医学教育的第一阶段,加强医学生对

* 续梦雅:河北医科大学基础医学院。

医事法学的认识,培养其医事法学素养及法律思维已是大势所趋,也是题中应有之义。

(二)从医学史的视角谈医事法学教育的重要性

古代西亚乌尔第三王朝创始者乌尔纳姆颁布的《乌尔纳姆法典》是历史上最早的成文法典。法典中涉及的奴隶制度、婚姻、家庭、刑法等规定对后世立法产生了重要影响。早在4000多年前的古代法律就根据不同人的受损害程度规定了相应的赔偿制度,这可谓是医学赔偿的前身。

西亚的幼发拉底河和底格里斯河中下游地区在公元前5000—前4000年产生了最早的苏美尔文明,诞生了人类历史上现存的第一部比较完整的法典——《汉谟拉比法典》。法典的制定者汉谟拉比国王非常重视法律建设,自继位之日起就立志要"依法治国"。《汉谟拉比法典》不仅涉及民法、刑法,还有诉讼法、婚姻法和经济法等相关内容,并在医疗事故的处理及外科手术、眼科手术、整骨等方面制定了严厉且具有"以眼还眼"式的报复性惩罚措施。如第196条规定:若某人损毁贵族的一只眼,则应当损毁本人的一只眼;第200条规定:若本人损毁同等级人的一只牙,则应当将其本人的一只牙损毁。① 从历史中不难发现,法律在古代扮演着帮助统治者巩固王权的角色,违者必究。古代医生当学徒或行医之前必须要熟练掌握相应法律规范,不然便会在日后面临着各种隐患。如此有必要的法学教育,为什么在依旧存在医患关系纷争的当代却处于边缘地位了呢?确实值得我们思考。

(三)从医学模式的角度看医事法学教育的重要性

医学模式从最早的"神灵主义"模式,一直演变到当今的"生物—心理—社会医学模式",标志着人类的发展与医学的进步。医学的研究对象是人,而非单纯的疾病。早在18世纪,伟大的临床医学家布尔哈夫就对17世纪以来西医只重视基础研究而忽略患者的现象感到非常不满,并竭力提倡医生们应回到患者身边,这才使得临床医学重新获得西医的重视。② 人都是有理智与情感的,真正的行医不仅是治病,更需要愈人。所谓的"愈人"要求医务工作者具有扎实的基础知识和精湛的专业技能,更需要有法律知识来武装。缺乏法律知识的医生就像没有遁甲的战士,在一系列医疗行为中无法有效地捍卫自己及患者的权利。繁忙的医务工作使医生鲜有时间潜心研究医事法学知识,这就需要院校教育阶段,高校对医学生

① 贾静涛. 古代法学与法医学[J]. 中国法医学杂志,1994(9):55-59.

② 张大庆. 医学史[M]. 北京:北京大学医学出版社,2015:78-79.

进行系统的医事法学知识教育,了解行医过程中法律背后的法理,真正学会用法律知识规范和保护医生及患者的各项权利。

(四)从当代医学生应具有的素养谈医事法学教育的重要性

1. 法学思维的形成。法学对于医生来说既是技术支撑,也是理念因子。循证医学与法学在思维方式上有着高度的契合性,都是从现象出发,通过搜集相关证据,在穷尽证据的基础上进行论证,从而做出判断找出解决办法。① 医学院校应注重医学生法学思维的培养,学生们通过对医事法学知识的学习,学会对核心知识进行归纳和梳理进而理解法律背后深层次的法理,逐渐形成法学思维,最大程度的理解医学与法学的不可分割性,在法律框架中行医,学会规避医学生涯中可能存在的风险。

2. 医学教育要以《中国医学教育发展和改革纲要》为指导。纲要要求在医学教育过程中必须加强文、理、医渗透和多学科交叉融合,把医德与医术的培养结合起来,加强综合素质培养;而法学素质就是综合素质培养中的一项。

同样,根据21世纪医学科学发展和卫生服务模式,医学教育需要转变为文、理、医结合的培养模式和课程体系。这就要求医学教育的培养目标不仅仅局限在培养临床、药学、预防、基础医学等单方面的医学人才,更要着力培养具有医学知识、法学知识、管理学知识等的复合型人才。② 医学的半衰期只有五年,五年之前学过医学但之后没有任何更新就等于医盲。医学的不断进步与发展离不开实验与钻研。如果在医学研究岗位的科研人员只是一味钻研医学知识而忽略法学学习,可能会导致大量具有应用价值的医学研究成果因知识产权的疏忽而失去研究开发价值,这难道不是医学发展的重大损失吗?

可见,大力发展医学院校医事法律教育,不仅是培养新一代医务工作者的基石,更是高等院校自身谋求更广阔发展空间的必经之路。

二、"病因诊断":医事法学教育在院校教育中存在的问题

(一)院校教育中医事法学教育体系尚待完善

1. 社会力量的扶持力度有待提升。《北美七年制医学教育大纲》要求在前四

① 周霞,王景和,魏占荣. 从医疗损害责任谈医学生的法律教育[J]. 边疆经济与文化,2010(10):167-168.

② 李红兵,杨金奎. 关于加强医学生法学教育的思考[J]. 卫生职业教育,2005(23):30-31.

年的医学学习中至少主修两专业:一为化学或生物,二为社会科学或人文学,而法学专业就隶属其中;《美国佛罗里达医学院课程设置原则》中规定要继续开展综合性课程,如伦理学、医生职业行为、法学等。美国的医学院校不但会得到国家人文基金会的支持,而且还会得到职业组织和公众机构中的哲学家、伦理学家、法学家、经济学家等的关注。① 我国目前并没有社会基金或公益组织、专家对医学生的法学知识进行扶持。针对我国医学院校人文教育素养相对薄弱的情况,如果能提升社会力量的关注度,得到社会力量的帮助,进行必要的教学助力如邀请专家辅导或培训教师、学生法学知识等,将会逐渐消除医事法学教育在医学院校发展滞后的现象。

2. 教学内容及教学方式有待进一步完善。从课程设置上看,大部分医学院校并没有将法学教育归入基础课程,而只是在选修课或医学人文类课程中以常识性知识进行简要介绍。如南京医科大学七年制临床医学专业只有在选修课中分给卫生法学36学时,其他专业基本没有法学知识的涉及。只知皮毛而不理解法理及价值精神的医学生根本无法将法律上升为武器,所学的法学知识并不能为医学生提供纠纷解决的思路。而在国外,在日本的六年学制医科大学中,前两年为一般基础课程,信州大学等称为"教养部"。在教养部所设的21门课中就包括社会科学如法学、社会学、经济学、政治学等课程。可见我国医学院校的社会科学类课程,尤其是法学课程的比例明显偏低,再加上各个院校教材使用不统一,教学内容参差不齐等问题,使得我国医事法学教育发展缓慢。

同样在教学方法上,医学院校之间各不相同,但大多都是在百人的大课堂上老师通过PPT的形式进行课程讲授。总体呈现教学形式单一、枯燥,缺乏案例教学等问题。

3. 师资力量有待提升。目前我国医疗卫生方面没有独立立法,对医学生的法学教育依旧"仰仗"我国《民法》《刑法》等基础法。原本就没有法学功底的医学生对"举证责任倒置""过错推定"等专业术语存在着无所适从或抵触的情绪,这就需要我们专业教师的指导。然而我国高等医学院校面临的普遍问题是学生工作者中具有法学背景的老师少,在日常的辅导与教育中几乎不会涉及法学知识的教育。医学教育工作者主要由长期从事医学基础研究的教师及临床工作的医生构成,鲜有具备法学背景的专业教师,使得医学生在学习过程中注重医学基础或技

---

① 周也狄,宋磊. 临床医学生法律教育存在的问题[J]. 辽宁医学院学报,2010(8):22-24.

能的学习而忽视医疗行为中的相关法律法规的学习。

(二)医学生自身的法学思维水平有待提高

我国的医学高等教育长期受到前苏联医学教育模式的洗礼,形成的是重专业轻人文,技术、能力至上的价值观念。多数医学生并不关心人文理论的学习,对法学教育的选修课多以听故事的心态随意了解,并没有形成系统性的认知。甚至大部分医学生对法学体系及法律意识缺乏最基本的了解,更不要提对法学背后法理的认知以及法学思维的形成。加之目前医疗行业对医疗法律问题的解决多依赖于行政干预,导致医学生缺乏法学知识的主动探寻及分析、鉴别的思维能力。

三、"处方治疗":医事法学教育在医学院校教育中的对策研究

(一)顺应国际医学发展的浪潮,将医事法学教育纳入医学院校基础课教育

考取美国行医执照需要三个步骤,自然科学基础考试、临床医学考试和临床工作中伦理、法律考试。西方的医学教育模式将法学教育作为基础课教育,将医学生对法学知识的掌握看的同医学知识、临床技术一样重要。这是值得我们借鉴和学习的。

医事法学教育可选择"因材施教"的模式,针对不同医学专业的学生进行不同方面法学知识的教学。在院校阶段,临床专业的学生应注重《法理学》《民法》《刑法》等与医学相关的基础法律的讲授,此外对《医疗事故处理条例》《中华人民共和国执业医师法》及《医疗机构病历管理规定》等卫生法课程也要进行学习掌握;对于预防专业的医学生除学习基本法之外,《传染病防控法》等卫生法学的内容也是必学内容之一。总之,要将基础法律及与专业相关的卫生法学作为必修课的形式开展教育。要在保留法学基本理论体系的基础上,突出法的基本价值精神的教育,让医学生抓住法学教育的核心与精髓,强化法律信仰,提升法学精神素养和觉悟。①

(二)优化教学模式,将医事法学教育贯穿始终

法学同医学的思维方式相似,改变枯燥无味的陈述式大课堂模式,教师可以在医学 PBL 课堂授课过程中融入医事法学知识;也可以通过影像资料、情景重现、模拟法庭、课堂辩论等形式让医学生积极参与医事法学知识及医疗案例的讨论。

---

① 马家忠. 试论法学教育对医学院校学生素质的影响[J]. 南京中医药大学学报,2008(9):54-55.

以河北医科大学为例,每年12月4日国家宪法日,学校都会举办各式各样的法学知识讲堂,邀请知名法学专业的教授或职业律师、法官为医学生们普及医事法学知识,或通过观赏法学电影等众多寓教于乐的形式让同学们了解医事法学教育对他们的重要性。

图书馆和校园网络、宣传栏作为校园文化和宣传中心,标志着学校的文化建设。大量购置医事法学书籍,如著作、杂志、参考资料、小说等,让学生们在书的海洋中汲取医事法学知识的营养。充分发挥校园网络、宣传栏等宣传作用,在校园营造良好的法学知识学习氛围,使医学生在校园领略法律风采的同时学习法学知识。

(三)注重师资培养,将医事法学专业人才融入医学教师队伍中

教师是将学生领入知识大门的关键人物,好的教师能够让学生感受到所学课程的魅力。医事法学教师资源的合理配置有利于医学人才法学素养的形成。首先,通过引进具有法学专业背景的学生工作者,在同学们学习之余通过班会、个别辅导等形式逐渐渗透法学知识,在谈心谈话或主题辅导过程中将法学知识传递给医学生。其次,通过着重引进受过系统法学教育并具有医疗卫生法学实践的教师担任医事法学教育的专职讲师,让医学生接受正统的法学教育。再次,通过引进具有医疗法学知识专长的客座教授或专家定期为医学生授课,有效整合医学生所学法学基础与实践医疗法学。最后,可以鼓励具有医学专业背景的讲师攻读法学作为第二学位,成为复合型人才,更好地完成医学院校的医事法学教育。

(四)医学生法学思维的培养与强化

法学教育固然是外在教育,但内在的趋向性学习才是根本。① 美国卡内基教学促进基金会的报告《重建本科生教育》中强调要让学生了解专业与非专业之间的内在联系,形成学习的主动性。比如让医学生去花费时间学习法学,他会觉得很无用,很不耐烦。但假如让他以学习医学为中心,明白法学对医学发展产生的积极影响,以及医学与法学之间内在的必要联系时,他就会明白医事法学的重要性,就会开始热心钻研,从而有助于法学思维的形成。医学教育家威廉·奥斯勒说过:"一方面,专业的教育将可以把你们训练成为一个专业人员;另一方面,则是一种内在的教育,使你们成为一个真正的好人。前者是外在的,大部分得力于师长的言传身教以及自己的努力,后者是内在的,是反求诸已所达成的一种心理救

① 李海军,安娜. 论医学生的法律素质教育[J]. 法制与经济,2009(1):24-25.

赎。”我们希望培养的医学生能够主动探求法学与医学之间的奥秘,对法学由衷的产生兴趣。我们希望他们具有法学思维并不是让其成为“辩论能手”或者“诉讼专家”,而是在扩充知识量的同时学会在医学生涯中运用法学思维来更好的认识自己的职业,更好地保护自己及患者的权利,在遇到风险时学会规避与化解。

院校教育阶段对入学新生进行医事法学教育有助于医学生法学思维的形成。通过入学教育或主题班会让学生在第一时间了解法学与医学之间的不可分割性,理解学习法学不仅是医学生所应具备的素养,更是今后依法行医的“助力器”。在日常基础课程学习中注重以医学专业素养教育为核心,同时致力于医学生法学思维的培养和法律信仰的形成。让新时代的医生“上能治病救人,下能遵法明理”,从而成为医学领域的大家。

著名医学教育家威廉·奥斯勒说过:“医学之外,一个医师也需要人文的熏陶,以免流于褊狭。”“行医是一种艺术而非交易,是一种使命而非行业。”作为一名未来的医务工作者,职业生涯过程中一直都有法律的保护与制约,如何最优的运用法律维护自我、保障病人、完成使命,是每一位医学生必修的课题。因此,医学院校要注重医学生院校阶段的医事法学教育,培养医学生运用法律的视角谨慎对待职业生涯。正所谓:“博学而后成医,厚德而后为医,谨慎而后行医。”

古代中国名医的人文精神论略*

钟南山院士说,医学的核心价值就是人文精神。的确,医学是最富有人文精神的学科,从它诞生的那一刻起,就是关于人的科学,就是为人的身心健康服务的,它治疗的是有病的人而不是病。但是,随着社会的发展,医学的人文精神也在现代科学技术洪流的冲刷中日益萎缩。重振医学人文精神,俨然成了高等医学院校十分迫切的重任,也是值得研究的重要课题。我们从哪里去找寻那些日渐缺失的人文精神呢?殊不知,古代中国名医身上的人文精神仍在熠熠生辉。

一、人文精神与医学的人文精神

"人文精神"从20世纪90年代以来,一直成为我国学界广为关注的论题。何谓"人文精神"?说得直白一些,"人文精神"就是"以人为本"的精神,就是一切为了人。中国人民大学教授张立文说"人文精神是一种普遍的人类自我关怀,指对人的生命存在和人的尊严、价值、意义的理解和把握,以及对价值理想或终极理想的执着追求的总和。"①医学的人文精神就是人文精神在医学方面的体现,"则以求善、求美、关注人性和关注人的情感为特点,强调尊重患者的情感世界、尊重患者意愿、依循整体观念、遵照仁术的信条,强调临床的客观感受,追求医学的人性化,重视情感因素的注入,在整个医学过程中,生命的价值和人的感受被置于一个重要地位。"②医学人文精神就是要以病人为本,尊重患者的生命和生命价值,关怀和同情病人,并给患者以亲人般的人道之爱。在钟南山院士看来,医学的人文

---

* 冯雪梅:河北医科大学社科部;温瑞:河北医科大学纪委、监察处。

① 张立文. 儒学的人文精神[N]. 光明日报,2000-02-22.

② 赵春妮,罗永兵. 回归医学科学的人文精神[J]. 国医论坛,2004(6).

精神不仅表现在医生对患者预测、忠告及规劝,也表现在医生对患者的关注、同情及尽力而为。

二、古代中国医者的人文精神

(一)古代医者人文精神的发展历程

中国古代名医众多,从春秋战国时期的扁鹊到东汉的张仲景、唐朝的孙思邈、明朝的李时珍、清朝的徐大椿,他们身上无一不洋溢着人文精神。这一人文精神从春秋战国至明清从未中断。战国时期,中国最早的医学典籍《黄帝内经》第一次提出以人为贵,并且确立了医家将患者利益置于首位的道德准则。汉代,汉武帝接受董仲舒"罢黜百家、独尊儒术"的主张,儒学确立独尊地位,这一主张实际上也成了医学的指导思想。张仲景在《伤寒杂病论》中首次强调了医者的基本伦理规范就是爱人知人。魏晋至隋唐时期,儒、佛、道思想并行,儒家的仁爱思想、佛教的无伤和普同一等的观念以及道家肯定个体存在的思想都影响了中国传统医学伦理思想。这一时期强调尊重患者、一视同仁的内容在医德规范文献中逐渐增多,孙思邈的《大医精诚》便是其中主要的代表著作。宋元时期理学盛行,理学把儒家的核心思想"仁"提高到"天理"的高度,医生的职责已经不仅仅是单纯治疗疾病,而是践行"仁术"。医者将医学实践和修身、齐家、治国、平天下的理想糅合在一起。他们认为只有人民健康了,自己才能实现尊老爱幼、忠君尽孝、爱天下万物的抱负。明代王阳明"心学"盛行,医家普遍从"心"的层面理解"仁",使得仁爱原则进一步深化。医家李中梓在《医宗必读》中提出"不失人情",强调治病不失人情。他认为人情有三种:"一曰病人之情;二曰旁人之情;三曰医人之情。"①作为医生,应该首先做到不失病人之情,即除了一般诊察外,还必须了解患者的禀赋、性格、心理特征等,只有针对病人"动静各有欣厌,饮食各有爱憎""性好吉者,危言见非,意多忧者,慰安云伪"方能做到因势利导。

(二)古代医者人文精神的体现

1. 认为"命比金贵"。古代医者认为,天地之间莫贵于人,医者的天职就是治病救人。春秋战国时期的名医扁鹊"过邯郸,闻贵妇人,即为带下医;过雒阳,闻周

① (清)陈梦雷等编. 古今图书集成医部全录 第3册 诊断 卷71-92[M]. 北京:人民卫生出版社,1959:478.

人爱老人，即为耳目搏医；来入咸阳，闻秦人爱小儿，即为小儿医。”①扁鹊这种不为名利、随俗为变的救人思想与行动，为后世树立了榜样。东汉张仲景认为医生的诊断关乎病人的生死，所以，医者应将病人的利益放于首位，竭诚为群众治病，反对那种只知“惟名利是务”的不良风气。东晋葛洪认为：“以救人危，使免祸，护人疾病，令不枉死，为上功也。”②孙思邈发展了战国时期《黄帝内经》视生命贵于一切的医学传统，把爱护人的生命、救人于疾苦之中作为行医准则，批判了那些不懂得爱惜生命的愚昧行为。孙思邈著《千金方》，将其名著冠以“千金”二字，就是认为人的生命比千金宝贵。在生命至重思想指导下，孙思邈认为医者必须用心精微，严谨勤奋，医术精良，如果以粗鄙之心对待医学，无异于杀人害己。李时珍《本草纲目》之排序——把人放在最后，可以看出其“以人为本、人最重要”的思想观点，体现了人在自然界中至高无上的重要地位。

2. 医者有“仁爱之心”。在中国古代，儒家思想一直占据主流。儒家思想的核心是“仁”，即“仁者爱人”。医者受儒家思想的影响，认为医术便是“仁术”。“医乃仁术”有四字精要，“一曰‘贵’，以人的生命为贵——满心为病人着想；二曰‘活’，要治病活人——根本宗旨；三曰‘仁’，慈爱为怀——将病人当作家人；四曰‘贤’，做贤良之士——注重医者的职业道德。”③这四字精要中“贵”是前提，“活”是目的，“仁”是核心，“贤”是关键。古代许多习医箴言，都将“仁爱”置于首要。许多医著的名称，也有不少标有“仁”字，例如“《仁术便览》《仁术志》《仁斋小儿方论》《仁斋直指》《仁端录》《体仁汇编》……”④古代众多名医就以“仁爱”二字指导自己的实践，并且将这二字内化为自己的道德自觉。

东汉末年，张仲景著《伤寒杂病论》，他指出医术是“上可疗君亲之疾，下可救贫贱之厄，中可保生长命”的人类共同需要的科学事业。他痛斥那些把生命与名利本末倒置的愚昧行为，呼吁社会有识之士应以“知人爱人”的精神，潜心研究医术。《伤寒杂病论》的问世也标志着儒家的“仁爱”思想已成为医者行医的指导思想。

东晋名医杨泉就是站在儒者的角度，论述医者美德的，对后世产生了深远影响。他说：“夫医者，非仁爱之士不可托也，非聪明理达不可任也，非廉洁淳良不可

---

① 张大可，丁德科．史记论著集成：第7卷［M］．北京：商务印书馆，2015：507.
② 汤一介．汤一介集·第3卷·早期道教史［M］．北京：中国人民大学出版社，2014：169.
③ 周奕．中国传统医疗父爱主义思想研究．湖南师范大学博士学位论文，2013.
④ 薛公忱．论医中儒释道［M］．北京：中医古籍出版社，1999：19.

信也。是以古之用医，必选名姓之后，其德能仁恕博爱，其智能宣畅曲解，能知天地神祇之次，能明性命吉凶之数，处虚实之分，定逆顺之节，原疾疫之轻重，而量药剂之多少，贯微达幽，不失细小，如此乃谓良医。”①杨泉在这里明确了从医者必须具备的一条标准，就是“仁爱之士”。

唐朝名医孙思邈在其著作《大医精诚》中也屡次提到“仁”字，认为医者应有爱人之心。当时，麻风病很流行，这种病一到晚期往往会造成残肢和眉毛胡子脱落的丑形，人们唯恐避之不及，然而孙思邈却不怕传染，毅然把病人接到家中，或与病人同住深山为其精心治疗。这一故事充分反映了孙思邈的仁爱之心。

明朝医者陈实功著《外科正宗》一书，书中提到“五戒十要”，其中有“施诊赠药，济贫扶危”，对贫难者“当量力微赠，方为仁术。”他认为对待生活窘迫的病人，不但不应该收取义诊费用，反而应酌情帮助他们，救命比治病更重要，否则“有药而无火食者，命亦难保也。”②清朝名医徐大椿也坚持医者应有仁爱之心，他反对把行医作为不得已而为之的行当，认为医者应该将行医视为神圣的职业。徐氏提出医者要正其心术，只有具备爱人救人之心，学医行医才会获取动力，才会在治病时处处为病人着想。

3. 医者兼顾病情与人情。在古代中国，医学基本上是一种经验医学。在没有现代先进的医疗器械的辅助下，医者从了解病人的基本情况，提出诊断意见到实施治疗的整个过程，都是需要与病人直接交流和密切配合，医者与患者在情感上联系比较紧密。

中医传统的四诊法“望、闻、问、切”，就体现了医生与患者的直接交流。看病方法虽古老，但却是医生了解病人病情最好的办法。③ 只有医患之间直接交流，才有利于医生对病人病情的诊断，如《黄帝内经》中提到医生诊病的时候，必须询问病人的饮食起居等生活状况，尤其是病人的贵贱、贫富、苦乐三种情况先问清楚，这样才能对患者进行全面的了解，才能制定最有利于患者的医疗决策，才能使患者获得心理上的满足，更能体现医学的真谛，即对人的关爱。

金代名医张从正在为患者治疗时，既要注意倾听病人的主诉，又注意分析病人的性格差异对疾病的影响，“疝气……或因号哭愤怒，则气郁之而胀”，对“水肿

---

① (明)俞弁著，曹瑛注．医说 续医说 100 种珍本古医籍校注集成[M]．北京：中医古籍出版社，2013：412.

② 赵欢迎．医学伦理学[M]．北京：中国医药科技出版社，2015：236.

③ 赵春妮，罗永兵．回归医学科学的人文精神[J]．国医论坛，2004(6).

睾丸”认为“因惊恐得之”“雀目不能夜视及内障,暴怒大忧之所致也”。他还指出患者的生活地位不同,其心理状态和疾病的影响也不同,“贫家之子,不得纵其欲,虽不如意不敢怒,怒少则肝病少。富家之子,得纵其欲,稍不如意则怒多,怒多则肝病多”,故“善治小儿者,当察其贫富贵贱治之。”①

明代李中梓在《医宗必读》中有“不失人情论”,认为医者不仅要看到病情的复杂,还要看到人情的复杂,人情有二:旁人之情与医人之情。只有兼顾病人之情、旁人之情、医人之情,才能更好地对病人救助。

4. 不问贵贱,一视同仁。古代医者在行医时,虽然对患者的家庭情况要做详细了解,但是不因患者家庭贫贱的情况区别对待,他们不问贵贱,对患者一视同仁。

三国时期,吴国有位名医董奉在行医时不问贵贱、不计报酬,只要求患者在病愈之后在他住处周围栽种杏树:重病好了栽 5 课,病轻者好了栽 1 棵。长此以往,杏树多达 10 万株。等到收获季节,用杏子换作谷物以救济贫民。后来,“杏林”就成了中医学的代称,“杏林春暖”这一典故便由此而来。

唐代名医孙思邈对待病人坚持“若有疾厄,来求救者,不得问其贵贱贫富,长幼妍媸,怨亲善友,华夷愚智,普同一等,皆如至亲之想。亦不得瞻前顾后,自虑吉凶,护惜生命。”②可见,孙思邈对待求治的病人,不管身份高低贵贱、年龄大小、容貌美丑,也不顾及恩怨亲疏、民族相同与否,都一视同仁,对待病人就像对待自己的至亲一样。

宋代著名儿科医生钱乙为人治病,不分贵贱。他一生从医,从不怠懈,年过古稀之时,患瘦症。但他依然回到故里,坚持为人治病。门庭若市,看病者仍络绎不绝,“扶携襁负,累累满前。近自邻井,远或百数十里,皆授之药,致谢而去。”③

明代名医缪希雍在《祝医五则》中认为,医生不能舍弃自己的职业道德,对待患者应该一视同仁,应该践行一心为病人服务的宗旨。他竭力反对那些在金钱至上的观念诱导下,企图为富贵病人看病来谋取高官厚禄的行为。

---

① （金）张从正撰,徐江雁,刘文礼校注,中原历代中医药名家文库编委会编,许敬生主编.《儒门事亲》校注[M]. 郑州:河南科学技术出版社,2015:42.

② 张杰. 杏林跬步——张杰临证医案经验集[M]. 上海:上海科学技术出版社,2015:9.

③ 李海燕. 医学伦理学[M]. 武汉:武汉大学出版社,2001:17.

三、古代医者人文精神的现实价值

(一)为现代医务工作者树立了学习典范

古代医者人文精神的核心是要求医生不仅具备精湛的医术,能够救死扶伤,而且还应具备崇高的医德,一切为病人着想。这两个要求合成一个词,就是"大医精诚"。孙思邈的《大医精诚》与希波克里底的誓言一样为现代医务工作者树立了学习典范。后人将孙思邈的医德思想归纳为10个方面:必须救死扶伤,以解除病人疾苦为唯一职责;对待患者必须一视同仁,不得因任何原因加以歧视;必须不怕困难,敢于承担责任;不能沽名钓誉;为患者治病,不能怕脏怕臭;诊病必须仔细准确;应当痛病人所痛,不能在病人痛苦时,自己安然愉快;必须为患者着想,尽量用便宜药替代贵重药;必须精研医术,切忌浮躁骄傲;应尊重同行,而不应该互相嫉妒。① 这10个方面的要求既是孙思邈医德思想的核心,也是古代医者医德思想的核心,更是古代中国医者的人文精神核心体现。这10个方面为现代医务工作者树立了学习的典范,应当是医务工作者一生孜孜以求的方向。每一个从医者,只有这样做,才能成为一名合格的医生。

(二)为重振现代医学人文精神提供了思想动力

古希腊有一句名言:"知道是谁生了病比知道他生了什么病更重要。"这句话是说医学若只有科学精神而无人文精神,那医学便不能成为医学。医学的目的不是为了医学自身的发展,不仅仅是为了看病,更不是为了金钱,而是为了解除人的病痛,它的落脚点和福祉在于关怀广大人民的健康。医学不仅仅要始终制服病魔,更要正视在痛苦中呻吟的病人。

随着科技的进步,传统医生与患者的直接对话变成了医生与数字、图片、机器的对话,传统医学人文精神元素在这个社会正在逐步减少。弘扬传统医学人文精神是当务之急,也是当今社会面临的重要任务。重振传统医学人文精神,应当重新审视古代名医如扁鹊、孙思邈、李时珍等名医身上闪耀的人文情怀,应该重视和研究这些人文关怀对中国现代医学人文精神培育的深远影响以及不可分割的内在联系。只有找寻和唤回中国古代医生的人文精神,"中国当代医德滑坡、医学领域缺少人文关怀的状况才能逐步改善,中国的医学、医德才能体现其历史性、继承

① 王彩霞,关鸿军,王彩云等. 弘扬孙思邈医德思想重振医学人文精神[J]. 医学教育,2005(5).

性，才能真正地传承下去。”①

（三）为缓解日益紧张的医患关系提供了解决之道

随着近代科技的发展，医学技术变革为开展系统的实验研究和疾病诊治提供了先进的技术条件，医学进入了一个全新的时代。在近代医学中，医生大量采用物理、化学等诊疗设备，很少再使用经验医学的“望、闻、问、切”，医生对仪器设备也越来越依赖，医患双方直接交流的机会正在减少。“医患关系逐渐由古代相对和谐，到近代日益紧张，到现代冲突不断。”②这种冲突是构建和谐社会的巨大障碍，是满足人民日益增长的美好生活需要的主要制约因素。如何缓解日益紧张的医患关系呢？古代医生的行医之道为我们提供了解决之方。学习古代医者的人文精神，多从病人的角度考虑问题，一切以病人为本，尊重病人的生命和尊严，对病人多些“仁爱之心”，多与病人沟通和交流，将大大有利于医生缓解与患者日趋紧张的关系，减少医患之间的矛盾。

---

① 王彩霞，关鸿军，王彩云等．弘扬孙思邈医德思想重振医学人文精神[J]．医学教育，2005(5)．

② 彭红，李永国．中国医患关系的历史嬗变与伦理思考[J]．中州学刊，2007(6)．

医学生人文素质教育现状调查*

一、研究背景

医学研究人的疾病和健康，这就要求医学生不仅要具有扎实的专业知识，还应具备良好的人文素质。医学生的人文素质以医德为核心，主要包括以人为本、以病人为中心的高尚医德和愿为医学事业献身的精神。医学生的人文素质教育是指在医学教育过程中，通过知识传授、环境熏陶和自身实践等途径，将人类优秀的文化成果内化为人格、气质和修养，成为医学生相对稳定的内在品质。①

为全面深入地了解当前医学院校医学生人文素质教育的现状，积为探索适合医学学生实际的人文素质教育途径与方法，本文以河北医科大学临床医学专业学生为研究对象，针对人文素质教育的认知和态度、人文知识的兴趣与把握、人文社会科学课程的设置以及人文素质教育的方法与途径等问题设计了调查问卷，进行了细致的实证研究，以期对改进当前医学生的人文素质教育有所裨益。

二、问卷分析

(一)调查对象

为了使调查具有客观性、典型性与全面性，本次选取了河北医科大学在校临床医学专业三个年级的学生为研究对象。他们分别是基础医学院临床医学专业

* 宋顺喜、刘伟：河北医科大学基础医学院；刘彦娟：河北医科大学外语部；王恒草：河北医科大学教务处。基金项目：河北省社会科学发展研究课题(2015030473)；河北医科大学人文社科基金项目(SKYY201403)。本文曾发表于《中国继续医学教育》2016(4期。

① 杨京华，刘泽英. 加强医学生人文素质教育的必要性及对策[J]. 继续医学教育，2015(8)：73－75.

2012 级某大班学生 170 人、临床医学专业 2013 级某大班学生 159 人和临床医学专业 2014 级某大班学生 171 人。临床医学专业是医科院校的主干专业，主要培养适应我国医药卫生事业现代化发展需要，德、智、体、美等全面发展，掌握基础医学、临床医学的基本知识、基本理论和基本技能，具有良好人文、科学、职业素养和创新精神，且具有初步临床工作能力，能在各级卫生保健机构在上级医师的指导与监督下，从事安全有效的医疗实践的应用型专门人才。本研究所选三个班级均为临床医学专业学生，尽管入学时间各不相同，但对人文素质教育的认识和实践都有各自的看法，具有代表意义。

（二）研究方法

本次调查问卷围绕医学生的人文素质教育问题，设计了医学生对人文素质的认知和态度、人文社会科学课程的设置和效果以及医学生人文素质教育的方法与途径等三个方面 10 个问题。其中，关于医学生对人文素质的认知和态度部分主要包括“您知道什么是人文素质吗?”“您认为以下哪项对人文素质影响较大?”两个问题；关于人文社会科学课程的设置和效果部分主要涉及“您认为学校开设的人文社会科学课程对您有什么影响?”“您怎么看医学生在人文社会科学课上逃课的现象?”“您觉得医学生人文社会科学课程逃课的原因主要是什么?”“您认为如何才能改进医学院校人文社会科学课程?”等问题；关于医学生人文素质教育的方法与途径，主要有“您是否愿意抽出一些时间阅读人文书籍?”“您阅读过马克思、毛邓三等一类的哲学书籍吗?”“您认为加强医学生人文素质教育的主要途径有哪些?”等问题。

本次问卷调查采用不记名方式，分别让三个年级的学生作答，且答案采取不定项形式，充分尊重学生的真实感受和自主选择，增强了问卷的客观性和科学性。

（三）统计分析

本次调查共发放问卷 500 份，收回有效问卷 478 份，回收率 95.6%。现将统计结果分析如下：

1. 关于医学生对人文素质的认知和态度。在问及“您知道什么是人文素质吗?”时，35.1% 的学生选择的是“清楚”，57.7% 的学生选择“不是很清楚”，而 7.2% 的学生则选择“不知道”；在回答“您认为以下哪项对人文素质影响较大?”这个问题时，37.4% 的学生选择的是“家庭环境”，14.4% 的学生选择“学校环境”，41.9% 的学生选择“社会环境”，6.3% 的学生选择了“其他”。

从上述分析的数据来看，医学生对人文素质的认知还不够，医学生对医学院校在人文素质教育方面所发挥的作用的认识还不够,医学生的人文素质教育还有待进一步加强。

2. 关于人文社会科学课程的设置和效果。对于"您认为学校开设的人文社会科学课程对您有什么影响?"问题,23.1%的学生表示"影响很大",53.5%的学生表示"影响一般",16.4%的学生表示"没什么影响",还有7%的学生表示"不清楚";对于"您怎么看医学生在人文社会科学课上逃课的现象?"问题,41.9%的学生选了"很正常",27.5%的学生选了"不正常",16.5%的学生选了"没什么",14.1%的学生选了"其他";对于"您觉得医学生人文社会科学课程逃课的原因主要是什么?"问题,54.2%的学生认为"课程内容枯燥",8.4%的学生认为"老师讲课水平不高",21.9%的学生认为"课程形式单一",15.5%的学生认为"其他原因";在"您认为如何才能改进医学院校人文社会科学课程?"的问题上,10.2%的学生选择了"增加课时数",71.3%的学生选择了"改进授课方式",6.8%的学生选择了"提高教师水平",11.7%的学生选择了"其他"。

人文社会科学课程是医学院校对医学生进行人文素质教育的重要渠道和载体,①但通过对上述问卷数据的分析我们发现,人文社会科学课程并没有充分发挥其在医学生人文素质教育方面应有的作用。主要表现为学生还没有足够地认识到人文社会课程在增加其人文社会科学知识,提高其人文素养方面所起的重要作用;人文社会科学课程的教学效果并不尽如人意,学生逃课现象较为普遍;人文社会科学课程的授课方式有待改进,学生普遍对这些课程不感兴趣。

3. 关于医学生人文素质教育的方法与途径。对于"您是否愿意抽出一些时间阅读人文书籍?"问题,33.8%的学生的回答是"十分愿意,那是一种享受",50.2%的学生的回答是"偶尔,因为没时间",14.1%的学生的回答是"觉得浪费时间",1.9%的学生的回答是"不了解什么是人文书籍";当问到"您阅读过马克思、毛邓三等一类的哲学书籍吗?"时,10%的学生选择的是"有,就算难懂也坚持读",24.6%的学生选择的是"经常是三分钟热度就看不下去",27.6%的学生选择的是"没有,感觉没意思",37.8%的学生选择的是"只在课堂上听老师说过"。在"您认为加强医学生人文素质教育的主要途径有哪些?"这个问题上,13.4%的学生选择的是"加强人文社会科学课程建设",53.1%的学生选择的是"开展社会实践活动",27.8%的学生选择的是"提高医学生自身修养",5.7%的学生选择的是"其

---

① 王超. 医学生人文素质教育现状分析[J]. 湘潮(下半月),2013(12):35-36.

他”。

从对医学生人文素质教育途径和方法的调查来看,当前医学生的人文素质教育的途径和方法过于单一,还远远无法满足学生的需求。① 而且,目前的人文素质教育的方法还未达到预期的效果,亟需改进和完善。

三、结语

医学教育研究的对象是人,医学教育培养出来的学生是素质更高或者说具有更高人文素质的人。② 然而,经过以上对医学生人文素质教育现状的调查可知,当前医学院校仍存在重医学生的专业知识教育,忽视人文素质培养的现象,这已经远远不能适应现代医学技术快速发展的需要。③ 因此,加强医学生人文素质教育,让医学教育回归本真已经刻不容缓。

---

① 袁伟,蒋晓军,黄茂华等. 医学生人文素质教育的研究与探索[J]. 西北医学教育,2011(6):1182-1184.

② 周远清. 素质教育是具有中国特色的教育理念——在“医学与人文”高层论坛上的讲话[J]. 中国高等教育,2008(7):1.

③ 杨旭,赵明君,刘春灵. 现代医学模式背景下医学院校人文素质教育的探索[J]. 中国继续医学教育,2015(11):12-13.

重塑医学人文,回归医学本质*

——让医学人文学教育成为医学继续教育的重要内容

当前,我国医学学术会议的数量和频次超过任何一个行业,每年全国的医学学术会议数不胜数,全国知名专家学者利用工作之余,到全国各地讲学、开展学术活动,可以说忙得不亦乐乎。许多医务工作者也都牺牲自己的业余时间,去参加各种专业学术会议,为自己“充电”,以提高自己的专业技术水平,更好地为患者服务。这充分展示了广大医务工作者的科学精神、进取精神、奉献精神和敬业精神。我们应当为这种精神“点赞”。

然而纵观每次会议的内容,我们发现基本都是非常专业的学术讲座,从讲者到听者关注的都是技术,是技能,医学人文内容近乎缺失。这种现象与当今医学现状非常吻合,临床实践中大多数临床医生也是过多的关注了技术,忽略了人文,医务人员晋升考核中也主要是技术和论文。再加上我国临床医生在基础医学教育时期的医学人文内容本身就少之又少甚至缺失,严重地影响了临床医务人员的人文情怀,也大大影响了医学服务质量,偏离了医学本质,也使得已经恶化的医患关系更加难以弥合。

因此,医学人文学教育应当引起医学教育部门、医疗行政部门、医院领导和广大医务工作者的高度重视,要充分认识到,作为一名医务工作者,光有技术是远远不够的。我们要重塑医学人文精神,回归医学本质,构建和谐的医患关系,从而最大程度地解除患者的疾苦,恢复他们的身心健康。医学人文学教育应当成为终身教育的一部分。

---

* 郝玉明:河北医科大学第二医院。

一、什么是医学人文

何为人文？查阅辞海可知人文就是人类社会的各种文化现象，人文就是要重视人的文化，包括人性、人的情感及人的修养和教育。医学人文学是医学的重要组成部分，医学人文学涉及很多学科，其内容包括了医学史学、医学法学、医学经济学、医学伦理学以及医学哲学等等。

人文是人类文化中先进的价值观及其规范，其集中体现的是尊重人、关心人、爱护人。在人文中医学人文表现得更加突出，那就是尊重病人，关心病人，爱护病人，因为病人是最需要尊重、关心和爱护之人。因此，医生这个职业需要高度的责任感和使命感。一个医生必须要有人文素养，人文情怀，懂得人文关怀。

医学是仁学，更是人学。过去认为医生是干什么的，多数回答是看病的，现在从人文学角度看，医生是看病人的。从看病到看病人，一字之差，体现的是人文理念的巨大差别。

虽然医学人文学包括了那么多学科，但医学人文学的精髓是人文关怀，体现的是一个“爱”字。作为一个医务人员，仁爱之心是最关键的。因此，一个临床医生要有同情之心，怜悯之心和关爱之心。正像美国医生特鲁多所说，偶尔是治愈，常常是缓解，总是在安慰。一个医生一定要尊重生命，敬畏生命。黄帝内经曾说，万物莫贵于人，孙思邈也说，人命贵千金。

人文不是口号，不是空话，是内涵，是行动，看得见，感受得到。

二、为什么要重视医学人文

（一）医学人文是医学的本质需求

医学的本质是什么？医学的本质是帮助病人。因此，医生要站在病人的角度和家属的角度去考虑问题，去满足他们的需求，不仅要解除他们身体上的痛苦，更要解除心理上的痛苦。医学模式已经从生物医学模式转变为生物—心理—社会医学模式，应充分考虑心理和社会因素的影响，最终达到的是身心健康。

但是，近年来随着科技的进步和医疗技术手段的不断增加，大医院患者人满为患，医生与患者接触的时间越来越少，人文关怀也越来越少。问诊少了，查体少了，辅助检查多了，医疗费用多了，医患关系更加紧张了。即使是治好了疾病，患者也不一定不满意，医生也得不到尊重。究其原因，是当今的医学脱离了医学本质。医生不只是治病，更重要的是提供帮助；帮助就要了解人，了解人心，了解人性,了解需求,这就是医学人文。

(二)我国医学人文教育不够

第一,我国医学生在受教期间人文教育不够。我国从高中生就分开了文科与理科,而医学院校的学生又大多来自理科,他们 在本能上是更重视技术的学习,再加上上医学院校后医学人文课程缺少或严重不足,甚至有的学校都没有宣读医学誓言,这就为今后的临床行医埋下了隐患。不像国外的学校先上一般大学,优秀的学生才有资格考取医学院校,其人文课程的比例达到了25%左右。

第二,医学生进入医院的入职教育再次缺失人文内容。很多医院对入职人员的考核忽略人文,入职教育忽略人文,只是强调工作纪律等等,再次错过了正确价值观的培养和人文情怀的培养。

第三,目前的医学会议同样缺少人文教育内容。正如前述,我国目前学术会议繁多,但都在关注技术和新进展,淡化了人文情怀教育。

第四,目前的医患关系紧张进一步影响了医患间的人文关系。近年来医患关系紧张,医务人员和患者之间信任缺失,戒备心增加,导致了人文关怀的进一步减少。

(三)医学人文欠缺是医患关系紧张的重要因素之一

医患关系紧张是近年来人们头痛的问题,体现了医学的无力,医生的无奈,患者的无望。本来医患是一家人,有共同的敌人——疾病,但当今由于种种原因,医患信任度下降,医疗纠纷增加,患者怕挨宰,医生怕被告。医患关系受很多因素影响,其实这些因素也都是和医学人文密切相关的,因为医患关系涉及到医学经济学,医学法学,医学伦理学等等,很多因素的改变需要一个过程。其实美国过去也是存在医闹的,相信随着我国法制的不断健全和发展,医疗秩序会得到改善。但不可否认,医学人文关怀的缺少是导致医患关系紧张的重要原因之一。部分是由于沟通不够导致的误解,有时医生很尽心,但患者和家属没有感觉到。因此,医务人员必须要有爱,还要让患者和家属感觉到这种爱。所以,我们强调医务人员要尽职、尽责、尽心、尽力、尽情、尽意,这便是医学人文。

因此,重视医学人文是医学本质的需要,是患者和家属的需要,也是医务人员自身的需要。

三、医学人文与技术的关系

医学是要运用知识技能来解决人的问题,因此必须包含技术要素和人文要素。

(一)医学人文是技术的保证

医学人文是更好实施技术的保证,是技术实施的目的。只有客观看待、正确对待技术与人文的关系,我们才能在医学道路上走得更好,更远。正所谓学医目的要明确,行医不忘初衷。

从人文学角度关爱病人,就是要最大程度的满足患者的需求,解决患者的问题,这就离不开医学技术。因此,医务人员必须谦虚、谨慎,不断进取,不断探索,不断提高自己的医学技术。没有技术,单凭一片好心是不能解决问题的,患者之所以信任医生,包括两个方面,即技术信任和医德信任,两者缺一不可。

(二)医学技术是为医学人文服务

医术精湛是一个好医生的必备条件,但技术好不一定是一个好医生,有的医生为了提高技术,提高自己的地位,不惜牺牲患者的利益去做各种临床试验,为了发表 SCI 论文而忽略了医学伦理,为了开展所谓的第一例手术而仓促开台。部分医生掌握一项技术形成垄断,充当学霸,不培养年轻人,不形成学术团队,不培养学术梯队,影响了学科发展,最终必然影响患者利益。有的出现问题隐瞒患者,推卸责任于同事;医生之间、科室之间、医院之间的恶性竞争最终同样会损害患者利益。因此,只有医学人文前提下的技术,才是成为大医的条件,才是患者喜欢的好医生的必然基础。

作为一个医生,见过无数的病人和家属,但我们仍然只是观察;而患者和家属是在体会,两者的感受是不同的。因此,如果没有人文精神,就不可能设身处地地为患者和家属着想,我们的技术也就不能发挥应有的作用。正像希波克拉底说的,医术是一切技术中最高尚的。这需要人文学作基础。

我们呼吁更多的医学会议增加医学人文内容,医院也要把医学人文学教育落实到临床实际工作中。因为工作时间长了就会出现职业麻木,人文关怀就会显得不够。因此,医学人文学教育应当是终身的教育内容,成为继续医学教育的重要内容。

四、医学人文与利益关系

古罗马盖伦曾说,作为医生,不可以一方面赚钱,一方面从事伟大的医学事业。当今社会是一个市场化经济社会,人们不可能不考虑单位的利益,科室的利益和个人的利益,这是正常的。我们也不可能要求每个医生都是白求恩。但如何摆正患者利益和自身利益的关系是关键,医务人员要实现其自身价值,按着马斯洛的理论,这是人的最高需求和利益,而救死扶伤,抢救患者成功后的喜悦是任何利益所不能取代的。在全心全意为患者服务的过程中,医务人员除了自身价值的实现外,也会获得经济利益,这是合理的、合法的。问题是不可以为了自己的经济利益伤害患者的利益(特别是身体健康)。一个医生,可以通过看病去挣钱,但不可以去为了挣钱去看病。如果一切为了病人,以病人为中心,您的病人就会越来越多,您的收入也会越来越高,这是良性循环;如果为了自己利益,伤害患者,你会失去病人的信任,失去病人,最终你会一无所有。

医院的考核体系非常复杂,如何调动医务人员的工作积极性,实现医务人员的价值,更好地为患者服务,是一个值得深入研究的课题。美国梅奥医院等先进医院的管理模式值得我们探讨。

五、如果提高医学人文情怀?

(一)回归本质,不忘初衷

医学乃仁术、人学,医学的本质是帮助、是关爱,医生是最高尚的职业,医生必须有底线,我们要不断的学习与反思,要无愧于医生这个职业。人文情怀也是需要学习和培养的,但关键是要有这种积极的愿望。过去我国聘请的外国足球教练米卢讲过一句话:“态度决定一切”,我觉得很有道理。您的真心,患者和家属不会永远不懂。每个医院要建立自己正确的价值观,作为医生入职教育的重要内容,培养职工的人文情怀。

一个病人把自己的健康和生命交给一个陌生的医生,他既不了解你的技术,也不了解你的人品,却把自己的秘密告诉你,把自己的私密部位暴露给你,冒险去承担手术和各种治疗,因此,我们必须成为可信之人,并且让病人和家属感觉到我们可信。维护信任是医务人员的责任和能力。医患之间要从利益共同体过渡到情感道德共同体和价值共同体。

(二)了解人的需求,满足需求

要想提高患者满意度,就得了解患者需求。根据马斯洛的需求理论,一个人的需求包括基本生理需求,安全需求,受尊重需求,社会交往需求,自我价值实现等。因此,我们要尽量满足这些需求,比如患者住院后饮食如何,大小便是否正常,患者是否安全,有哪些不安全因素,患者有哪些担心,我们如何尽量保证患者的安全,如何尊重患者和尊重患者的价值观,征求患者的意见,让患者参与诊断与治疗过程,甚至是医院病房的管理过程,以实现其自身价值。

(三)学会沟通

目前很多问题出在沟通上,医务人员工作太忙,沟通意识不够,沟通过少,导致很多误解。因此,要重视沟通,学会沟通。医患沟通是诊断的需要,是治疗的需要,是改善医患关系的需要。

医患沟通是学、理、情、法相结合的艺术,成功的沟通是心灵的交流,情感的交融,知识的互动。要让病人和家属感觉到我们医务人员的爱心和尽心。

1. 用心沟通:正如前述,态度决定一切,要把病人放到第一位,一切为病人着想,通过自己的姿势、姿态、目光传递信息和爱,最终达成共识。

2. 用心倾听:人们大多喜欢说而忽略了听,没有倾听,就不能了解需求,不能了解需求,就不能满足需求,沟通自然也就达不到应用的效果,只有用心,才会倾听。

3. 学会探询:合理的探询能深入了解患者的真实想法,节省大量的宝贵时间,解决真正的问题,探索需要技巧,不要生硬,要感觉顺其自然,合情合理。听、说、问相结合,才能够是成功沟通。

4. 平等交流:对患者和家属要尊重,不要居高临下,要换位思考,要通俗易懂。

5. 学会赞扬:赞扬别人是一种美德,也是一种能力。每一个人都喜欢被赞扬,这是人的天性,赞扬是拉近距离的最好办法,要赞扬病人,赞扬家属。得到他们的配合,是诊治成功的关键。

6. 增加患者自信心,降低家属期望值:对患者要鼓励,增加信心,配合治疗,患者的信心也是治疗成功的重要因素,情绪与免疫有关。但对家属要降低期望值,因为期望值越高,满意度越低;医疗的不确定因素太多,要让家属有充足的思想准备。

(四)了解人性,积极工作

医院是一个小社会,只要不出意外,每个人都会在医院出生,也会到医院死亡。因此,医院会遇见各种形形色色的人。医学人文的特点之一是对人性的研究,因此,如果遇到一些不可理喻的、难缠的、糊涂的特殊人群,也要灵活应对,保证患者的最大利益,当然也要保证自己和其他病人的安全,识别人格异常也是一种能力,近年来的很多恶性事件给我们很多启示。

对于医院中的不和谐现象,我们要调整心态,客观看待,正确面对,积极应对。不可以牢骚满腹,消极怠工。

六、让更多的人理解医学和医生

(一)让社会理解医学

医学人文学涉及医学社会学、伦理学、法学等。目前社会对医学的期望值过高和目前的满意度过低是可以理解的。实际上,医学是一门不完美的科学,我们对人体的认识远远不够,也永远不够。医学是和伦理相一致的,即救死扶伤,健康长寿。而医学又是和进化论相悖的,进化论的要求是优胜劣汰,这是符合自然规律的。换句话说,医学和医生是和自然规律做斗争的,而凡是违背自然规律的人最终都会失败。因此,疾病普遍存在,死亡最后获胜,医生最终失败。这是不可抗拒的。

希波克拉底曾说,如果不能帮助病人的话,就不要伤害病人,其实这在目前的临床实践中是很难做到的,因为任何的药物和手术都可能有副作用和并发症,他们是一把双刃剑,这些药物的副作用和手术并发症是难免的。还是特鲁多医生曾有的名言:偶尔是治愈,常常是缓解,总是在安慰。越是在病情不好的情况下,越需要对患者和家属进行安慰。

(二)让社会理解医生

目前我国的医生是最辛苦的医生,最委屈的医生。他们的工作负荷量超过任何一个国家,超过任何一个行业。近年来医生猝死率不断增加,很多医生都是一身的慢性病,然而他们顾不上自己,坚持工作。但他们的工作得不到尊重和认可,而是时刻在危险环境下工作。不尊重医生,就是不尊重生命;不尊重医生,也是不尊重自己。

医学是最具有人文精神的学科,医生是最具有人情味的职业,回顾任何一次国家灾难时,比如大地震发生,洪水灾难来临,哪一次没有医务人员的身影?那时的人文关怀体现得淋漓尽致,特别是 2003 年的 SARS(非典)时期,多少人惊慌失措,恐惧至极,医院里病人寥寥无几,但只有医务人员不顾危险,坚守阵地,抢救病人,多少医务人员被感染而献出了年轻的生命,他们不是烈士、不是英雄,但他(她)们是真正最可爱的人。

七、结语

医学的本质是帮助病人,医学是仁学、是人学,医学需要人文精神,目前我国人文学教育严重不足,需要引起政府、社会、医院和医生的高度重视,让我们重塑医学人文,回归医学本质,构建和谐的医患关系,让医务人员在和谐的环境中对病人开展人性化的服务,保证广大患者的身心健康。我们一起努力。

从临床视角浅谈医学人文教育的问题及对策*

随着人民群众物质和文化生活水平的提升和疾病谱的改变,人们对医疗卫生及保健工作的要求也随之提高,健康不仅仅是指躯体上没有疾病,还包括心理和社会适应能力的完好状态。生物—心理—社会医学模式的转变,对医护人员医学人文素养的要求越来越高。诺贝尔生理学奖获得者 S. E. Larisa 指出:"医学在本质上具有二重性,既是一门科学,又是一门人学,需要人文滋养。"①自古以来,医学一直被认为是最具人文传统的一门学科,医护人员是最富含人情味的职业。美国宾夕法尼亚州立大学医学院早在 1967 年即设立了医学人文学系,旨在用人文学科的方法和理论来审视医学教育和实践。20 世纪 80 年代后,我国医学人文学科的教学和研究在各医学院校陆续开展,取得了一些成果。但目前在临床实践中,也存在一些医学与人文分离的问题,如重疾病轻病人、重治疗轻照料、重实验数据轻病人体验、重器质恢复轻心理调节与支持、重技术处置轻伦理社会思量等,从而造成"病与人、病与环境、身与心"分离现象的发生。因此,有必要对医学人文实践及教育层面的问题进行思考及讨论,从而为不断提升医护人员的人文素养,提升医学为人类健康服务的能力提供借鉴。

一、医学人文的内涵及相关概念

(一)医学人文的概念

什么是医学人文?尽管学者们对此仍未达成一致意见,但还是有一些基本共

* 高俊香、王晓路、瞿长宝、路玲:河北医科大学第二医院。

① 周万春,于淑秀. 关于医学人文教育改革整体设计的思考[J]. 医学与哲学,2014(11):48-50.

识的。王茜等人指出，医学人文是医学科学致力于对生命、健康的关爱与维护的特性与宗旨，主要研究医学与人文的关系。① 医学人文的本质就是用人文社会科学的方法和理论促进医学从本质与价值、目的与意义、医疗公平与公正等方面对生命和健康进行终极关怀。其研究应当从“人文”出发，探索医学发展、实践、应用过程中医学目的和价值实现的方法规律。② 张大庆将学术界对医学人文的认识总结为精神层面的“医学人文精神”、实践层面的“医学人文关怀”和介于两者之间的“医学人文学科。”③

（二）医学人文的内涵

医学人文属于内涵十分丰富的医学哲学范畴，在医学人文内涵结构层次中，医学人文精神是指对生命的尊重与敬畏；对人的健康权利的尊重与敬畏；对生命与健康的关爱与呵护。医学人文精神蕴含医学大爱，是医学精神的核心范畴。医学精神结构包括医学科学精神、医学人文精神、医学哲学精神、医学文化精神、医学职业精神、医学传统精神、医学现代精神等。④

医学人文关怀是医学人文精神在临床实践层面的体现，人文关怀能力是改变患者生存状况、改善患者生命质量、提高患者满意度和舒适度的整合型能力。医学人文关怀内容触及生理、心理、情感、社会、经济、道德、法律等多方面。⑤ 实施医学人文关怀的主体不仅是医务人员，还包括医院决策者、社会支持系统和政府。医学人文关怀体现在每一项卫生政策的制定和措施中，体现在医院的每一个场景中，体现在诊疗过程的每一个环节中。医学人文关怀能力是医务人员能力结构中最重要的部分。

医学人文教育支撑学科包括医学哲学、医学伦理学、医学社会学、医学心理学、医事法律、医患沟通等。医学人文应掌握的基本技能包括感受能力、叙事能力、沟通能力、思辨能力、决策能力。

---

① 王茜，张新军．医学人文的学科构架与教育指南[J]．中华医学教育探索杂志，2015(11)：1112－1117.

② 叶子辉，王兆良．人文医学与医学人文之概念比较和价值探析[J]．医学与哲学，2014(21)：30－32.

③ 张大庆．医学人文学导论[M]．北京：科学出版社，2013.

④ 王茜，张新军．医学人文的学科构架与教育指南[J]．中华医学教育探索杂志，2015(11)：1112－1117.

⑤ 刘虹，任元鹏．医学人文若干概念的诠释——结构主义哲学的视角[J]．医学与哲学，2010(21)：53－55.

二、医学人文教育的现状及存在的问题

（一）丰富的医学人文内涵与课程设置、师资力量不匹配

医学人文教育的目标和任务不明确，医学人文课涉及面广、内容多，很多课程都自成体系，在教学内容上缺乏关联性、连贯性和实用性。与国外的课程相比，国内人文课程整合方面缺乏顶层设计，实施方案存在局限性，人文内涵不足，未能适应医药卫生岗位能力要求。① 人文医学教学未能贯彻医学教育全程。此外，由于我国医学院校招生规模较大，尚未达到国外师生教学比例，人文课程教学仍以短时和高效的大班讲授为主要教学方法，教育师资力量薄弱，缺乏系统的人文知识，不能很好地将医学知识与人文教学相融合，不适应人文素养和能力的培养特点。2011 年有调查显示，88.7% 的医学院校没有专门承担人文教育教学及研究的机构，医学人文教学组织、教师与人文医学教学的要求不相匹配。②

（二）医学人文教育理念方法与临床医学专业发展及其实践脱节

受医学专业教育影响，在医科院校，人文学科的教学往往同专业教学一样"技术化"，人文知识、理论被教师以概念化、直观化的形式体现于教学内容之中，学生的学习是用"脑"去记忆、理解这些知识的表面含义。而不是用"心"去体悟，也不知如何去体悟其中所隐蕴的精神内涵。教师的作用依然是人文知识的传授者，而不是精神建构的引领者。此外，医疗实践是医学人文的主要载体，医学是通过具体的医学实践传达对人类生命的关爱。脱离实践的医学人文只能是一些空话；随着疾病谱的改变，医疗技术的快速发展，生物—心理—社会医学模式的转变，对医学专科领域的医学人文内涵的建设提出了更高的要求。

三、医学人文教育的建议及对策

针对医疗实践中医学人文精神的缺失，及其医学人文教育的现状，现特提出以下对策：

---

① 冼利青．从人文学在医学中的价值作用和新医改的需要探索医学人文教育［J］．医学教育探索，2010(5)：583－586.

② 张颖，李青，辛小林等．医学人文教育研究现状及启示［J］．解放军护理杂志，2016(14)：49－51.

(一)把握人文教育特点规律,以问题为导向,注重实践整合,进行教学改革

医学人文教育的目标之一是提升医护人员的人文素养,人文素养的形成是一种内化过程。从内化过程的发生、发展、终结上来看主要有三个阶段:第一是有外来刺激作用于个体;第二是个体对外来刺激进行比对或匹配;第三是对外来刺激进行接纳或更新。① 因此,在进行医学人文教育时应注意在不同的内化阶段创设不同的条件,将人文教育内容内化为个体的认知、思维、人格,稳定成个体的内在品质。从教育角度来说,进行医学人文教育要以贴近实际、结合理论、侧重实践为标准,精心选择内容。

1. 在课程设置方面,首先要体现人文教育的目标,如美国哈佛医学院在医学人文课程的培养目标中提出,希望学生能够"理解并运用医学的人性和社会性",并在具体的课程设置上从不同角度体现上述要求。课程内容以病人的利益为中心,以当前医学领域中的社会问题为焦点,帮助医学生对患者深刻理解、同情和共鸣,从而以更人性的方式对待患者;针对现实问题进行教学,是美国医学人文社科课程的重要特点之一。② 其次,要注重课程的系统化,不断优化整合课程。通过打破医学人文各学科的界限,改变传统的科目分裂的情况,将医学史、医学伦理学、医患沟通、卫生法学等人文内容进行有机整合,将人文课与医学专业紧密联系,不但能避免不同学科在教学中对某些问题的重复,而且还有助于学生从不同的学科视角分析问题,提升学生的综合能力。在国外的医学院校中,课程整合主要采取两种模式,一是以病人与社会为主线,将医学人文相关内容进行整合,如美国的纽约大学医学院等开设的"医生、病人与社会"课程;一种是以医学生和医生的临床技能为主线,将人文与社会等内容贯穿其中,如沟通能力、职业素养、合作精神、病人安全等社会问题交织其中,并要求学生将这些知识运用到临床实践环节中。哲学层面的实践整合观认为,以实践为基础、服务实践,以共同的价值整合分割的医学人文科目,成为提升医学人文教育有效性的必要路径。③ 此外,有学者将医学人文教育内容进行模块化教学探索,取得了很好的效果,教育对象接受

---

① 马俊卿. 基于内化过程提升医学生人文素养的途径研究[J]. 中国医学伦理学,2017(2):245-248.

② 孙鹏,陈俊国,柏杨等. 从哈佛医学院看美国医学人文教育[J]. 中国高等医学教育,2012(12):117-118.

③ 陈化. 实践整合:提高医学人文教育有效性的路径选择——兼谈医学人文教学改革[J]. 中国医学伦理学,2012(4):442-444.

程度也较高。[1] 模块化教学在遵循教学大纲的前提下，结合教育对象当前所获取医学知识，将医学人文教育课程中涉及到的同一相关主题的内容进行整合，如将“协调医患关系的伦理原则和应用”与临床医学专业的“医患关系与医患沟通技巧”这门课程的“人际关系与医患沟通”同时进行。通过将医学及其临床实践内容融入医学人文的教学内容中，使其了解医学的内在与人文、伦理和法律的关系、医学的社会角色和历史角色、尽量做到医学与人文交叉，与人文学科之间的融会贯通。

2. 在教学形式、方法上，应根据医学人文教学规律，尝试不同的教学形式方法，除讲座外，以小组讨论、案例分析、情景模拟、角色扮演、体验教学等形式进行，善于将人文教育内容与临床实践中的典型病例相结合，采用以问题为中心的教学方法，强调境遇分析，以病例为先导，以问题为基础，学生为主体，教师为向导，引导医学生从医学人文的视角进行案例分析，如在临床知情同意告知中，如何告知患者坏消息的艺术与技巧，在对危重患者进行人文关怀的体验课程中，让医护人员感受患者及家属需求与期待，与我们提供的治疗照护进行对比，反思我们的差距，总之，在进行医学人文教育时要注重实践性及参与性，将医学人文最终转化到临床实践中。

3. 利用内化的规律，个体对外来刺激要进行主动的对比及匹配，在进行医学人文教育时，一方面应注重激发医学生的热情，调动其主观能动性，提高其参与性。作为医学生个人来说，医学生要清楚和掌控自己人文方面的现有知识架构，积极吸收自己没有的医学人文知识和理论，要有自觉革新和自我完善意识，最终达到提高医学生人文素养的终极目的。另一方面，对从事医学人文教育的师资也提出了很高的要求，要培养具备人文社科领域的专业知识，同时掌握临床专业知识和医疗实践活动规律，了解人文知识在实际工作中的运用机制的专、兼职的“双师双能”型医学人文教育团队。人文教师要不断总结提炼自身工作经历，发掘医学人文教育的案例及实践经验，发挥教师言传身教的作用，有助于学生提前打开专业工作的视野，增加他们对人文课程的兴趣，体验医学人文素养的重要性和实用性。

---

① 陈可吟. 医学人文教育“模块化”调查与反思[J]. 医学与哲学，2016(21)：88－90.

（二）以人为本，构建富含人文特色的管理、服务体系，不断提升医护人员的人文关怀能力

医学人文关怀是卫生保健服务的灵魂，医学人文的内容主要包括以人为本、全心全意为人民服务、应充分尊重病人选择权、回应和满足病人需要、改善病人及其家庭生活质量、为病人提供个性化优质服务和医学专业精神等。医学人文关怀与医学专业精神分为宏观制度化人文关怀、中观组织性人文关怀和微观医师个人化人文关怀 3 个层次。① 因此对医疗机构而言，应在医院的环境、就医的流程、医生的诊疗活动、护理的服务、医院的后勤保障、医院的文化、政策、制度制定、管理理念等方方面面体现对患者、对医务人员的人文关怀。美国医学教育界对影响医师的观念、准则和行为的“隐性课程”也给予了很多关注，②学生医疗态度的形成主要是在与教师、住院医生、其他医疗工作者等人员接触中产生的。

医学人文能力同医学人文一样，内涵丰富，有学者认为医学人文能力是将对医学人文的认识升华为精神和信念，并运用于医疗实践过程，体现出医学人文精神的能力，包含人文素养的认知和实践能力、医疗实践人文感知与践行能力、医患沟通能力及社会适应能力等。有学者认为医学人文能力由多种不同的能力综合而成，其中认知能力（学习能力、批判能力）是基础，情感能力（关怀能力、团队协作能力、情绪控制能力）是条件，伦理决策能力（纠纷处理能力与人际沟通能力）是关键。伦理决策能力与情感能力是医学人文能力的主要组成部分。③ 也有学者将共情能力、沟通能力、关怀能力作为临床医学人文胜任力的三大核心能力。

1. 共情能力：“共情（empathy）”是指一种能设身处地从别人的角度去体会并理解人的感觉、需要、情绪的一种人格特质和能力。④ 人文医学中的“共情”是指医务人员能感受到疾病给患者带来的痛苦以及所带来的各种压力，体会到患者在就医过程中的情绪和需求，并以恰当的方式表达自己对患者的情绪与意图感到理解与尊重。

---

① 刘继同，严俊，孔灵芝．中国医学人文内涵结构与医务社会工作制度建设［J］．医学与社会，2010（7）：11－13.

② 孙鹏，陈俊国，柏杨等．从哈佛医学院看美国医学人文教育［J］．中国高等医学教育，2012（12）：117－118.

③ 鲁琳，李久辉．美国医学共情探究及对医学人文教育的启示［J］．医学与哲学，2017（11）：41－44.

④ 于德华，王一方，陈英群等．医学生人文医学教育中的共情培育［J］．中国高等医学教育，2010（12）：13－14.

在对共情的研究探索中,归纳出共情的三方面特征:包括认知的、情感的、行为的。对共情应将三个维度结合起来应用,要求我们医护人员在理解患者需求方面有认知能力,对患者感受的情感进行体验,并在行为过程中将此能力表达出来。

随着医学科技的进步,医学中的确定性和可控制越来越强,医护人员与患者的距离越来越远。共情有助于促进医患沟通,拉近医患关系,并将在医患关系的构建、提高诊疗效果方面中起到重要作用。医护人员只有设身处地地理解患者、同情患者,才能在言语上、行为上表达对患者真正的尊重和关注。因此,共情既是人文医学服务也是人文教育的核心和基础。美国医学院协会把培养"能够在医疗实践中与患者共情"的医生作为医学院的目标之一。①

2. 沟通能力:沟通是人与人之间传递信息、传播思想、传达情感的过程,是一个人获得他人思想、情感、见解、价值观的一种途径,是人与人之间交往的桥梁,良好的医患沟通能力是医学生必须具备的临床技能,也是目前影响医患关系的重要因素。美国医学院校把沟通能力列为 21 世纪医学生教育课程重点加强的九项内容之一,"沟通"是日本医学人文课程中第二热门的课程。②

沟通能力的培养,不仅需要学习关于沟通的相关理论知识,更需要在医学实践中不断摸索。国外的医学人文课程非常重视医患关系教育,"患者/医生"课程分为 3 个阶段,内容包括采集病史时的交流技巧、考察医患关系特点、如何建立良好的医患关系、如何应对不确定性和伦理困境、如何告诉病人坏消息、如何进行团队交流合作等。③ 日本医学生对病人及其家属传达医疗信息的行为或态度,知情同意的过程以及告知真相的伦理题等都是日本医学课程设置中非常重要的问题。

总之,医患沟通课程的内容至少应该包括以下几方面:(1)是医患沟通的重要性;(2)医学伦理学与医学法学的内容,这些规则是医生在医患沟通过程中所必须遵守的;(3)心理学的内容,把握对方心理、了解对方需求是人际沟通成功的关键;(4)具体的医患沟通的技巧,这一部分既是语言的艺术,又应该是在实际的医疗工作中总结出来的医患沟通的经验及其理论化、系统化。此外,标准化病人、角色扮

---

① 彭迎春. 人性化视域下医学生人文能力的建构径路探析[J]. 中国医学伦理学,2016(4):701 - 703.

② 足立智孝. 日本医学人文教育[J]. 医学与哲学,2009(3):60 - 63.

③ 牛磊磊. 变革与超越:国外医学人文教育的先进性对我国的启示[J]. 中华医学教育探索杂志,2013(5):444 - 448.

演将有助于提升医患沟通能力。①

3. 关怀能力:医学人文关怀能力是现代医院竞争战略中的软实力与巧实力,也是和谐医患关系的润滑剂。申正付的研究将医学人文关怀能力构成要素及其内涵确定为:(1)价值判断能力:(2)情感交流沟通能力 ;(3)身心调适能力;(4)灌输信念和希望的能力;(5)帮助他人寻求精神力量的能力;(6)科学解决问题的能力;(7)促进健康教育的能力;人文关怀能力不仅是一种心理能力,而且是一种社会能力,还是一种持续生存与发展的综合能力。②

关怀能力不是与生俱来的,而是在环境与教育的相互作用下。通过自身不断的学习与社会实践逐渐形成与发展起来的。培养的途径和方法包括(1)营造关怀的环境和氛围,环境塑造人,学校和医院应营造良好的关怀环境;(2)强化教师的榜样作用,社会学习理论认为,人的社会行为是通过观察学习获得的,教师是学生的榜样,教师对专业的热爱、对患者的关怀、对学生的爱护和支持,都会强化学生的专业态度和关怀行为,从而起到正性角色榜样作用;(3)讨论法、反思日记法、角色扮演法将有助于提升学生的关怀能力。③

(三)与时俱进,加大整合力度,发展有专科特色的临床医学人文实践

随着生物—心理—社会医学模式的不断深化,在整个“以人为本”的环境背景下,现代医学正在走出人性冷漠的阴影,各专科在发展方面也出现了如下重要的人文走向:④

1. 从单纯追求延长生命转向对人的整体关怀和生命质量的提高:如抗癌治疗,已从单纯地追求延长生命走向了延长生命与提高生活质量并重。世界各国对晚期癌症病人提倡的姑息治疗,其基本要求是“改善癌症患者生存质量;帮助癌症患者以较平静心境和较强的毅力面对困难;帮助癌症患者积极生活直至死亡;帮助癌症患者家属面对现实,承受打击。”

2. 从关心病转向关心病人,从只重视技术,转向同时重视病人的心理社会的全面调理。慢性病成为威胁人们健康的主要疾病,致病原因的多元化与复杂化,

---

① 郑联合,王育才. 临床实习医生医患沟通技巧的培养[J]. 基础医学教育,2014(3):217-219.

② 申正付,杨秀木. 医学人文关怀能力的概念、内涵及培养[J]. 中国高等医学教育,2014(4):29-30.

③ 孙钟,陈红. 护理关怀能力培养的研究进展[J]. 中华护理杂志,2010(1):79-81.

④ 杜治政. 论现代临床医学发展的人文走向[J]. 医学与哲学,2008(6):2-6,11.

使得在疾病的治疗中需要采取包括健康教育在内的综合措施,需要了解患者的心理及社会支持情况。

3. 从对局部病变大动干戈转向在治疗中尽量减少机体的损伤,重视机体自然力的恢复。乳腺癌治疗从可耐受性的最大治疗向有效的最小治疗的转化,可以视为是这种认识变化的一个缩影。其不再仅仅满足疾病的治愈,还要尽量保持外形美观,由此保持自信心与心理认同,以满足患者对生活质量的追求。

4. 微创手术和微创医学的问世,也是医学人性化的重要进步。

5. 由单一学科向多学科协作的方向转变,如糖尿病足处理的多学科协作,肿瘤患者的多学科协作等。

6. 疾病治疗从经验医学转向循证医学,转向证据与经验相结合,规范化与个体化结合,如糖尿病患者治疗方案的个体化选择及根据年龄、并发症、病情等个体化血糖控制目标的确定。

7. 从治已病、治终末期的病向治未病,向疾病早期、向预防疾病源头的转变。

医学整合是对医学发展整体趋势的回应,医学专业学科的整合,临床与预防,公共卫生的整合,保健服务与全民健康促进的整合,医学教育与保健服务的整合,医学人文与医学专业的整合,是当前最为迫切的整合;构建新的保健服务体系,实现保健服务的公平,是医学整合的核心;医学整合是创新,也是革命。① 各医学专科及整合医学的快速发展也给医学人文教育的发展带来了挑战和机遇。

综上所述,为解决医学人文教育存在的问题,实行医学人文教育改革势在必行。实现医学专业教育与人文教育的融合是核心,课程改革是医学人文教育改革的重心,师资队伍建设是医学人文教育改革成败的关键,医学生医学人文能力及素养的提升,医学人文精神的临床实践是医学人文教育改革的重要目标。

---

① 杜治政. 关于医学整合的几点认识[J]. 医学与哲学,2009(7):3-7,54.

浅谈医学生人文素质培养*

随着社会的进步,人们的健康意识和维权意识逐渐提高,对从业医师的能力和素质也提出了更高的要求。现代医学模式已经从单纯的“生物医学”模式逐步发展成为新的生物—心理—社会环境医学模式。但是,由于人们对医学人文的重要性普遍认识不够致使医患双方在医疗实践活动中缺乏有效的沟通与交流,已成为目前医患关系紧张的主要成因之一,并严重影响着医疗的质量和患者对医生的信任。医生是与人打交道的职业,因为医学归根结底是为“人”服务的,所谓“医者仁心”“大医精诚”,人文素质应该是医生的首要素质。① 医疗实践活动中不能忽略患者属性中“人”的属性,而仅将患者当成疾病的载体来看待。分析我国目前医患关系紧张和医疗纠纷的原因,其中非技术性因素远远高于技术性的因素,这正是医学人文素质缺失的结果。医学生是“准医生”,担负着未来医学保健的重任。长期以来,医学教育的模式侧重于强调对医学理论知识的灌输和对操作技术能力的训练,相对忽视了对医学生进行关怀患者、关爱生命的人文素质教育。因此,在医学生接触患者之初,加强医学人文素质的培养,促进医学生人文素质的提升,培养其高尚的医德情操和良好的医患沟通技巧,使其将来能够发展成为一名合格且高素质的临床医生,是每一位医学教育工作者必须认真思考、积极探索的问题。而提高医学生人文素质水平的途径和措施主要有以下几个方面:

一、以生命教育为核心,完善人文教育体系,促进学生道德品质健康成长

生命教育是以生命的认知和体验为主题的教育,其本质是对生命的关爱,是

---

* 纪元:河北医科大学社科部;张桓,河北医科大学教务处。

① 杜治政. 论现代临床医学发展的人文走向[J]. 医学与哲学(人文社会医学版),2008(6):2-6,11.

对生命道德、生命价值的人文关怀。① 生命教育的功能在于培养学生敬畏生命、善待生命、发展生命的意识和观念。培养医学生敬畏生命的人文精神，需要帮助学生树立正确的生命价值观，其中包括两个方面：一是学会珍视他人的生命，拓展生命的外延。"医乃仁术"的本质是对生命的珍视与仁慈，作为一名医学生，更应懂得珍视病人的生命；二是敬畏所有的生命，给予实验动物以人道的善意。善待生命是生命教育的精髓，培养医学生善待生命的人文精神必须加强医学生的生命体验。在生命教育中，医学生通过日常生活实现自我价值以及感悟生命存在的意义，体会到社会责任感和使命感，增强为群体履行义务、承担责任的生命热情。医生不仅要救死扶伤，同时还要尽力提高患者的生命质量，重视其生命发展。医生在救治病人生命的同时，需要为患者提供其所需要的最好的服务，需要感化每一个生命个体，从而唤醒人们对生命真谛的思考，使生命从自为走向自由。通过生命教育，不仅使医学生学习到知识与技能，更重要的是可以使其提高自身的人文精神素养，以便在将来的临床实践中能更好地履行职责，维护患者的生命权与健康权。

二、合理制定并落实实习计划，将人文精神的理论与实践培养融合

由于人文理论授课大多在医学生步入学校的初期开设，距离实习阶段有较长一段时间，所以在实习之初，应合理制定实习计划，采取实习前集中培训和实习中科室分别培训相结合的方式进行人文素质教育。通过多媒体教学与实例相结合的方式，讲解临床工作中存在的人文方面的共性问题，让学生重温先前所学的人文精神理论课程，唤醒学生的人文意识，为下一步在实习工作中培养人文精神奠定基础。将人文精神的理论培养与实践培养进行融合，让实习生在真实的医务工作中学习和掌握人文关怀的方式和方法，并作为实习过程的一个重要组成部分。② 让学生在具体事务中体会人文关怀对治病救人所起的促进作用，把人文理论融入到具体临床实践中，不但可以让学生逐步认识到作为医生对病患给以人文关怀的重要性，更能令学生主动向临床教师学习，并在其日后的工作中贯彻实施，对病患给予更多的人文关怀。这样一来，学生会将人文精神视为自身知识架构中

① 杨小丽，刘晓村．重塑与医学人文精神[J]．医学教育探索，2006(5)：1066－1068.

② 韦勤，李大钦．医学人文教育有效途径探讨[J]．医学与哲学(人文社会医学版)，2008(3)：54－55.

的重要部分,成为将来医疗实践中发挥知识力量和智慧的不可或缺的组成部分。

三、加强教师队伍建设,造就学生的良师益友

加强医学生人文素质教育,提高医学生人文素质水平,教师本身的人文素质水平、思想道德修养也是关键因素之一。① 因此,需要广大教师特别是临床带教教师倡导人文精神,树立尊重生命、关爱生命、守护生命的精神,坚持将患者的利益放在首位,尊重病人的自主权,诚实地对待每一位患者,建立医患平等和谐的关系,注重言行的示范作用,以自身德行修养在种种具体工作中的展现,潜移默化地影响学生,使学生获得心灵的净化和升华,并在治疗中始终贯穿对患者的尊重、关怀,以便进行更好的服务。② 同时,还应聘请一些具有较高人文素质的教师专家来学院讲学、培训,从而为教师打造全面接受人文教育的平台。

四、营造健康高雅的校园文化氛围,重视校园人文环境建设

良好的学校文化氛围可以有效地促进学生人文素质的提高。③ 通过举办"医学生宣誓""护理生授帽仪式""生命教育系列活动""三生教育""开展诚信医德教育"等活动及"三个老师"制度,特别是"走进医院、了解病人""走进社区""走进敬老院"等活动,可以大大提升医学生的使命感和责任心,真正实现全程育人、全员育人、全源育人,使人文精神洋溢于校园环境中。

五、探索多渠道和多样化的人文教育实践形式

为了加强人文素质教育的实用性和实效性,可以把人文教育知识整合、渗透到医学教育中,通过生命叙事、影视赏析、情景体验、基地参观、素质训练与拓展等多样化的实践教学形式,让学生感受生命的价值和神圣,自觉树立和谐的人生观和价值观。例如,增加医学生对病患情感体验的实践活动次数,让学生在体验中逐步增强对医患关系的反思,体会和理解疾病给患者及其家属带来的身心痛苦,

① 林常清,王海平. 大学生生命教育的基本内涵及现实需求分析[J]. 中国医学伦理学,2009(1):28-29.

② 王前强,张海添. 医学人文社会科学课程体系改革初探[J]. 中国高等医学教育,2010(2):78-83.

③ 蒋仲刚,白慧英. 浅谈医疗纠纷原因与防范措施[J]. 中国病案,2010(3):57-58.

感悟“医乃仁术”的内涵。① 此外,还可组织学生参观生命伦理教育实践基地,让学生在观摩活动中感受他人的生命与价值带给自己心灵的震撼,以触发他们对人生价值、死亡及生命意义的理性思考,从而使他们将这种情感“内化”为人文精神,以增进对患者及其生命的尊重、敬畏和关爱,提升医学人文精神和职业道德素质。②

面对日益激烈的医学道德价值冲突和医学高度社会化的挑战,无论从增进人类健康角度看,还是从医学自身发展角度看,都必须加强医学人文素质的建设,以维系社会环境冲突下医师对良好医德的坚持。在构建医学与人文完美结合的现代医学模式的同时,强化医德在人们心中的地位,以促进人类社会的文明。因此,加强人文素质教育是医学教育贯彻“以人为本”科学发展观的内在要求,也是社会对医学人才需求变化的必然选择。

---

① 王忠彦,安娜. 医学人文精神的回归与重建[J]. 中国医学伦理学,2008(4):145 - 146.

② 邴继珍. 浅谈如何加强医患沟通,减少医疗纠纷[J]. 中国现代药物应用,2010(4):240 - 241.

第五篇 05

医学教育篇

基于现代卫生体系和医学科学发展的医学教育与医教协同*

《中共中央关于制定国民经济和社会发展第十三个五年规划的建议》提出推进建设健康中国的新目标,《"十三五"规划纲要》从全面深化医药卫生体制改革,健全全民医疗保障体系,加强重大疾病防治和基本公共卫生服务,加强妇幼卫生保健及生育服务,完善医疗服务体系,促进中医药传承与发展,广泛开展全民健身运动,保障食品药品安全等八个方面对推进健康中国建设提出了具体要求。中共中央、国务院印发的《健康中国2030规划纲要》则进一步明确了健康中国建设的目标。

实现健康中国建设目标,医学人才是保证,是核心,而培养什么样的人,如何培养人,为谁培养人,始终是医学教育工作者所面临的问题。

一、基于现代卫生体系的医学教育

(一)卫生体系的内涵分析

卫生体系可被简单定义为通过卫生基本制度构建的医务人员医疗卫生服务体系,即医学生毕业后从事医疗卫生工作的执业环境。①

从卫生体系构成要素分析,它包括四方面内容,即作为生物医学的技术卫生体系,要求医务工作者的诊疗护理行为符合相关技术标准、诊疗常规、操作规程等技术规范;作为经济要素的社会卫生体系,要求所有人都负担得起基本医疗服务;作为规范要素的社会卫生体系,要求所有的卫生设施、物品和服务,包括基本医疗

---

* 邳克江:河北医科大学医教协同与医学教育研究中心、招生办公室、教务处、学位办。

① 黄清华. 重新定义医学与医生[J]. 群言,2017(6):51.

卫生服务，符合医疗职业道德和法律法规的要求；作为文化要求的人文卫生体系，要求医疗服务尊重个人、各民族和社区的文化习惯。

在世界卫生组织（WHO）2015 年发布的《转型中的中国卫生体系》报告中，对中国现行的卫生体系做了介绍，它主要由卫生筹资体系、卫生服务体系、卫生管理和监管体系及卫生法律监督体系等构成。①

卫生筹资体系包括政府投入和私立部门投入，其中政府投入包括各级财政对医疗卫生服务的直接投入和社会医疗保障基金两部分。卫生服务体系主要依靠公立医院和其他公立卫生机构，同时，私立部门作为公共筹资和服务的有益补充也有一定的存在。医疗卫生服务组织体系包括省、市、县三级医院和基层医疗卫生服务机构。卫生管理和监督体系在我国主要指国家卫生计生委及由其所管理的国家中医药管理局，是国家层面主要的卫生管理机构，另外，国家发展和改革委员会、民政部、人力资源与社会保障部等部门根据职责划分，也在卫生治理体系中承担规划、筹资、保险管理等相应职责。国家食品药品监督管理局、国家质量监督检验检疫总局等机构也参与卫生体系的治理工作。卫生法律监督体系是指全国人大常委会颁布的法律和国务院制定的《医疗机构管理条例》《医疗事故处理条例》等 38 项行政法规，除此之外还有大量地方法规、部委和地方政府规章和规范性文件等。

（二）卫生体系对医学教育的影响

从卫生体系的定义、要素和内涵分析中，我们可以看出，社会的卫生体系直接影响到医学生毕业后的执业环境，因此，在医学教育，尤其是院校教育阶段，卫生体系直接体现了社会卫生需求对医学教育的影响，主要体现在以下几个方面：

1. 培养目标。中国卫生服务体系涵盖了不同地域、不同民族、不同经济发展水平，因地区差异，人民的健康需求不同，承担的健康费用负担不同，文化传统不同。所以，医学人才的数量和质量要求也不能同质化。医学教育要根据不同服务区域的特点和卫生服务的功能，确定培养目标，以保证不同地区和人群的健康需求。在教育职能上，既有承担医学研究、提高医学科技水平的国家重点高校，也有以培养实用型人才、服务地方和社会的一般院校；既要满足解决疑难重症为主要任务的省市级三甲医院人才需求，还要满足承担预防、保健及全科医疗任务的县

---

① 孟庆跃等．转型中的中国卫生体系[J]．世界卫生组织亚太卫生体系和政策观察，2015(7)：11.

及以下社区医疗单位的人才需求。在知识掌握上,既要掌握前沿性的医学理论和医学技术,也要掌握基层社区的医学健康及常规诊疗技术。所以,要根据社会健康需求,确定医学教育的定位和培养目标。研究型大学、教学研究型大学、教学型大学要各司其职,承担不同的责任,不能用同一标准来衡量,更不能互相排斥和攻击。

2. 理论、知识和技能。不论是人类健康需求,还是学生受教育的社会角色要求,掌握必需的基本理论、基本知识和基本技能是学生的主要任务和目标。在卫生体系不断完善和健全的今天,执业环境的变化对学生的要求不断提高,如果没有医学理论、知识和技能,就不能适应当今卫生体系的深刻变革。而在这一过程中,卫生体系中的规范、标准是医学教育必须注意的内容。传统的以学科为中心、以教材为中心、以教师为中心的教学模式,要适应快速发展的医学科学理论和技术,改革的路还相当慢长。

3. 卫生法律法规。在卫生管理与监督体系框架内,国家出台的一系列法律法规,是以国家法律形式确定下来的条例、规定、办法,是医学生执业后必须遵守的,对医生的执业行为具有强制性,因此,医学教育中教育教学活动尤其是教学内容,要反映国家的意志,以使医学生在向医生角色转换过程中,减少医疗事故,避免在执业过程中出现不必要的医疗纠纷。

4. 道德素养。医乃仁术,卫生体系中,无论从经济角度的社会卫生体系,还是文化卫生体系,对医学生的文化素养和道德素养要求都是很高的。因此,作为医学生,要在院校教育和毕业后教育的各个阶段,加强文化和道德的养成,真正做到时"无论至于何处,遇男或女,贵人或奴婢,我之唯一目的,为病家谋幸福"。这才是医学工作者的最高境界。

二、基于医学科学发展的医学教育

(一)医学科学发展趋势分析

医学科学的发展为医学教育提供了充足的营养。医学科学的进步推动着医学教育的改革与发展,当前,医学科学的发展呈现如下的趋势:

1. 高度的分化与综合,高度分化与高度综合是现代医学发展的一个显著特点。随着科学技术的发展,先进技术和先进仪器设备的相继问世并引入医学研究领域,推动着医学科学研究深入到亚细胞及分子水平。人们对疾病的认识由宏观到微观和超微观,由静态到动态,由定性到定量,由常量到微量和超微量。

2. 医学模式的转变。随着社会的发展和科学技术的进步以及疾病谱和死亡谱的变化,人们对医学及影响健康因素的认识也越来越深刻。疾病的发生和发展变化与外界环境、自然界和社会等因素有着密切的联系,因此,人类积极探索疾病与家庭和社会、与环境、与工作和卫生条件、与整个大自然的关系,探索心理、情绪、行为等危害人类健康的种种因素。单纯的生物医学模式向生物—心理—社会—环境转化已经成为共识。

3. 诊疗技术不断获得突破。科学技术的发展对医学科学的进步发挥着越来越重要的作用,影像诊断技术、生物技术、检验技术、计算机人工智能系统等,提高了对疾病诊断的精确性和预测性。在治疗方面,药物及生物技术制品、内窥镜及各种介入治疗手段、显微外科、生物和非生物取代技术、人工智能技术广泛地应用临床治疗。①

4. 疾病谱的变化。根据世界卫生组织发布的《转型中的中国卫生体系》报告,自上世纪九十年代开始,中国人口死因变化最大是恶性肿瘤、脑血管疾病和心脏病等,疾病的死亡率和构成比不断增加,传染病、慢性呼吸道疾病和消化系统疾病所占比例下降。②

部分年份中国前十位死因统计

顺位	1990		1995		2000		2005		2010	
	死因	%	死因	%	死因	%	死因	%	死因	%
1	慢性呼吸道疾病	24.9	慢性呼吸道疾病	25.3	恶性肿瘤	22.3	恶性肿瘤	26.3	恶性肿瘤	26.5
2	脑血管疾病	19.0	恶性肿瘤	20.0	脑血管疾病	21.4	脑血管疾病	21.7	脑血管疾病	23.4
3	恶性肿瘤	19.0	脑血管疾病	19.7	慢性呼吸道疾病	21.4	慢性呼吸道疾病	19.5	心脏病	20.8
4	心脏病	13.4	心脏病	12.1	心脏病	15.3	心脏病	15.1	慢性呼吸道疾病	13.5

① 王一飞. 展望21世纪医学科学发展趋势探索我国医学教育改革的途径[J]. 中国高教研究,1995(4):19.

② 孟庆跃等. 转型中的中国卫生体系[J]. 世界卫生组织亚太卫生体系和政策观察,2015(7):7-8.

续表

顺位	1990		1995		2000		2005		2010	
	死因	%	死因	%	死因	%	死因	%	死因	%
5	损伤和中毒	8.8	损伤和中毒	10.9	损伤和中毒	9.7	损伤和中毒	8.8	损伤和中毒	7.9
6	消化系统疾病	5.2	消化系统疾病	4.7	消化系统疾病	3.9	消化系统疾病	3.4	消化系统疾病	2.7
7	传染病	4.6	传染病	2.7	传染病	1.9	内分泌营养和代谢疾病	1.8	内分泌营养和代谢疾病	2.5
8	新生儿病	2.5	新生儿病	1.7	泌尿生殖系统疾病	1.6	泌尿生殖系统疾病	1.5	泌尿生殖系统疾病	1.2
9	泌尿生殖系统疾病	1.7	泌尿生殖系统疾病	1.5	内分泌营养和代谢疾病	1.4	传染病	1.2	传染病	1.1
10	精神障碍	1.0	内分泌系统疾病	1.4	新生儿病	1.0	精神障碍	0.7	精神障碍	0.5

部分年份中国城市和农村前十位死因统计

1990						2010					
农村			城市			农村			城市		
顺应	死因	%	顺位	死因	%	顺位	死因	%	顺位	死因	%
1	慢性呼吸道疾病	24.8	1	恶性肿瘤	21.9	1	脑血管疾病	23.4	1	恶性肿瘤	26.3
2	恶性肿瘤	17.5	2	脑血管疾病	20.8	2	恶性肿瘤	23.1	2	心脏病	20.9
3	脑血管疾病	16.2	3	心脏病	15.8	3	心脏病	17.9	3	脑血管疾病	20.2
4	心脏病	10.8	4	慢性呼吸道疾病	15.8	4	慢性呼吸道疾病	14.2	4	慢性呼吸道疾病	11.0
5	损伤和中毒	10.7	5	损伤和中毒	6.9	5	损伤和中毒	8.5	5	损伤和中毒	6.2
6	消化系统疾病	5.0	6	消化系统疾病	4.0	6	消化系统疾病	2.4	6	内分泌营养和代谢疾病	2.9
7	传染病	3.6	7	内分泌营养和代谢疾病	1.7	7	其它疾病	2.0	7	消化系统疾病	2.7
8	新生儿病	2.5	8	泌尿生殖系统疾病	1.6	8	内分泌营养和代谢疾病	1.7	8	其它疾病	1.6

续表

1990						2010					
农村			城市			农村			城市		
顺应	死因	%	顺位	死因	%	顺位	死因	%	顺位	死因	%
9	结核病	1.8	9	新生儿病	1.5	9	泌尿生殖系统疾病	1.0	9	泌尿生殖系统疾病	1.2
10	泌尿生殖系统疾病	1.5	10	其它疾病	1.3	10	无明确诊断	0.7	10	精神障碍	0.9

5. 呈现多学科交叉与渗透。主要体现在以下几个方面，一是医学科学自身的交叉渗透，如免疫病理学、组织遗传学、病理生理学的学科产生；二是与其它自然科学的交叉渗透；三是与社会科学、人文科学的交叉渗透，如医学伦理学、医学心理学、医学教育学等；四是传统医学与现代医学日趋融合。①

（二）基于医学科学发展的医学教育

医学科学的发展，对医学教育的影响主要体现在以下几个方面：

1. 专业结构调整。人们的健康需求改变、医学模式的转变、人口结构和疾病谱的变化以及人们健康观念的转变，直接影响着医学人才的培养结构体系，主要体现在医学教育的专业设置及人才培养标准。科学论证社会人才需求，培养满足人们健康需求的医学专门人才，除了传统的医学类专业外，全科医学、儿科学、妇产科学、老年医学、助产学、心理健康等必将随着需求应运而生。

2. 知识结构更新。医学科学研究的进展直接关系到医学教育的课程体系和教学内容，在我国以学科为基础的教学模式中，主要是以教科书（教材）为媒介，进行知识和技能的传授。所以，在知识传授过程中，要正确处理“三基”（基本理论、基本知识和基本技能）与“三新（新理论、新技术、新成果）”、传统与创新、自然科学与人文科学的关系，科学确定教学内容和教学时长，既要保证医学知识的整体性，又要反映医学科学发展的最新成果。

3. 科研能力和创新思维培训。医学科学领域新知识、新技术、新成果的大量涌现，要求医学教育在学生知识结构上反映医学的最新进展，同时，对学生科研能力和创新能力也提出了更高的要求。在院校教育和毕业后教育阶段，只有加强学

① 黄万武．现代医学发展趋势与医学教育改革[J]．同济医科大学学报（社会科学版），1989（2）：25.

生科研创新能力的培训，才能使他们跟上科技发展的步伐，从而使其具有创新能力和接受新知识的能力合格人才，为祖国医学科学的发展做出贡献。

4. 人文素养提高。医学学科与自然学科、人文社会学科的交叉、融合，使传统意义上的医学属自然学科的属性发生了变革，这就要求医学教育在注重自然科学理论和知识的同时，加强医学生人文科学和社会科学知识的教育，以便使其具备与人交流、沟通的能力，从而体现出真正的"仁术"来。

三、基于医教协同发展的医学教育

国务院日前颁布了《深化医教协同推进医学教育改革与发展的意见》，明确了医学教育改革与发展总体要求、主要目标和具体任务。通过对卫生体系和医学科学发展对医学教育的影响分析，在医学与教育协同发展上，要注重各环节的衔接。

（一）实现教育与卫生行政管理有效衔接

医学教育属于教育范畴，而医学生毕业后从业环境主要是医疗卫生部门，所以，教育和卫生部门的有效衔接，决定着医教协同的发展方向和效果。在人才需求上，卫生部门决定着医学人才的规模、结构、标准，教育部门则按照卫生需求，确定招生人数、专业设置、教学内容。因此，只有深化医教协同，才能培养出适应人们健康需求的合格医学人才来。一是加强教育与卫生部门的合作，建立健全有效的协作机制，对医学教育中发生的问题及时解决；二是各负其责，政策上要无缝衔接，如卫生部门的人才需求结构与教育部门的专业体系、医学人才的培养与使用相配套等等。

（二）实现院校教育与毕业后教育有效衔接

传统的院校教育三段式（基础、专业基础、临床见习与实习）或3年基础2年临床教学模式在我国实施已久，实施以"5+3"（5年临床医学本科教育+3年住院医师规范化培训）为主体，在"3+2"（3年临床医学专科教育+2年助理全科医生培训）后，院校教育与毕业后教育成为统一的整体，这就要求教育和卫生部门在教学内容及考核方式上要进行有效衔接，以确实保证质量。院校教育和毕业后教育的有效衔接，还体现在教学模式的衔接。如五年制临床医学专业的3+2模式，与5+3模式中的见习、毕业实习、规范化培训的衔接；规范化培训与学位教育的衔接，即解决培训与学位教育的问题，从而使医学生获得应有的权益。

（三）实现基础与临床有效衔接

医学科学进步促进了医学学科及教学内容的发展与革新，教育要对医学科学发展的最新成果有所反映,从课程体系、教学内容等方面与医学科学发展相衔接;同时,医学技术的发展又要求医学生在院校教育和毕业后教育中掌握成熟的医疗技术并能应用到临床实践。从这一角度考虑,医学院校的附属医院或实习基地在学生临床实习及毕业后的规范化培训中发挥着决定作用,加强对附属医院的建设与管理必然是医教协同的重要内容。

(四)实现自然科学与社会科学有效衔接

随着人们健康观念及医学模式的转变,影响致病因素呈现出复杂性和多样性特点,且医学科学的发展并不能完全解决影响人类健康的全部疾病。因此,不论是院校教育还是毕业后的规范化培训及医学继续教育,对学生人文素养的培养都十分重要。很多医疗纠纷,并不是因为医学技术问题,而是医患沟通、人文关怀等方面存在问题。医学教育不仅要考虑治病、防病问题,还应更多地考虑病人心理等非生物性因素,这样,人文科学知识和人文素养就显得尤其重要。

总之,国家卫生体系、医学科学进步影响着医学教育的发展及人才质量,深化医教协同是必然之路。

深化二级学院综合改革的探索和实践*

——以河北医科大学为例

改革开放以来,我国高等教育持续快速发展,在不到四十年的时间里经历了由精英化到大众化再到普及化的过程。很多高校的办学规模扩大了几倍甚至十几倍,不论是教职工人数还是在校生人数都增长迅速。而长期以来,高校在管理上一直沿用的是以学校为主,学院为辅的方式,校级的管理部门履行全校的组织管理、运行、评价等主要职能,二级学院大多是遵照职能部门的管理指令,实施执行。在学校办学规模较小的情况下,这种模式能发挥执行力强、运行成本低的优势。但是,在大学组织日益庞大的现实下,校一级事无巨细、面面俱到的管理既无效率,也无效益,"校办院"的直接影响就是造成了二级学院办学活力不足,积极性、创新性不高的情况,校与院的关系问题成为了大学治理的核心问题。此外,如高校的行政机构过于庞大,内部治理结构不完善等问题也日益凸现。

一、改革背景

河北医科大学作为中国近代第一所官办西医院校,其办学历史悠久。在百余年历程中,为国家和社会培养了大批医学人才,享有极高的社会声誉。然而近年来,由于各种原因,发展速度呈现出放缓的趋势。尽管与自身相比,仍在不断取得进步,但是与国内同类别高校相比,特别是与江苏省某医学院校(以下简称苏×医大)、浙江省某医学院校(以下简称浙×医大)等地方医学高校中的"排头兵"相比,在某些领域差距正在逐步拉大。

以下笔者将通过国家临床医师资格考试通过率、国家自然科学基金项目数、

---

* 宋子恒:河北医科大学党委办公室、校长办公室;潘佳佳:河北医科大学校长办公室。

ESI 全球学科排名等三项集中反映医学高校整体水平的关键数据对比,来直观反映河北医科大学与苏×医大、浙×医大的差距。

一是国家临床执业医师资格考试通过率。国家临床执业医师资格考试,即医学生的行业准入标准,也是目前衡量临床医学教育水平和医学人才培养质量的客观标尺。2012—2014 年,河北医科大学考试通过率比苏×医大分别低 9.24%、18.31%、11.27%,同时也低于浙×医大。

二是国家自然科学基金项目数。国家自然基金项目数集中体现了学校综合实力、创新活力和发展潜力。2014—2016 年,河北医科大学获项目(青年基金项目)分别是 43(27)、39(15)、33(15)项,苏×医大是 239(111)、279(129)、265(132)项,浙×医大是 78(34)、128(59)、124(72),差距明显。与之形成鲜明对比的是,十年前,苏×医大国家自然项目也只有 37 项,但是近几年却以每年 40－50 项的速度递增。如若不进行改革,那么差距将会越来越大。

三是 ESI 全球学科排名。ESI 全球学科排名是世界公认的学科学术水平及影响力动态评价工具。主要指标是 SCI 论文数和引用率。苏×医大、浙×医大分别有 5 个和 3 个学科进入 ESI 前 1%。相比之下,河北医科大学只有临床医学 1 个学科进入,且排名较为靠后,苏×医大临床医学全国排名第 9,浙×医大排名第 25,而河北医科大学仅排第 34 名。

当然,仅靠以上几组数据,很难说明一所大学的全部实力。但是这些数据背后反映出的河北医科大学与苏×医大、浙×医大在理念、机制和活力方面的差距却值得我们深思。这三组显性数据的背后所反映的是课程体系与评价方式、人才队伍与梯队建设、学科方向和学科整合的问题。归根结底还是人的问题,是人的活力和动力的问题。因此,解决学校发展面临的突出问题,实现学校事业持续健康发展,要求我们必须深化改革。

大学是一种“底部沉重”的组织。① 笔者认为,所谓“底部沉重”可以从三个角度进行阐述:第一,无论是国家要求,还是大学规划,只有具体转化为院系(专业)层面的教育教学改革实践,才能真正惠及学生。第二,大学最知名的教授、最具权威的学者、专家都分布在院系。第三,大学诸多矛盾与问题,也要在基层和院系得到最终解决和处理。大学的管理完全不同于企业与政府管理,重心应该放在学院、系层面,这也是由大学组织自身特点所决定的。因此,大学管理应坚持责、权、

① 史秋衡,吴雪. 大学基层学术组织制度建设的内在逻辑[J]. 复旦教育论坛,2009(5).

利对等原则,推进重心下移、资源下沉,以便最大限度地释放蕴藏在师生中的创造潜力。这也是河北医科大学以二级学院综合改革作为推进学校管理体制改革主要抓手的深层次原因。

二、改革内容

在"底部沉重"理念的指导下,河北医科大学按照"学院能管好的事由学院管"的原则,进行二级学院综合改革,逐步实行二级学院自主管理,实现由"大学办学院"向"学院办大学"转变。

2015 年开始,学校加快校院两级管理体制改革步伐,以"整体规划、分步实施,试点先行、以点带面"为原则,切实转变职能和管理方式。学校层面更加注重抓宏观、抓战略、抓前瞻、抓基础、抓环境、抓监督,赋予学院机构设置权、用人自主权、财务支配权、分配决定权等,切实推进重心下移和资源下沉,同步完善考核办法,加强对学院的目标管理和宏观调控。按照"上下联动、政策引导、基层首创"的改革思路,确定基础医学院为二级学院综合改革试点学院。通过对学院内部治理结构、人事制度、科研组织模式、教学和课程、思政育人等方面的全面深化改革,建立起以二级学院为主体的管理模式,使学院在学校总的目标、原则指导下,拥有与其担负的责任相一致的权力和相适宜的利益,成为充满活力、相对独立的办学实体。

学校明确了一位副校长牵头负责基础医学院综合改革,通过每年额外投入 200 万元专项经费,增加 10% 的高级职称岗位聘任比例等倾斜政策鼓励改革。将学院改革与学校机构设置、干部调整等统筹考虑,并借新图书实验楼投用之机,先做增量改革,创造有利于改革的外部环境,以减少改革阻力,保证改革的顺利进行。改革工作主要从五个关键领域实施。具体而言,主要集中在以下五个方面:

一是明晰学院决策、学术和监督权,改革学院内部治理结构。学院建立和完善以党政联席会议、教授委员会和教职工代表大会为基本形式的自我管理、自我约束的运行模式。党政联席会议拟定和决定学院党务、行政重要事项。教授委员会审议和审定学院重要学术事项,并提供决策咨询,整合了原设置的院级学术委员会、教学委员会等组织的职能。教职工代表大会在院党委领导下对学院管理进行民主监督和评议。通过改革,使学院的行政权、学术权、监督权更加清晰。

二是改革学院人事制度。加大人才"外引内培"工作力度。外引方面扩大学院用人自主权,人才引进由学科和学院提出招聘计划和拟聘人选。内培方面落实学院师培自主权,将师培经费下拨学院,学院制订实施教师国内外进修计划。学院进行教师、教辅人员分类考核,实施岗位聘任动态管理,同时进行人事分配制度改革,根据公平竞争、适当激励的原则,将收入与岗位责任、工作业绩和贡献挂钩,逐步拉开分配差距。设立特聘教授岗位,提高拔尖人才收入待遇,同时规定担任副处级以上职务的专家只有称号不享受待遇,让特殊津贴真正惠及一线教师。改革博士生导师聘任办法,促使中青年教师脱颖而出,已有三位副教授破格成为了博导。

三是改革学院科研组织模式。医学院校的主要问题在于医教协同,在于校区与医院、基础与临床的融合。学校建立医学与健康研究院,打破原有的学科、研究室、学院等组织壁垒,成立以 PI 为主体、以科学问题为导向的若干跨学科综合研究中心,将全校的科研资源进行整合和共享,瞄准国家、区域重大或急需的课题联合攻关,争取上大项目、出大成果。利用研究院为有想法、能干事的教师搭建平台,让一线科技人员有职有权有资源。学院的科研管理职能逐步削弱,主要为进入综合研究中心的教师创造条件,提供服务。

四是改革学院教学组织结构和课程结构。按照形态学、机能学等学科集群归类原则组建学系,以学系为平台大力推进课程群建设。明确学系负责人、教研室负责人、课程负责人的岗位职责,设定聘期,制定考核奖惩机制,同时规定担任副处级以上职务人员不再兼任学系、教研室负责人,调动青年教师工作积极性。大力深化教学改革,运用"互联网+"教育信息技术,构建课内课外相衔接、线上线下相结合,以学生为中心的学习环境;减少总课时,整合理论课,优化实验课,促使医学生实现"早临床、多临床、反复临床";打造"本科生研究资助"体系,提升学生的创新意识和创新能力。

五是改革学院思政育人工作格局。落实全国、河北省高校思想政治工作会议精神,聚焦立德树人,以围绕学生、关照学生、服务学生为中心,打造对学生最好的大学。在基础医学院为每个学生大班配备专职辅导员基础上,再配备由校、处级干部担任的名誉班主任和由专业课教师或临床医师担任的兼职学业导师,形成"三个老师"协同育人的工作格局。学校书记、校长带头担任名誉班主任,每学期参加学生班级活动、与学生面对面交流 3 次以上。学校建立学生事务服务中心,构建多部门联动机制,以服务学生全面发展为出发点和落脚点,致力于为学生提供包括资助、就业指导、信息查询、心理健康教育、生活便利等全方位服务。

三、改革成效及反思

经过两年的系统改革，成效初步显现。学院的责、权、利得到统一，学院领导和教师主动谋发展、干事业的劲头足了，从“要我干”逐渐向“我要干”转变，从“火车跑得快全靠车头带”变为了自带前进动力的“动车组”。教师，特别是中青年教师的工作积极性得到激发，今年学校中标国自然基金55项，排名河北省高校第二，比2016年有了较大幅度增长。参与改革的一批教师接受了先进教育教学理念的洗礼，接受了跨学科、全方位的培养，实践了先进的教学模式和教学方法，教学水平和教学研究水平均显著提高：有3名教师入选教育部2013—2017年教学指导委员会成员；1名教师荣获“第五届全国高等医学院校青年教师教学基本功比赛”一等奖；1名教师荣获“第三届全国高等医学院校青年教师教学基本功比赛”二等奖；1名教师荣获全国首届MBBS项目青年教师英文讲课大赛特等奖。临床医学学科ESI的排名逐月上升，进入前3‰指日可待，神经科学与行为科学学科、药理与毒理学科进入ESI前1%的潜力值也分别达到90%和88%。学生思想稳定，学习热情高涨，今年公布的2015年执业医师考试通过率也首次超过了85%。

两年的改革实践，使学校的各方面工作都得到了促进和提升。反思两年的历程，笔者认为在推进改革中要把握好四个关系：

一是把握好务实与务虚的关系。注重学习，强化理论武装，把握改革的正确方向。务实是务虚的出发点和归宿，务虚的目的就是为了更好地务实；而务虚是务实的前提和基础。基于实践的学习最有效，基于自觉的学习最有效，基于反思的学习最有效。河北医科大学校党委常委会坚持每周会前学习制度，注重在结合和转化上下功夫，为推进改革打下了坚实的理论基础和思想基础。

二是把握好顶层设计与基层探索的关系。上世纪50年代末到60年代末，美国自上而下课程改革运动①失败的教训表明，自上而下的改革多数情况不会取得成功。推进改革，要让广大教职员工成为新一轮改革的支持者、参与者、受益者。只有把学校的顶层设计与学院的基层探索有机统一，上下结合，反复酝酿，才能制定出切实可行的改革方案。

三是把握好全面推进与重点突破的关系。各项改革具有关联性，必须注重协同推进。没有全面推进，改革就会顾此失彼；不搞重点突破，改革就很难见到成

---

① 叶澜．课程改革与课程评价［M］．教育科学出版社，2001．

效。基础医学院改革的重点是学系制改革，牵住建立学系制这个“牛鼻子”，带动了教学组织结构、课程群建设、科研组织模式等全面改革。

四是把握好增量改革与存量优化的关系。改革的本质是利益调整。增量改革，往往切口小、成本低、阻力少。这次，学校利用6万平方米新图书实验楼投用之机，组建跨学科科研平台，在搬家中实现了改革目的。

大学管理的各个环节相互影响、相互制约，二级学院综合改革离不开试点学院与相关职能部门密切沟通与交流，更需要学校各相关职能部门的积极参与和全力支持。河北医科大学二级学院综合改革取得了一定的成效，也总结出了一些经验。但是综合改革是一项复杂的工作，在改革过程中，会有许多新的问题出现。因此，综合改革也是一个不断深入、不断完善的过程，还需要在实践中不断探索，推向前进，力争能走出一条符合学校实际，有自身特色的改革之路。

以产学研三融合实践教学为载体，培养药学专业学位硕士*

我国高等教育发展面临着缺少实践性强的科学创新、理论与实践脱节、毕业生实践能力较低等瓶颈问题，高教改革已经进入了从"多数量"到"高质量"转变的关键期，专业硕士的培养需要在产学研融合的框架下进行。纵观世界知名大学的成长历程，以斯坦福大学为例，该校之所以能在较短的时间内由二流大学跃升为一流的研究型大学，其重要原因就在于其有力地推进了"将大学办成研究与科技开发中心"的发展目标，做到了与硅谷一起成长。

以产学研三融合实践教学为载体，将教学和科研任务有机统一起来，将知识技能培养和创新创业教育有机整合起来，是地方高等院校培养药学专业学位硕士，凝练学科方向，促进学科整体发展的必经之路。

各地方药学院校在产学研实践教学改革方面，既有优势又有劣势。优势在于建院较早、学科门类齐全、设备精良，并拥有与医药企业处在同一城市的地缘优势。虽然在争取国家重大项目方面无法和重点院校相比，但同城的便捷使得企业能将大量的横向课题和科技服务委托给地方院校。劣势在于，地方院校的全国学术领军人才缺乏，而且当前各高校考核晋升标准与科研业绩挂钩，大部分教师的兴趣点都放在了发论文、拿奖励和报课题上，对教学改革的兴趣不足。

而当前产学研合作中最大的问题是没有形成"双向互动"的长效机制，地方高校仅停留在为企业提供短期科技服务的水平上，企业没有充分重视产学研合作为

---

* 曹亮：河北医科大学人事处；王伟：河北医科大学药学院；朱梦楚：河北医科大学医学技术学院；朱德荣：河北医科大学药学院。基金项目：河北省教育厅人文社会科学研究项目（JYGH2010022）；河北省高等教育教学改革项目（103014）。

其人才、产品技术的更新与储备带来的好处。一方面是企业急需优秀的专业人才,另一方面毕业生难以适应实践工作。

一、地方高等院校产学院合作实践教学改革举措

为此,我们搭建了创新型“六位一体”高校产学研实践教学平台,将“基地建设、专业化设置、教学互补、科研合作、共同管理、按岗就业”,六位一体,紧密结合,校企互动,产学联姻,实现了校企联合人才培养。

(一)学校拓宽与企业合作的接口

通过充分融入企业的人力资源开发、科技创新体系,真正对企业发挥不可或缺的智力支持作用。邀请企业参与高校的人才培养设计和过程,支持学校科技研发,建立校企的全面合作关系,使产学研结合由表入里,不断深化和发展。通过组建校企董事会等机构,共建合作实体,设立企业冠名的奖学金、奖教基金,奖励品学兼优的学生和德艺双馨的教师,实现了企业文化和教育理念的相互传递,使校企之间的全面互动和合作长期化、制度化、系统化。

(二)推动产学研实践教学平台的硬件建设

其硬件环境包括:满足设计性实验需求的专业实验室、满足实践类课程需求的实习基地和满足学生课外创新实践活动需求的科研实训基地。将企业共同开发的横向课题引入大学生科研训练,既使学生得到科研实践的锻炼,也使企业得到学院的技术支持。

实现所有开放实验室网上预约和师生互动。开放型创新教育实验室和新药研发中试车间、药用植物园和动植物细胞室的建立,不仅为创新人才培养提供了场所,而且还为创新药物研发提供了技术平台。

(三)实施“三个坚持”

坚持本科生早期科研训练,坚持在课堂上体现科研成果,坚持社会实践和专业教育相结合。

防止大学生在早期科研过程中半途而废,规范中期考核和验收,考核验收过程中邀请企业专家参与,并联合制定《大学生课外创新设计指南》。推广“1+1”两段式后期实践教学模式,将实践教学任务的一半安排在校内实验室,由校内实践教学指导教师来承担,另一半安排在相关企业由企业相关技术人员来承担。举办“实践教学研讨会”,邀请相关企业和医院药剂科专家参加。

（四）联合企业成立“药学院专业指导专家委员会”

调整专业化方向人才培养导向和专业发展战略，构建“宽—精”结合（宽基础、精专业）的人才培养模式，为行业培养紧缺型人才；聘任企业高级技术人员为兼职教授，鼓励本院教授到企业作兼职技术顾问，将先进技术和设备原理及时引入教学，为行业培养优秀人才；借鉴科技特派员的工作机制，引导和支持我校科技人员及大学生到相关企业兼职或实习，以培养有产业一线工作背景的青年教师及科技人员。

（五）带薪实习和订单式培养

在早期科研训练中表现较好的学生，可以为他们联系企业的带薪见习岗位，对有就业意向的学生，实行订单式培养，提前半年进入实习岗位。在不具备导师资格前，企业专业技术人员可以作为第二导师带教“药学专业学位硕士”，在获得资格后，双方可以互换。

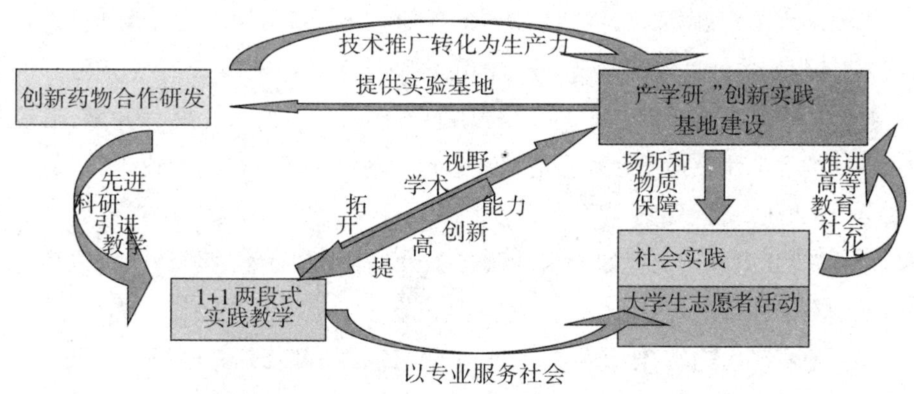

产学研实践基地建设、专业教育和社会实践三结合模式架构图

二、建立产学研三融合实践平台的效果

（一）产学研合作教学改革，促进校企双赢

国家“十二五”规划明确提出“加快建立以企业为主体、市场为导向、产学研相结合的技术创新体系。”各级政府和科技管理部门也将引导和组织骨干企业与优势高校组建产学研创新联盟（合作示范基地）作为工作重心；国家对“大学生校外实践教育基地”“专业综合试点改革”“大学生创新科研项目”的资金投入，也传递着高等教育改革向产学研协作发展的信号。2010年国家批准增设了药学专业硕士学位，同样说明了应用型高层次专业人才的培养正在向着产学研开展的方向发

展;国家科技支撑计划、"重大新药创制"和各省科技支撑计划项目指南的变化,已表明政府科技管理部门已将资助的重点放在了"产学研联盟"的合作攻关项目上。

建立科学创新型"产学研"实践教学平台,并以此为抓手,带动整个学科建设的发展,成为了地方高校改革成败的关键环节。

(二)产学研合作,培养创新型人才

教育部部长袁贵仁在"高等学校创新能力提升计划"工作会议上的讲话,明确指出:"必须把协同创新机制建设作为重点,突破高校内部以及与外部的体制机制壁垒,促进创新组织从个体、封闭方式向流动、开放的方向转变。"通过产学研合作培养专业学位硕士,我们将企业产业的创新引入高校的科研活动,充分挖掘产业发展所蕴藏巨大的教育潜能,专业学位学生主动选择、调整知识结构,进行自主探索性学习,有效地激发了学生的创造性思维。

(三)产学研三融合,促进了导师的发展和学科的进步

当前地方药学高等院校中,45 岁以下教师中拥有博士学位的人数和比例正在逐年上升,他们迫切需要课题,企业迫切需要科技服务。未来 10 年竞争可以说就是这些高层次青年博士们之间的竞争,他们迫切需要及时跟上时代发展,搭建起良性循环的产学研合作平台。当前河北省自然基金已将石药集团投入的"石药联合基金"纳入管理体系之中,联合基金中标项目大部都是石药集团在研或已上市的药物,这为我省医药产业的创新增添了强劲动力,进而缩短了科研成果转化从实验室到车间的距离。

时代浪潮不可逆转,改革发展不进则退。高校的教育理念如果还局限于校园和课堂之中,势必会被时代的发展和社会的进步所淘汰。我们要做的就是如何引导教师的科研兴趣取向和河北省产业化发展方向相契合,调动起教职员工对产学研融合的热情。

(四)产学研实践教学的改革,促进了教学实践基地建设

我院在 6 所本校附属医院和药厂的基础上,建立适应多种"专业化方向"培养的实践基地。在华北制药集团、石家庄制药集团等企业建立"生物制药实践教学基地",在省、市药品检验所建立"药品检验、生药鉴定实践教学基地",密切与河北省人民医院、唐山工人医院、和平医院等医疗单位联系,建立"临床药学实践教学基地",在华药新药研究所、省药物研究所等研究机构建立"创新药物研究实践教学基地",在井陉洞羊坡、涉县太行山区等地建立"中草药标准种植实践教学基地",在乐仁堂医药集团建立"药品营销实践教学基地"。学生在完成三年级上半

学期课程后,在企业兼职教师的指导下到实践基地参加生产实习、实训等实践教学环节。学生回校后学习后续课程目的性强、效率高,敬业精神、社会意识和就业适应性都得到明显增强。

同时我院深入太行山区开展大学生社会实践和志愿者活动,推广先进中药种植技术,开展野外实习和大学生科技攻关活动,实现专业教育和科研实践的顺利对接。“社会实践、专业教育和 GAP 科研三结合模式”的创建将为在我省冀中和冀北地区打造全国特有的绿色农业产业带,发展绿色高效农业开辟出一条崭新的产学研结合特色之路。

创新型“产学研”合作实践教学体系的建立,不仅解决了本学科某些先进实验在校内无法开出的问题,而且还发挥了科研实验室对于本科教学的最大功用,充分利用了社会和企业资源进行实践教学,对于高校更新和发展学科知识,增强创新能力具有巨大的推动性,使地方药学高等学校锻炼了队伍,提升了人才培养质量,并得到了来自企业的源源不断的经费支持。

医教协同视域下叙事医学教育与临床应用探讨*

2014年教育部等六部门联合印发的《关于医教协同深化临床医学人才培养改革的意见》提出“加快构建标准化、规范化医学人才培养体系，是建立中国特色现代临床医学教育制度的重大突破，也是实现医教协同深化临床医学人才培养机制改革的重大创新，标志着我国临床医学教育发展进入到新的历史阶段，意义重大，影响深远。”其后，2017年7月，国务院又出台了《关于深化医教协同进一步推进医学教育改革与发展的意见》，提出要“加快构建标准化、规范化医学人才培养体系。”在深化院校医学教育改革部分中提出要“推动人文教育与专业教育有机结合”。此次医学教育改革是国家的重要战略，对于推动我国医学教育进程、培养优秀医学人才具有历史性意义。我们从中不难发现，此次改革注重标准化、规范化医学人才培养体系的构建，并强调人文教育与专业教育的有机结合。意即要求将人文素质培养贯穿于医学人才培养全过程，不仅要融入课堂教学、融入校园文化，还要融入临床实习，融入毕业后的继续教育阶段。在注重医学生职业道德、医学伦理学、社会学、法学等职业素质教育的同时，更要着力培养其人文关怀精神和人际沟通能力，使其在具有专业素养的同时，兼具高尚的职业道德情操与关爱病人、尊重他人、尊重生命的良好职业素养。

一、中、意叙事医学内涵

叙事医学（Narrative Medicine）是兼有文学和医学属性的学科，由于它赋予了医学人文属性新的活力而备受关注。

2001年，美国内科医生Rita Charon提出了“叙事医学”的概念，她指出，叙事

＊ 刘扬、贾川、吕萍、薛涛：河北医科大学科技处、学科建设办公室。

医学在于建构临床医生的叙事能力，叙事能力是一种吸收、解释、回应故事和其他人类困境的能力，这种能力有助于临床医生在医疗活动中提升对患者的共情能力、职业精神、亲和力和自我行为的反思，其核心是共情与反思，①由具有叙事能力的医生实践的医学则称为叙事医学。叙事医学的目标是让医生们更清晰地表达自己，更理智地处理自己的感情，培养高超的倾听技巧以及从比喻和潜台词中发现隐藏信息的能力，从而使医生能更加设身处地为患者考虑。②

意大利的指南中对于叙事医学的定义为："叙事医学是一种基于特定交际能力的临床辅助方法。叙事是获取、理解和整合参与某一疾病与治疗过程的不同观点的基本工具。目的是开发一个共享的个性化治疗计划（护理故事）。叙事医学（NBM）与循证医学（EBM）相结合，通过综合考虑不同方面，从而做出更加完整、个性化、有效与恰当的临床辅助决策。"这一定义将叙事医学牢牢的置于治疗方案与临床辅助决策的内容中，描述了叙事医学的三个关键要素，即共同发展、个性化选择、与循证医学（EBM）相结合，丰富了现有叙事医学的定义。③

二、临床治疗运用叙事医学的必要性与意义

自20世纪后叶开始，医疗工作者通过大量医学实践案例，逐渐认识到叙事医学在临床治疗中的重要意义。叙事医学为以病人为中心的治疗计划提供了工具，促进了对老年患者进行系统的、整合的、多学科的治疗的发展。病人与看护者的故事。他们的陈述、看法、经验与偏好可以减少不适当的检查和治疗的风险。他们可以促进处方更加基于病人明确的需求。陈述时间就是治疗时间，这并不会对治疗团体与看护者造成负担，与此相反，还会促进依附与团队合作，并且能够显著节省时间与成本。

三、意大利叙事医学临床应用情况

意大利注重将叙事医学作为老年患者个性化治疗的重要辅助手段与治疗方

---

① ［美］Charon R. *What to do with Stories: The Sciences of Narrative Medicine*, Canadian Family Physician, 2007(8): 1265 – 1267.

② 杨晓霖．美国叙事医学课程对我国医学人文精神回归的启示［J］．西北医学教育，2011(2): 219 – 221.

③ ［意］C. Cenci. *Narrative Medicine and the Personalisation of Treatment for Elderly Patients*, European Journal of Internal Medicine, 2016(32): 22 – 25.

案的一部分，提出在对老年患者进行个性化治疗的过程中要注意收集病人的故事，故事要覆盖四个基本方面，即“我为什么生病、我的病如何了、为什么我要坚持治疗以及我应如何对待自己”，这四个因素对提供合适与持续性的治疗具有显著影响。在 *Narrative Medicine and the Personalisation of Treatment for Elderly Patients* 这篇文章中，通过呈现五名不同情况病人的叙事案例，使医学教育者与临床诊疗专家可以对叙事医学的治疗作用有进一步的深刻理解。文章最终提出结论，即叙事医学可以促进对老年患者系统的、整合的、多元的治疗方法的发展。

在文章中提出了以下几个核心概念：

（一）对叙事医学产生的背景与应用的必要性进行了介绍。

（二）分析了老年病人临床治疗中由疾病为中心向以患者为中心的转变，这种转变对整合多元因素、改善治疗效果具有重要意义。

（三）对叙事医学的意大利指南定义进行阐释，丰富了读者对叙事医学这一概念的理解。

（四）提出了叙事医学中收集病人故事所要具备的四个关键要素，及其对治疗中的具体操作进行的指引。

（五）列举了形象具体的临床实践案例，为老年患者的护理与治疗提供了参考与借鉴。①

四、我国有效开展叙事医学教育的策略

首先，在理论知识建构学习阶段，即医学基础课程学习的最初时期，开设叙事医学理论知识课程，引入叙事医学概念、发展历程及其重要意义，为后期临床应用与实践做好铺垫。与此同时，在课程教学中借助多种叙事医学素材，通过引导阅读、课堂讨论、小组讨论、PBL 教学等多元化的方式，使初步接触医学的学生建立对生命的尊重、关爱、敬畏以及对生命价值的思考，引导学生感知患者病痛，产生移情，建立共情能力。

其次，在临床早期学习阶段，如见习及实习阶段，要结合这一阶段医学生对患者的疾痛感知力高并且敏感的特点，对叙事能力实践类课程进行规划与开展。在实践教学中结合临床病例，学习具有叙事特征的典型病例，引导其在实践中学会

---

① 刘扬，郑金．基于特定交际能力的临床辅助方法——意大利人眼中的叙事医学与老年患者的个性化治疗[J]．中国医学伦理学，2017(9)：45－46.

"关注"与"描述",并在此基础上进行深入反思,使他们经历对患者的疾痛故事的认知与吸收这一过程,逐步进入到患者世界。同时,在实习过程中开展"平行病历"的书写这一工作,引导学生采用非技术性语言来描述、书写患者的病痛和体验,这种"平行病历"的写作过程有助于培养与提高医学生关注和描述患者人文特性的能力,增强医学生人文素养等职业精神。①

最后,在住院医师规范化培养阶段,要着重培养医学生在临床诊疗过程中的叙事能力。这就对引导教育提出了更高要求,临床带教老师可以结合住院医师实际诊治中的病例,应用叙事循证医学的模型,逐步培养住院医师在人文素养与专业技术方面的双重决策能力。还可以鼓励和引导住院医生及其带教老师,将个人工作经历进行回忆和叙事,作为素材,进行反思,撰写日记等,将自己的医疗经验展现出来。这些叙事知识和叙事经验有助于医师提高临床判断力,做出更合理的临床医疗决策。同时,还可帮助初步进入医生角色的住院医师缓解职业自身带来的压力。

① 王一方. 临床医学人文:困境与出路——兼谈叙事医学对于临床医学人文的意义[J]. 医学与哲学,2013(9A):14-18;刘薇薇,王媛媛,刘奕君等. 在叙事中看到的医学景象——医学人文化的回归[J]. 医学与哲学,2014(12B):5-8.

从医生职业素养的多方诉求看医学生职业素养的高效培养*

卫生部统计数据显示,我国每年约培养60万名医学生。医学生作为未来的医学从业人员,处于学校向医院的过渡时期,经历从医学生到医生的角色转换。对医学生职业素养的培养将会影响其今后能否在工作中坚持良好的职业精神,进而成为一名合格的医务工作者。

一、医生职业素养内涵

职业素养是职业内在的规范和要求,包含职业信念、职业知识技能、职业行为习惯三大核心要求,具体可以解读为高尚的职业道德,正面积极的职业心态,正确的职业价值观意识,过硬的专业知识,精湛的职业技能,良好的行为习惯等。医学是科学与人文的结合体,医学职业素养涵盖了太多层面,只能尽力的取其精髓,却很难完全的概括和解读。

很多学者研究了医学职业素养的内涵,也总结了自己的观点,其中有交叉,也有发散,如李本富认为,医学职业精神是医生在医务工作中应具备的医学科学精神与人文精神的统一,包含职业认知、职业态度、职业情感、职业责任、职业理想、职业意志、职业良心、职业荣誉、职业作风和职业信念等多个构成要素;①孙福川提出,医学职业精神是指医务人员在医学行为中表现出的精彩的主观思想及整个人类和社会所肯定和提倡的,涵盖从业理念、价值取向、职业人格、从业准则、职业

---

* 肖梓怡:河北医科大学党委办公室。本文曾发表于《产业与科技论坛》2016年第18期。

① 李本富. 试论医生的职业精神[J]. 中国医学伦理学,2006(19):3-4.

风尚的总和;①姜恬、宛小燕两位学者将医学职业素养定义为医疗卫生从业人员在从事医疗活动的过程中表现出的综合素质,是由医德医风、人道主义及专业标准三方面构成的动态有机整体,反映出医生个人或医疗团队的知识、态度和行为。②

首次发表于2002年的《新世纪的医师职业精神——医师宣言》,是目前国际广泛认可和签署的医师道德行为规范。它强调将患者利益放在首位、患者自主和社会公平三个基本原则,提出了十项明确的职业责任,包括提高业务能力、对患者诚实、为患者保密、和患者保持适当关系、提高医疗质量、促进医疗共享、对有限的资源公平分配、完整而合理地应用科学知识技术、通过解决利益冲突而维护信任、提高职业整体水平。中国医师协会于2005年正式签署该宣言,将其作为医师职业道德的范本,在全国医疗行业内广泛推行,从而为树立良好的职业精神,唤起医疗从业者的积极参与,全面提升医师行业的自律性和规范性奠定了基础,有助于建立医生群体良好的社会公众形象,推动和谐医患关系和医疗环境的发展。

2011年6月26日,中国医师协会正式公布《中国医师宣言》,进一步细化明确了在我国社会大环境下,医务工作者应承诺的六条医学守则:平等仁爱、患者至上、真诚守信、精进审慎、廉洁公正、终身学习。这些共识,形成了医生职业素养的规范框架,体现了医生职业精神的现实追求。

在实际医疗工作中,医生职业素养的具体形成除了取决于规范性导向,还与医生的自我要求、患者的满意度、医疗合作者的配合程度等有直接关系。本文强调以目标为导向的靶向培养模式,将医生的自我要求、患者的诉求、护理人员的要求等多方诉求作为医学生职业素养的培养方向,将医学生职业素养教育目标化、精准化。

二、医生自我评价要求

徐秀的研究借鉴胜任力理论,将胜任力的个体特征、行为特征、工作情景条件三项结构与医生职业精神一一对应,提出道德品质特征、成就行动特征和职业认知特征三个一级指标,并进一步细化二级特征要素。将责任心、终身学习、沟通能

① 孙福川. 伦理精神:医学职业精神解读及其再建的核心话语[J]. 中国医学伦理学,2006(19):13-17.

② 姜恬,宛小燕. 浅议如何定义医学职业素养[J]. 中国医学伦理学,2011(24):815-816.

力、自律、知识渊博、创新能力、伦理知识、科研能力、法律修养九项二级特征要素归类为道德品质特征;将尊重患者、同理心、奉献精神、团队精神、利他精神、坚韧精神、追求卓越七项二级特征要素归类为成就行动特征;将职业理想、人际关系、职业兴趣、同行认可四项二级特征要素归类为职业认知特征。该研究采用临床医师问卷调查的方式,探讨医生对自身行业素养的自我评价指标,结果显示:道德品质特征是医师职业精神评价的重要构成要素;责任意识及职业理想对于医师的成长至关重要;终身学习及沟通能力的高权重体现了医疗行业发展所需;医学伦理意识在医师群体中有逐渐强化的趋势。① 唐健等在第八届中美医师职业精神研讨会侧记中提到,石光从人类价值与行为的三个视角,论证了医师职业精神的现实框架,一是价值追求的优先顺序,表现为利己利他与利他利己的张力,二是手段与目的的组合,表现为自愿求私益与强制求公益的冲突,三是实现方式与结果的差别,体现为效率与公平的博弈。由此得出的对医生职业精神的启示是超越自利、追求卓越、奉献大爱、赢得尊重;陈旭岩认为,医生不只是要治疗疾病,更要秉承人性的光辉与美感,以极大的尊重和敬畏之心去救助患者、呵护生命,要在喧嚣和困扰中坚守职业精神。②

三、医疗患者对医生职业素养的诉求

受当前社会多元化影响,医生在诊疗过程中存在医患关系失衡、趋利行为较盛、人文关怀不够、沟通能力欠缺等不可忽视的问题。何晓晴采用问卷方式调研大众对医生职业形象的评价,选取廉洁、利他、同情心、平等仁爱、奉献精神、友好、真诚、谦虚、尊重患者、积极沟通、礼貌、人文素养、善良、团队精神、诚信、干练、乐观积极、技术精湛、敬业、职业荣誉感、责任心、审慎行医等 22 个职业素养特征,结果显示大众对当前医生整体满意度偏低,审慎行医、责任心、职业荣誉感、敬业、技术精湛等相对评分较高,而廉洁、利他、同情心、平等仁爱、奉献精神则评分垫底,且友好、真诚、谦虚、尊重患者、积极沟通等评分也较低,公众对医生职业形象提升

① 徐秀,袁蕙芸. 医师职业精神评价指标体系构建研究——以上海市 8 所三级甲等医院为例[J]. 中国医学伦理学,2016(29):195 - 198.

② 唐健,丛亚丽. 从重建信任与秩序开始——第八届中美医师职业精神研讨会侧记[J]. 医学与哲学,2013(12A):91 - 92.

还有极大诉求,医生正面临着很大的形象危机、信誉危机、安全危机和健康危机。①

孔祥金通过对全国十城市4000名住院病人的问卷调查,系统地了解患者对医师职业素养要求的认知情况,结果显示在医师诸多的职业素养中,患者对医生最不满意的因素和最担心的因素均是医生的"不负责任",我国医师队伍职业责任感缺失已经十分严重,医患之间利益关系错位,患者的最大期盼是医师将病人利益放在首位的职业责任意识的回归。该研究得出以下结论:患者将职业责任感作为对医师职业素养的首要诉求,其他需求依次是出色的医疗技术、降低患者医疗费用和医疗服务态度。医师对病人健康的高度责任意识,是医师职业素养建设的重中之重。②

南京医科大学的一项调查显示:40%的受访患者认为医生接诊耐心,46.7%表示医生态度有些敷衍,更有13.3%的患者直接指出医护人员不耐心、态度差。③胡文华等指出,医患充分沟通是患者表达身体健康需要、心理尊重需要及经济方面的适度需要等诉求的有效途径,是让患者理解医疗服务的唯一途径。④ 沟通内容深度不够,沟通时间短,信息交流量少,沟通过程偏重于医生,医患互动少,缺少对患者就医需要的理解和安慰等医患沟通的现状,导致患者的各种诉求难以被满足,直接影响了患者对医疗服务的满意度和信任度。

四、医疗合作者对医生职业素养的要求

赵峻的研究采用名义团体技巧的方法,从护理人员视角探讨对医生职业素养的要求,评价标准涵盖临床能力、沟通技巧、团队合作、伦理思辨、人道关怀、追求卓越、承担责任、服务精神、诚信正直等九个常规类别,并进一步细化延伸出抗压能力、自我管理、职业追求、谦虚谨慎、健康、专业发展决策、心理素质、自我调节、

---

① 何晓晴,郭鹏军,王晶晶.大众眼中的医生职业形象调查[J].卫生职业教育,2015(33):99-101.

② 孔祥金,杜治政,赵明杰,杨阳,秦怡.医学专业精神的核心:医师职业责任感——全国10城市4000名住院患者问卷调查研究报告之二[J].医学与哲学(人文社会科学版),2011(3):10-15.

③ 朱迪迪,林梦洁,连欢,陈伟,黄健成,刘高双,卢建华.医生职业形象与医患关系认知现状调查与分析[J].医学与哲学,2013(9A):49-53.

④ 胡文华,张金凤,张永利.医患沟通是患者诉求实现的基础[J].中国医学伦理学,2011(1):105-106.

自我防护、人文风气等十个新增类别。研究发现,从护理人员角度,临床能力、人道关怀、承担责任、诚信正直在医生应具备的职业素养中位居前列。沟通能力也被广泛提及,护理人员强调医生应具备出色的沟通和表达能力,不仅能与患者建立信任的沟通关系,更强调与医疗团队内部成员的沟通协调能力,掌握良好的沟通技巧,并在知识与心理层面平等看待护理人员,耐心商讨和决策,教学相长,建立密切协作、目标一致的战略伙伴关系。①

五、医学生职业素养提升策略

将以上多方的诉求,作为医学生职业素养的培养目标,建立行之有效的系统培养模式,靶向性、针对性、目标化的培养医学生职业素养,将医学知识学习和医疗实习中的思维和动作都变成下意识的、正确的、自然流畅的行动,该想到的自然而然想到,该做到的自然而然做到,内化于心,外化于行,塑造其忍耐力和包容心,洞察力和敏锐性,亲和力与博爱心,执行力与坚持性。

(一)强化医学生就业指导课程建设

重视医学生就业指导课程的建设,加强医学生职业生涯规划教育,强调职业生涯规划的现实指导意义。靶向性、针对性、目标化的引导医学生在整个学习、实习、就业过程中树立医生应具备的职业信仰和职业操守,认识到医生在促进社会和谐发展中所起的重要作用,保持积极投身医疗卫生事业的热忱、激情。同时,帮助学生做好全面自我剖析,客观认识各方环境与因素,形成合理的自我认知和自我定位,完成批判—认知—再批判—再认知的循环推进,更好地完善自我,避免盲目自傲或自卑。其次,帮助学生摆正自身从业位置和心态,正确设定职业生涯发展岗位和目标,并积极落实相应的教育、培训、工作开发计划,在大学生活中有计划地参与活动与实习,提高学习效率。要引导学生树立正确的择业观和科学的就业观,端正就业心态,调整就业期待,明确职业发展目标,主动严格规范行为,有助于医生职业素养意识的早期培养和建立,为今后的个人职业生涯开启创造良好开端。医学院校不仅要培养合格的好学生,更要培养称职的好医生,推动整个医疗行业发展的人才供给良性循环。

---

① 赵峻,李佳宁,潘慧,王佳明. 以名义团体技巧探讨护理人员眼中的医生职业素养[J]. 基础医学与临床,2016(4):566-569.

（二）按照行业标准提升医学生职业素养

国际医学教育专门委员会制定的《全球医学教育最低基本要求》（GMER），界定了世界各地医学院校培养的医学生所必须具备的基本素质及能力，涉及以下七个宏观领域：职业价值、态度、行为和伦理；医学科学基础知识；沟通技能；临床技能；群体健康和卫生系统；信息管理；批判性思维和研究。GMER 在规定本科医学生应具备的基本业务能力的同时，还重点强调对敬业精神、信息管理、思维技巧、社会科学知识、再学习能力等职业素质的培养。医学院校在制定医学生职业素养培养方案时，应按照 GRME 的标准细化每一个条目，尽量保证培养方案的全方位、多角度、细节化、规范化，并贯穿整个课堂教学、技能培训、临床实习和结业考核始终，为医学生在今后工作中恪守医德，更好地服务临床、服务患者奠定坚实基础。

（三）健全职业素养教育课程体系

构建合理的职业素养培养教学课程体系，除专业知识技能课程外，还应有针对性地将医学社会学、医学心理学、医学法学、医学伦理学、医学哲学、医学史、医学人文学、组织行为学、医患关系与人际交往等通识课程与医学课程融合，内化为职业素质，帮助医学生开阔视野，提升人文素养，提高社会适应能力。在人文通识课的教学中，将医学的人文属性贯穿在对生命的敬畏、对患者的关怀和尽善的医疗决策中，把握职业素养教育和医疗实践工作结合的切入点，深化和拓展医学职业素养的教育内容和课程设置，富于趣味性、实用性、具体性，方便医学生掌握职业道德规范，让人文精神、人文理念、人文情怀和人文技能重新回到医学视野。

（四）丰富学习形式，提升学习效果

积极探索医学职业素养与医患沟通技能培训新模式，进一步丰富和拓展职业素养类课程的教学形式，将开放性实验、第二课堂、大学生创新科研、临床见习实践、医学专家讲座、杰出校友报告、学长经验分享、临床场景模拟、医患心理分析、志愿者服务、公益活动、社会调查等多种活动纳入医师职业素养类课程体系，将医学知识与医疗实践接轨，使医学生在重视职业素养培养的基础上，进一步领会医学职业精神、提高医学职业能力、端正医德医风、增强社会责任感和使命感，在潜移默化中产生关怀他人、乐于分享、勤于助人、团结协作等情感。在考核机制上，加强对学生执业技能、医德水平的考量，使学生真正意识到医生所应具备的技能与职业心理。刘惠军依托天津医科大学医学人文学院的学科优势进行创新实践，实施了以“医患沟通技能培养”为核心，以“参与式方法”为主要课程形式，以标准化病人为教学和评估载体的医学人文素质与医患沟通技能培训模式，模拟医患交流的真实情境，引导医学生建立以患者为中心的沟通理念，激活其改善沟通行为的愿望，提高其沟通技能，取得较好的课程效果。①

（五）引入行业标准，强化理论联系实践

将医疗卫生行业的工作流程和执业标准引入实际教学中，贯穿于医学生的课堂授课、专业实验、医院见习、临床实习等全部环节，让医学生在准职业环境中接受教育实践培训，切身体会、用心感受、积极感悟，把医学职业规范内化为自身职业素养，入脑入心，树立并强化敬业精神、患者为先、服务意识、行为规范、团队精神、精进审慎等职业操守意识，培养其合作能力、沟通能力、创新能力，并最终转化为爱岗敬业、严谨仁爱的实际医疗行动，以促进和谐稳定的医疗大环境的形成。

① 刘惠军．人文医学的实现途径——医学人文素质与医患沟通技能培训模式探索．第十四次全国高等麻醉学专业教育研讨会论文汇编，9－14.

培养具有安全环保理念的新世纪高等药学人才的实践研究*

在全球能源紧张、大气层严重破坏的情况下，“绿色、环保、低碳、健康”已成为科学发展的新理念。医药化工行业向着知识、技术、设备密集型企业发展，安全和环保也日益成为大家关注的话题。化学试剂中，剧毒腐蚀、易燃易爆、放射性物质很多，性质千差万别，在储运、使用、排污过程中极易引发安全和环保问题。化学类实验是药学专业学生必修的重要课程，传统实验中大量使用苯、甲苯、氯仿、甲醇等有毒有害化学试剂，不仅“三废”难以处理，对环境造成严重的污染，也有害于师生的健康。作为培养祖国未来建设者的高等教育工作者，我们应将节能减排、绿色低碳理念融入教学，让节约资源、保护环境、绿色发展的思想植根于学生心中。

2006 年，河北医科大学药学实验中心在全省率先被评为“省级实验教学示范中心”，2007 年又被评为“国家级实验教学示范中心”和“国家级人才培养模式创新实验区”。在一系列国家级质量工程建设过程中，我们对国外实验室教学和安全管理经验进行了调研，借鉴美国绿色化学的 5R 原则——重复使用（Reuse）、拒用（Rejection）、回收（Recycling）、再生（Regeneration）、减量（Reduction），以绿色低碳、节能减排为原则，进行绿色化学改革，设计了跨学科的链式实验，更新了实验项目和内容，不仅实现了节能减排、低碳环保，而且强化了学生的环保思想，提升了其科研思维水平和操作能力。

---

* 王伟、杜秀芳：河北医科大学药学院；朱梦楚：河北医科大学医学技术学院；朱德荣：河北医科大学药学院。基金项目：河北省高等教育教学改革项目（103014）。

一、综合利用实验产物,开设跨学科的链式实验——重复使用(Reuse)原则

为了循环利用实验产物,尽量减少废弃物的产生,我们设计了"阿司匹林综合性实验",将药物化学实验中的合成产物——阿司匹林,用于分析化学的含量测定实验,之后让学生将自己合成的阿司匹林用于第二年的药剂学实验,进行压片、崩解度考察和生物利用度实验。最后将所制阿司匹林片剂用于药物分析中的红外解谱、杂质检查和含量测定实验。在天然药物领域,我们设计了"苦参综合性实验":将药用植物学、生药学实验中用作植物学研究、生药鉴别的苦参,在天然药物化学实验中进行提取分离出苦参碱,用于鉴别和生物碱检识。之后在药剂学实验中制备成注射剂,再带到药理学实验室用于药效学实验。跨学科的中、西药链式实验不仅让学生系统地完成了从查阅文献、设计方案到合成、质检、制剂等贯穿新药研制全过程的实验,使之得到全面的技能训练,而且还节约了试剂,减少了废物排放。

在有机化学和药物化学实验设计中,我们尽量删除合成的中间体不能被再利用的实验,增设可循环利用试剂的实验。如,以微量的对甲苯胺和醋酐为原料合成苯佐卡因,涵盖了酰化、氧化、水解、酯化反应四种合成技术,上一步的合成产物均作为下一步反应的原料。将合成的相转移催化剂三乙基苄基氯化铵(TEBA)作为催化剂,用于对氯苯氧异丁酸的合成实验中,最大限度地节约了成本,减少了环境污染。

二、选用绿色试剂,采用多媒体教学,减少环境污染——拒用(Rejection)原则

对实验内容进行绿色化学改革,利用无毒或毒性小的试剂代替毒性大的试剂。改革后有机化学实验中删除了制备对羟基苯乙酮、苯胺、硝基苯等高毒性实验,新增了最终产物可作为食用香精的乙酸异戊酯制备实验。天然药物化学黄酮类化合物的识别反应中,1% 橙皮苷甲醇溶液、2% 柠檬酸甲醇溶液、2% 氧氯化锆的甲醇溶液和喷雾剂 0.5% 醋酸镁甲醇溶液,均改为了毒性小的 95% 乙醇为溶剂。既取得了相同实验效果,又避免了甲醇对健康的危害和对环境的污染。在苦参生物碱提取实验中,原用氯仿为溶剂连续回流提取,改用毒性较小的二氯甲烷为溶剂,用索氏提取器连续回流,也取得了良好的实验结果。当前我们正在探索以水或超临界流体替代有毒有机溶剂,来作为反应介质用于合成和有效成分提取实验。

我们将多媒体技术引入实验教学,在保障教学质量的同时,还有效降低了能源消耗和三废排放。如,化学定性实验所需试剂的种类多、毒性大,废液难以处理。我们将实验内容制作成视频录像和 FLASH 动画,生动直观的教学形式促使学生更牢固地掌握了知识。对于原料和废液毒性大的硝基苯、苯胺等的制备实验,我们研制了化学模拟实验室系统,学生可在计算机上进行模拟实验。多媒体技术与传统的教学方法相结合,在零污染、零排放的条件下的有效教学。

三、增设废物回收实验,培养学生环保意识——回收(Recycling)原则

为培养学生树立牢固的低碳环保理念,我们还在实验中增加废弃物处理的步骤,并将废弃物处理作为学生设计性实验项目。如,无机化学实验《废干电池的综合利用实验》,让学生自行设计实验方案,从黑色混合物的滤液中提取氯化铵、从黑色滤渣中提取二氧化锰、由锌壳制备七水硫酸锌。学生需提前半月查阅文献、设计路线、选择仪器试剂,当学生带着浓厚的兴趣参与其中时,绿色环保的理念已深入人心了。我院还组织大学生课外科技活动小组,对实验产生的有毒有害废弃物进行回收和循环利用。学生从含银废液中回收银,不仅回收了贵金属银,而且学习了重金属的回收方法。对废弃物的再次回收利用,在提高学生的低碳环保节能意识和创新能力的同时,还充分利用了资源,降低了排放。

四、循环使用废液和试剂,变废为宝——再生(Regeneration)原则

我们将实验中产生的有机废液分类收集起来,采取蒸馏、萃取等方法进行纯化后,再在下一轮实验的同一项目中循环使用,大大降低了有机溶剂的使用量。如,在天然药物化学苦参生物碱的提取实验中,学生回收二氯甲烷蒸馏后循环用于本实验。在“碘在四氯化碳和水中分配系数测定”中,我们将实验产生的含水四氯化碳溶液,采取萃取的方法分离出 CCl_4,然后加入碘重新饱和后循环使用。既节约了有毒试剂 CCl_4,又减少了碘的用量。

我们还有意识地选择教师科研项目中经常使用的原料,作为学生制备实验的目标。天然药物化学实验中提取、水解得到的芦丁、槲皮素、苦参碱和氧化苦参碱,全部回收用于了教师进行结构修饰、寻找新药的科研工作。

五、减少试剂用量,推广小量—半微量实验——减量(Reduction)原则

微量实验虽然可以显著节约试剂、减少污染,但需将常规仪器全部替换为微量仪器，且其对操作水平要求较高，不适于对初学者的培养。因此我们选取产率较高的苯佐卡因合成、阿司匹林合成等实验，采用了小量—半微量实验设计，将原料试剂用量减至常量的 10% – 20%，不仅节约了试剂成本，而且降低了三废排放，减少了环境污染。改革实践表明，在当前高校实验室不具备微量实验仪器的条件下，在化学实验教学中推行小量—半微量实验不失为一条简便快速实现节能减排的有效途径。

低碳环保的核心是低污染、低消耗、低排放，我们源于绿色化学理念的实验改革，坚持 5R 原则，更新了实验路线，改进了试剂和仪器，推广了绿色化学技术，从源头上减少环境污染和资源的浪费。为了更有效地向学生渗透环保低碳理念，教师在实验带教过程中还重点强化化学品的毒性及环境危害，与学生一起探讨处理有毒有害化学物质的原理和方法，要求学生在预习报告中写出本次实验产生的“三废”及毒性，使学生在学习知识的同时，树立起较强的环保意识。我们还将教师先进的绿色化学科研成果应用实验教学，仿照亚利桑那大学，建立“化学安全网络培训考试系统”，将集网络培训与考试为一体，基本架构分为理论学习模块、习题自测模块、网上考试模块。人员进入实验室前，须通过以上三个模块的学习和考试后，在线打印出合格证书，方被允许进入实验室。若不能通过，则返回学习自测阶段继续学习。

在本科生毕业实习带教过程中，我们把安全知识教育贯穿实验课程始终，制作安全教育片，发给书面或电子版本资料，让学生熟练掌握了实验操作规程流程、牢记化学药品、试剂的使用注意事项。

危机缩减理论对医学教育的启示*

近年来,医疗纠纷不断上升,各种形式的暴力伤医、杀医事件不绝于耳,严重干扰了正常的医疗秩序,危及临床工作人员的人身和精神健康,危害到我国医疗卫生事业的健康发展。① 对这一类危机事件的防范与应对是目前医学界亟需研究和解决的重要问题,也值得医学教育界认真审视与关注。

一、危机及危机缩减

(一)危机

从广义上讲,危机是对一个社会系统及其组成单元会引起潜在负面影响的大事件,它是组织发生转机和进一步恶化的分水岭。危机能否及时、科学的清除,关系到系统的基本价值和各方面的目标。福斯特(Foster,1980)认为危机有四个显著特征:"急需快速作出决策""严重缺乏必要的训练有素的员工""相关物质资料紧缺""处理时间有限"。②

(二)危机缩减

20 世纪 60 年代,危机管理在美国兴起。作为现代管理学中的一种管理方法,危机管理根据危机发展的动态过程,主张建立一系列应对机制和管理体系,旨在增强组织的抗风险能力,并通过科学有序的举措将危机带来的危害和影响降至最小。美国危机管理大师罗伯特·希斯将危机管理分为四部分,包括危机缩减、危

---

* 杜莹:河北医科大学公共卫生学院;赵金萍:河北医科大学社科部。

① 郭笑,尹姗姗,姬崑等. 河南省医疗纠纷现况及对策研究[J]. 中国医院管理,2016(12):33-35.

② 罗伯特·希斯. 危机管理[M]. 王成,宋炳辉,金瑛,译. 北京:中信出版社,2001:18.

机预备、危机反应、危机恢复，简称危机管理“4R”模型。① 其中危机缩减是危机管理的首要内容，也是危机管理的核心。

危机缩减旨在通过培养管理者对危机事件的敏感性和提高管理者对危机发生的预见能力，从而及时、有效地避免危机，并做好危机应对的准备工作。它强调在平时通过收集各类信息以感知和预测危机的发生，并协调与调动相关各个部门的人力、物力、财力来减轻危机带来的损害。

二、涉医暴力危机事件概述

(一)涉医暴力属典型危机事件

涉医暴力是指发生在医疗机构的暴力行为(包括冷暴力、语言暴力与肢体暴力)，造成医务工作者在其工作的场所受到侮辱、威胁、袭击等侵害，或使医院财产、名誉等受到各种程度损害的不正当行为。

笔者认为，涉医暴力因突发性强、紧迫性高、影响力大，而且又严重缺乏训练有素人员的有效干预与解决问题相应的物质条件等特点，符合危机事件的所有特征，是典型的危机事件。

(二)年轻的医(学)生屡遭涉医暴力侵害

当前，我国医患关系呈现为整体和谐、局部矛盾尖锐的态势，局部矛盾主要表现在暴力伤医事件频发。其中值得格外关注的是近年来年轻的医学生或医务人员也屡遭涉医暴力侵害。例如，2012 年 3 月 23 日，哈尔滨医科大学附属第一医院伤医事件，致使年仅 28 岁年轻医生王浩被刺身亡；2013 年 3 月 4 日广东潮州市中心医院一酒精中毒患者纠集近百人押值班医生游街，给这位年轻医生带来了巨大的心理创伤；2014 年 2 月 24 日，南京口腔医院打人事件，致使 20 岁陈姓护士脊髓损伤(下肢肌力Ⅱ级)、心包胸腔积液；2015 年 6 月 7 日昆明医科大学第一附属医院突发一起不明身份男子闯入致值班护士重伤案件，受伤护士年仅 30 岁；2016 年 10 月 3 日，莱钢医院 35 岁的青年医生被袭身亡……

频发的涉医暴力不仅严重伤害了医务工作者的身心健康，也影响了在校医学生对专业的信心。

---

① 胡月．公立医院应对暴力伤医的危机管理研究．北京理工大学硕士学位论文，2015.

三、危机缩减理论对医学教育的启示与具体做法

年轻的医(学)生是医学界的未来,他们满怀热情,对职业生涯充满了憧憬与期待,但他们大多涉世未深,加之我国医学教育长期重技术轻人文,忽视了职业素质教育,导致我们培养出来的医务工作者技术过硬,但人文素质薄弱,在面对医患纠纷甚至涉医暴力事件时往往手足无措,甚至连起码的危机识别能力都不具备。

危机管理特别是危机缩减理论有助于帮助医学生提升并加强危机防范意识、危机预测能力以及危机应对能力,从而有助于医学生综合素质的提高,并最终促进医患和谐。因此,有必要在医学生培养的过程中尽早并长期开展危机缩减与应对的相关教育,帮助医学生树立起人文待患的理念,并努力提高自身危机防范、预测与化解的能力。

(一)提升医学生危机防范意识

医(学)生在行医过程中会在意想不到的时间、地点,遇到各种危机,若想在此类危机中“转危为安”,医(学)生必须首先有强烈的危机防范意识。具体来说,医学生必须对医学工作的职业特点有深入的认识,有强烈的危机意识,以避免医疗差错与事故的出现;同时要树立起人文待患的理念和高度的责任意识,特别是要加强与患者的沟通,准确了解其需要与心理诉求的变化,以便及时采取措施化解其不满与疑虑,避免矛盾升级。

在医患关系中,医患沟通问题被普遍关注,它不仅贯穿于整个医疗过程,影响医患关系、医疗质量、治疗效果,而且与医疗纠纷的发生和激化密不可分。我国部分医疗工作者不能充分认知医师与病人之间在人际关系方面的平等性,对接诊的患者及其家属采取冷淡或者漠然态度,不能充分满足患者各类心理需求,给医患纠纷甚至涉医暴力事件的发生埋下了心理隐患。① 所以在医学教育中加强医患沟通具有很强的现实意义。

沟通教育的实现应该体现在医学生教育教学的方方面面,除课堂主阵地的作用之外,还可以开展形式多样、丰富活泼的教育活动,例如新生入学教育,制作案例短片将临床实践工作中遇到的突发事件讲给学生,用真实的案例延伸沟通的内涵,以帮助学生树立起“以病人为中心”的观念,并促进其尊重生命,重视人文精神的学习。也可以发挥环境育人的隐性作用,建立文化墙,利用宣传栏展示各种文

① 陈政,沈鑫. 医患纠纷形成的原因与对策探究[J]. 管理观察,2016(23):124－126.

化建设活动,潜移默化地影响学生。例如,我校利用自身百年老校的文化优势和良好的人文传承以及服务基层的办学定位,在校园里积极举办多种形式的校友先辈事迹介绍、话剧表演或校史馆活动等,激发了医学生以患者为中心的理念,培养了他们热情耐心待患的素养。也可以加强实践教学,通过实习观摩教学等让学生早期接触临床,或增加临床见习、实习的机会,让广大医学生早期感受真实的行医过程,体会语言沟通技巧和非语言沟通技巧对医患关系的价值等。

这些教育,一方面可以让广大医(学)生关注病人而非疾病,耐心倾听病人的主诉,尊重患者的想法,尊重生命,尊重尊严,把医学人文精神落实到为患者提供优质服务中,体现在医疗服务的流程中;另一方面,丰富了医患沟通形式,延伸了沟通内涵,并能综合运用语言沟通技巧和非语言沟通技巧,①走近患者、了解患者,构建和选择适切的身份观点与患者交流,及时了解患者心理、情绪变化,顺利完成诊治工作。

(二)提高医学生危机预测能力

虽然危机发生具有突发性和不确定性,但也有一定的普遍性和共性,如果医生能够提前意识到危机的发生,做好应对预案和准备工作,那么危机带来的损害将被最大程度的缩小。也就是说,医学生对医患纠纷危机良好的预测能力可使其从业后及时意识到危险的发生,从而有效避免医患纠纷,更能大大降低涉医暴力事件的发生频次与烈度。

目前国内医学院校普遍缺乏相关能力的培养,基础理论知识和临床实践长期的断层现象,也是当前医学教育的漏洞。我国医学教育体制中,一年级到三年级为理论知识学习阶段,以讲授为主,四年级五年级为临床见习、实习阶段,主要学习临床技能,二者明确的时间划分,使医学生更加关注疾病本身,从而忽视了患者及其家属的情绪改变,或对患者的负面情绪采取冷淡处理。可以说,医(学)生较低的敏感性和警觉性,使其在危机事件面前处于被动,这就大大降低了医(学)生面对危机的反应时间和主观能动性。

为此,我校进行了许多尝试,特别是从2009年开始在医学伦理学教学中开展的情景模拟教学法,在提高医学生的危机处理能力方面取得了确切的效果。结合备受社会关注的涉医暴力事件,特别是涉及年轻医务人员的案例,教师引导学生对该案例发生发展情况进行详尽了解,由学生分组对案例中的危机进行自主性

---

① 夏玉琼. 医患会话中医生身份对医患关系的管理[J]. 医学与哲学,2016(1):59-62.

的、有针对性的剖析,并且通过角色演示将对危机事件的理解与分析表现出来。学生多认为情景模拟教学能够提高学习兴趣,巩固学习效果,增强预先发现、分析和解决问题的能力,提高语言表达能力和活跃临床思维能力。① 该种教学方法有效地帮助了医学生更加直观地预测、发现危机,能更加真切的换位思考,并将所学理论与实践相结合,提高对医患冲突的敏感性和预测能力,为将来走到工作岗位提供了重要的实践平台与锻炼机会;在此过程中,还全面提升了医学生医德水平,医学理想信念,职业敬业与责任,职业品行,医学历史文化,医患权利义务常识,医患沟通技能等医学人文素养。

（三）提高医学生法律意识

全球化生物—心理—社会医疗模式的来临及循证医学的发展,使医患双方传统的"被动式"医疗服务关系逐步发展为"参与式"医疗服务关系,在整个医疗服务过程中,医方不再享有绝对的权利,在类似于疾病诊断、治疗方法的选择上,患者享有一定的参与权,这对医务人员的法律意识提出了更高要求。

然而目前医务人员普遍缺乏合理运用法律武器来维护自身正当权益的意识,对诊疗过程中可能引发的医患纠纷相关因素缺乏必要的认识。② 特别是年轻的医学生缺乏对法律的深入理解与敬畏,如何充分理解医患双方的权利义务,保证患者对整个医疗过程充分知情和积极参与,如何在自身权利受到侵害时,自觉运用多种方式解决纠纷,如何一手拿医学,一手拿法律,已然成为当代医学生必备的职业素养之一。

通过学习《执业医师法》《医疗机构管理条例》《医疗事故处理条例》《药品管理法》《传染病防治法》以及《侵权责任法》等医疗卫生法律法规,逐步培养医学生的法律意识,并以此来规范他们的诊疗行为。相关法律法规,应强化医(学)生对医疗纠纷隐患的防范意识,严格按临床操作规范开展相关诊疗活动,详尽告知患者及其家属手术风险,尊重患者的知情权,保护患者的隐私,强化与患者的沟通;与此同时,应强化医学生的自身证据意识,规范他们具有法律证据意义的医疗文书的书写,努力培养其自身在临床工作中识别潜在证据的能力,从而为日后发生

---

① 潘兰兰,向学熔,李勇等. 口腔实习生医患沟通技巧的情景教学探索[J]. 重庆医学,2016(25):3583－3585.

② 高原. 析医务人员法律意识的培养[J]. 医学与法学,2016(1):100－102.

纠纷时预留证据资源。①

综上所述,全方位、卓越的医学人才培养需要医学教育界不断探索有益、可行的教学理论与模式,危机防范理论为培养医学生的职业素质、促进医患和谐提供了有益的借鉴。

① 张维帅,吴雪松. 刍议医务人员法律意识的养成[J]. 中华结直肠疾病电子杂志,2015(2):199-201.

对做好大学生安全教育工作的一些思考*

安全是人类能够正常生存的基本要素,也是每个人顺利开展社会生活的必要保障。大学生作为特殊群体,无论是自身生理、心理特点还是其所处的相对单一的生活环境,都令他们处于一个相对弱势的安全地位。因此,大学生群体应当如何规避和应对各种危险因素、保护自身安全就显得十分重要。在当前各类高校规模扩大、招生人数不断增加、各种诱惑和不安定因素增多、治安状况十分复杂的情况下,怎样才能将大学生的安全教育工作做好、增强他们的安全防范意识,真正为大学生营造一个安全有序的环境,就成了一个值得我们认真思考的问题。

一、当前大学生面临的主要安全问题

(一)财产安全

由于大学校园属于人员相对密集、流动性较大的公共场所,如果防范意识不强,很可能给盗窃分子留下可乘之机,从而引发学生的财产损失。

(二)火灾隐患及用电安全

随着物质生活的不断提高,目前在大学生中各种电器和电子产品的拥有量日益增多。除了笔记本或平板电脑、手机等常用电器之外,违规使用高功率电炉、电饭锅、电热水器和私接劣质电源插座等现象也时有发生。这些违规电器的使用给宿舍用电负荷带来很大压力。此外,由于大学生宿舍内书本、纸张等易燃物较多,容易被烟头、蜡烛等明火引燃,这些都为诱发宿舍火灾留下了安全隐患。

(三)人身安全

目前,社会对高校的影响不断深入,社会上容易发生的安全问题在高校也同

---

* 巨雷:河北医科大学第四医院。

样存在并持续增多。随着大学生在餐饮、娱乐、交友等消费形式上的多样化发展，其出入各种休闲娱乐场所也更加频繁，随之而来的是各种治安事件和不安全事故的增加。除此之外，当代绝大多数大学生，都成长于应试教育及独生子女等时代背景之下，普遍存在个性突出、心理素质较差、生活能力不强等特点。在进入大学校园后，一旦在学习、生活、感情、求职等方面遭遇失败或挫折，很容易走上极端，从而导致一些人身安全事故的发生。

二、加强大学生安全教育的现实意义

由于以上三点安全问题在大学生群体之中普遍存在，所以加强对他们的安全教育有着极其重要的现实意义，主要表现在以下几点：

（一）保障校园安全，保护人才资源

加强大学生的安全教育，能够维护校园内的公共安全，可以使大学生们处于一个正常的生活学习环境，有利于他们的健康成长。通过安全教育提高大学生们的安全意识，可以令其在遇到危险情况时具备一定的自救能力，尽量将人身危害和财物损失降到最低。另外也可以让他们对有可能产生的潜在危害保持较高的敏感度，从而自觉规避安全事件的发生，使校园公共安全得以维护。

（二）满足大学生自身的安全需要

加强在校大学生的安全教育，为其提供一个安全可靠的校园环境，不仅是学校开展正常教学工作的保障，也是保护大学生顺利完成科学文化知识学习的现实需求。对大学生进行必要的安全教育，让他们了解、学习、掌握一些日常安全知识，不仅可以提高他们的防灾抗变能力，降低他们在校期间的个人安全风险，也能够满足他们利用法律、法规保护自己，维护自身正当权益的需要。

（三）提高在校大学生的综合素质

随着社会发展的不断进步，知识更新速度飞速提高，行业和人才竞争日趋激烈。在此背景下，仅仅掌握科学文化技术知识是远远不够的，个人综合素质的高低已成为人才成长的重要因素，而其中应对困难和挫折的能力更是考验个人综合素质的一个重要指标。加强大学生的安全教育，完善和补充他们的知识结构，使他们能够学到理论文化知识之外的社会安全知识，可以更好地提高他们的综合素质，增强他们抵御、应对、处理安全问题和各种压力的能力。

三、加强大学生安全教育的主要内容

普遍意义上的安全教育所包含的内容十分宽泛,比如防灾救灾、法律道德规范、卫生防疫知识、道路交通安全、安全生产等各方面的教育,但针对大学这一特殊群体,应主要就以下几方面内容入手:

(一)思想观念教育

思想是人类一切活动的主宰,思想正则行为正,思想偏则行为偏。因此,指导大学生建立正确的"三观",确保他们不偏离主流社会核心价值观,是令他们规避所有危害的精神保障。由于大学生正处于自青年向成年转换的阶段,思想上既有激情、活跃的一面,也有单一片面、不够成熟的一面。在当前社会秩序多元化、追求个性化发展的大环境下,还没有完全适应社会生活的大学生很容易在思想上受到外界的不良诱导而变得偏激、冲动,从而发生违纪、违法事件。因此,作为大学教育工作者首先应当从自身思想上重视大学生思想教育,摒弃因大学生思想观念幼稚、在理想信念上不够成熟而对其产生的轻视观念。要加强大学生思想观念教育的深度、丰富教育方法和手段,解决他们思想上的问题和困扰,纠正他们在人生观、价值观、世界观、理想观上的偏差,帮助他们学会用社会主流思想思考问题,学会与他人和谐相处,使他们人生的"航船"始终行驶在正确的航道上。

(二)法律法规、校纪校规教育

法律法规和校纪校规既是规范和约束大学生各种行为、判断他们行为对错的准绳,同时也是使他们远离不良行为和不安全因素的保护伞。由于大学阶段属于人生中由学生向社会人过渡时期,因此在大学生中仍普遍存在遵纪守法意识淡薄、组织纪律性较差、自律能力不足等问题。经常性地开展法律法规、校纪校规教育,不仅可以提高大学生的守法守纪观念和意识,更能促使他们形成遵守法纪、严格自律的良好行为习惯。

(三)日常人身安全教育

大学校园属于人员相对密集、流动性强的公共场所,因此更容易发生被骗、被盗、被抢等事件,而此类案件往往都是由于大学生社会阅历较浅、缺乏日常安全防范意识、疏于防范等原因所造成的。因此,学校首先要加强防盗、防骗、防抢等日

常安全知识的教育，增强大学生在日常生活中的警惕性和安全防范意识，①学会识别违法分子的偷盗、欺诈、抢劫等各种犯罪手段，保管好自己的贵重财物。其次要从宏观角度入手，不断加强社会治安、安全形势等方面的教育，令大学生们在思想上了解社会各个方面的安全形势，从而提高其自身认识，增强个人防御不良违法行为伤害的能力。不仅仅是在校园中，也要学会在整个社会大环境中保护好自己。

（四）消防安全教育

大学生消防安全教育是一个老生常谈的问题，但越是如此就越要重视。面对无法承受的灾难后果，要持续不断地加强大学生安全用电教育，预防因电器、明火引发的火灾发生。另外在安全用火、安全灭火、消防器材使用、火场逃生等方面也要加大教育力度。既要预防灾难的发生，也要让他们掌握必要的灾后逃生、自保知识，在遇到各类火灾时能尽量保持清醒的头脑，选择安全、合理的方式灭火或逃生，尽最大努力保护自身和他人的生命安全。

（五）网络和电信安全教育

目前，手机、计算机网络技术发展迅猛，围绕电信、网络进行的违法犯罪行为日益增多，如山东徐玉玉电信诈骗案等一系列案件，都给受害大学生自身及其家庭造成了无法承受的后果。大学生群体由于涉世不深、社会经验不足，加上年轻人属于网络重度使用者，因而更容易成为不法分子的犯罪目标。因此要加倍重视大学生网络法律知识和相关安全警示教育，提高他们的网络安全意识，使其尽量了解网络、电信犯罪分子的违法手段。同时要加强网络法律法规教育，②让他们自觉规范上网行为，不做违反法律禁令的事，要自觉抵御诱惑，学会在网上保护自己，尽量避免个人信息泄露，避免上当受骗。

（六）求职安全教育

近年来，受高校学生人数增加、经济形势走弱等因素影响，大学生毕业后就业压力不断加大，就业形势难言理想。也正因如此，社会上针对高校毕业生就业而设置的求职陷阱也日益增多。比如收取高额保证金或手续费、发布虚假就业信息或职位信息、设置薪酬陷阱、不签署就业协议或合同、单方违反承诺等；更有甚者

---

① 王丙利，赵守亮．大学生安全教育现状及发展途径研究［J］．黑龙江教育（高教研究与评估），2013（12）：92－93.

② 夏榕．网络道德教育：从加大监管力度到增强自律性［J］．学理论，2013（33）：376－377.

竟利用大学生求职心切的心理，诱骗其加入非法传销组织。因此，大学生求职、就业安全教育就显得尤为重要。在求职安全教育上，仅仅让大学毕业生了解一些诸如《劳动法》《台同法》等法律规章制度是远远不够的。除了让他们学会在就业时用法律法规来保护自己的合法权益外，更应教育他们学会识别、过滤各类虚假招聘信息，要时刻保持安全警惕性，通过正规、合法的渠道寻找工作。不要相信收取高额费用和编织各种“发财梦”的不法机构和个人，规避就业陷阱。

加强大学生安全教育工作非常重要，可以说是每一个教育工作者都应当认真研究的课题。如果能将大学生安全教育当成一项经常性的工作，并将这一工作贯穿于教学活动和大学生日常生活始终，将其做好做实，那定会对提高大学生安全防范意识、增强自我保护能力、抵御校内外不安定因素的影响，以及创建平安、和谐校园起到重要作用。

第六篇 06

心理研究篇

1690 名干部人格特质的比较研究*

美国伊利诺州立大学人格及能力测验研究所心理学家雷蒙德·卡特尔（R. B. Cattell），经过几十年的系统观察、科学实验及因素分析统计，于 1949 年用因素分析法提出了人格 16 种相互独立的根源性特质，编制了《卡特尔 16 种人格因素测验》（Sixteen Personality Factor Questionnaire），简称"16PF"。① 这 16 种人格特质的名称分别是因素 A（乐群性）、因素 B（聪慧性）、因素 C（稳定性）、因素 E（恃强性）、因素 F（兴奋性）、因素 G（有恒性）、因素 H（敢为性）、因素 I（敏感性）、因素 L（怀疑性）、因素 M（幻想性）、因素 N（世故性）、因素 O（忧虑性）、因素 Q1（实验性）、因素 Q2（独立性）、因素 Q3（自律性）、因素 Q4（紧张性）。卡特尔认为，在每个人身上都具备这 16 种特质。在卡特尔的人格理论中，把每个人所具有的特质称为"个别特质"，把一个社区或者一个集团成员所具有的特质称为"共同特质"，这些共同特质在个别人身上会呈现出程度上的差异并随不同时间而有所不同。卡特尔把人的人格结构分为表面特质和根源性特质，他认为人的表面特质是从外部可直接观察到的行为表现，而根源性特质必须通过因素分析的方法才能发现，是制约表面特质的潜在基础。他认为根源性特质内蕴的，是构成个性的基本特质，在 16 种根源性特质中，有的起源于体质因素，叫"素质特质"；有的起源于环境因素，叫"环境铸造性特质"。这两种同为动力特质，促使人们为目标而行动，是

---

* 朱德荣：河北医科大学药学院；崔丽娟：河北医科大学基础医学院；傅英会：河北医科大学纪委书记；王锃：河北医科大学学生处；张瑛、薛涛：河北医科大学学科建设办公室、科技处；高天阳：河北医科大学人事处；武志英：河北医科大学党委组织部；张振宇：河北医科大学党委办公室、校长办公室。基金项目：河北省教育厅 2015 年人文社会科学重大课题（ZD201523），2016 年河北省哲学社会科学基金项目（编号：HB16GL060）。

① 郭念锋．国家职业资格培训教程心理咨询师（三级技能）［M］．北京：北京民族出版社，2012：225－231.

人格的动力因素。16PF广泛应用于各行各业不同职业人群的心理健康普查和人格测验。① 如应用于飞行员、②消防员、教师、公务员、各级党政干部、基层干部、警官、护士等人群人格特质的分析研究以及干部绩效考核、领导干部胜任特质匹配度等方面的研究。随着16PF中国修订本的问世,16PF在干部培养锻炼、选拔任用中的应用已引起干部管理部门的高度重视;其中重要的因素,是领导干部的人格特质、专业能力、心理健康状况等与其工作的胜任程度密切相关。领导干部作为一个特殊群体,以往对其人格特质的研究相对较少,主要是受样本收集较难等因素的影响。本研究通过对1690名不同级别干部进行16PF人格因素测验,分析个性特质的差异性,旨在新形势下为各级党委和组织部门在领导干部培养锻炼、选拔、任用、考核等方面提供参考,以使干部队伍的心理更加健康、人格更加完善、工作效率更加提高。

一、对象与方法

(一)对象

采用随机抽样方法,抽取河北省委党校、河北行政学院培训学员及河北省直机关、石家庄市长安区、裕华区、新华区2000名干部发放问卷进行调查,收回问卷1729份,其中有效问卷1690份。在这些干部中,正处级200人(11.83%),其中,男166人(9.82%),女34人(2.01%);副处级350人(14.79%),其中,男283人(16.75%)、女67人(3.96%);正科级554人(32.78%)其中,男458人(27.10%)、女96人(5.68%);副科级223人(13.20%),其中,男120人(7.10%)、女103人(6.09%);一般干部363人(21.48%),男194人(11.48%)、女169人(10.00%)。调查时间为2016年3~12月,所有问卷均由课题组成员现场指导,由被测对象当场独立完成。

(二)方法

采用卡氏16种人格因素测验(16PF),主要测量个体的16种人格根源特质。该测验有5种版本,本研究采用我国心理学家戴忠恒和祝蓓里于1988年修订的

---

① 刘延颖,满斌. 卡特尔16种人格因素测验在不同职业中的应用进展[J]. 职业与健康,2014(14):2024-2027.

② Wakcher S, Cross K, Blackman MC. *Personality Comparison of Airline Pilot Incumbents Applicants, and the General Population Norms on the 16PF.* Psychol Rep, 2003, 92(3 Pt 1):773-780.

A、B 合订本的中文修订版。①

(三)统计处理

采用 Excel 进行数据录入与整理,应用 SPSS17.0 统计软件包进行数据分析处理。

二、结果

(一)全体被测干部人格特征分析

为了深入了解被测干部的人格状况,课题组对 1690 名不同级别干部 16PF 得分进行了统计描述(见表 1)。1690 名干部在 16 种人格因素上标准分的平均数处在 4.70—6.84,其中,最大值 6.84(聪慧性),最小值 4.70(忧虑性)。标准差最大值为 2.006。男性干部与中国男性常模比较,除有恒性(G)外,其它因素均存在显著性差异(表 2),女性干部与中国女性常模式比较,除 GQ1 外其它因素均存在显著性差异(表 3)。从表 2、表 3 看出:男性样本在乐群性、聪慧性、情绪稳定性、恃强性、兴奋性、敢为性、世故性、独立性、自律性方面高于常模,在恒性、幻想性、敏感性、怀疑性、忧虑性、实验性、紧张性方面低于常模。女性样本在乐群性、聪慧性、情绪稳定性、恃强性、兴奋性、敢为性、世故性、自律性、紧张性方面高于常模,在恒性、敏感性、怀疑性、幻想性、忧虑性、实验性、独立性方面低于常模。

表 1 总体 16PF 各因素标准平均分一览表

因素	样本(n = 1690)			
	M	*SD*	*MIN*	*MAX*
A:乐群性	5.82	1.591	1.00	10.00
B:聪慧性	6.84	2.005	1.00	10.00
C:情绪稳定性	5.76	1.734	1.00	10.00
E:恃强性	5.96	1.854	1.00	10.00
F:兴奋性	6.30	1.665	1.00	10.00
G:有恒性	5.41	1.832	1.00	10.00
H:敢为性	6.33	1.694	1.00	10.00

① 戴忠恒,祝蓓里. 修订卡氏十六种人格因素量表手册[M]. 上海:华东师范大学出版社,1988:39.

续表

因素	样本(n=1690)			
	M	*SD*	*MIN*	*MAX*
I:敏感性	5.06	1.748	1.00	10.00
L:怀疑性	4.79	1.893	1.00	10.00
M:幻想性	4.82	1.537	1.00	9.00
N:世故性	6.62	1.536	2.00	10.00
O:忧虑性	4.70	2.006	1.00	10.00
Q1:实验性	5.01	1.642	1.00	10.00
Q2:独立性	5.72	1.811	1.00	10.00
Q3:自律性	6.10	1.724	1.00	10.00
Q4:紧张性	5.19	1.561	1.00	10.00

表2　男性干部与中国男性常模差异渐近显著性(双尾)一览表

因素	样本(n=1221)			
	M	*SD*	常模	*P*
A:乐群性	9.63	3.087	9.17	0.000
B:聪慧性	8.76	2.060	7.56	0.000
C:情绪稳定性	16.16	3.746	15.61	0.000
E:恃强性	12.31	3.378	11.36	0.000
F:兴奋性	12.50	3.529	11.23	0.000
G:有恒性	12.90	2.956	13.05	0.075
H:敢为性	12.33	4.209	10.32	0.000
I:敏感性	9.12	2.888	9.67	0.000
L:怀疑性	9.86	2.887	10.29	0.000
M:幻想性	11.03	3.046	12.62	0.000
N:世故性	10.11	2.337	8.22	0.000
O:忧虑性	8.34	4.018	9.99	0.000
Q1:实验性	10.00	2.470	10.97	0.000
Q2:独立性	11.44	2.918	10.04	0.000
Q3:自律性	13.59	2.909	13.01	0.000
Q4:紧张性	11.24	3.840	12.19	0.000

表3 女性干部与中国女性常模差异渐近显著性(双尾)一览表

因素	样本(n=469)			
	M	*SD*	常模	*P*
A:乐群性	10.86	3.026	9.06	0.000
B:聪慧性	9.01	2.050	7.65	0.000
C:情绪稳定性	15.10	3.832	14.08	0.000
E:恃强性	11.31	3.371	9.28	0.000
F:兴奋性	12.21	3.779	10.69	0.000
G:有恒性	12.55	3.014	12.69	0.308
H:敢为性	12.10	4.224	8.76	0.000
I:敏感性	10.30	2.785	11.42	0.000
L:怀疑性	9.08	2.878	10.25	0.000
M:幻想性	12.49	3.029	13.27	0.000
N:世故性	10.71	2.348	8.21	0.000
O:忧虑性	9.02	3.983	10.42	0.000
Q1:实验性	9.97	2.577	10.15	0.136
Q2:独立性	10.98	2.914	12.26	0.000
Q3:自律性	13.49	2.922	12.21	0.000
Q4:紧张性	11.59	3.701	11.46	0.043

(二)被测干部人格特征的组群差异

1. 性别差异。课题组对被测干部16PF因素分进行了性别差异性比较(见表4),结果显示,男女在聪慧性、兴奋性、敢为性、世故性、自律性上得分较高,且女性明显高于男性;女性乐群性得分明显高于男性,男性独立性明显高于女性。只有G、L、O、Q3因素上没有显著性差异,其他因素均有显著性差异(P<0.05)。

对同级别男女进行独立样本的非参数检验结果(见表5),从表5中可看出:正处级在A、H、I、Q2、Q4因素上有显著性差异,副处级在A、H、Q2、Q4因素上有显著性差异(P<0.05),正科级在A、C、E、H、L、N、O、Q2因素上存在显著性差异(P<0.05),副科级在A、C、I、L、Q2、Q4因素上存在显著性差异(P<0.05),其他干部在A、H、L、Q2、Q4因素上存在显著性差异(P<0.05)。

表4 男、女总体样本差异渐近显著性(双尾)一览表

因素	样本(n=1690)		
	男(n=1221)	女(n=469)	*P*
A:乐群性	5.59	6.41	0.000
B:聪慧性	6.77	7.02	0.027
C:情绪稳定性	5.64	6.06	0.000
E:恃强性	5.85	6.23	0.005
F:兴奋性	6.22	6.51	0.001
G:有恒性	5.40	5.46	0.266
H:敢为性	6.18	6.73	0.000
I:敏感性	5.18	4.77	0.000
L:怀疑性	4.80	4.76	0.765
M:幻想性	4.74	5.02	0.001
N:世故性	6.54	6.84	0.000
O:忧虑性	4.69	4.74	0.858
Q1:实验性	4.93	5.20	0.012
Q2:独立性	6.11	4.72	0.000
Q3:自律性	6.07	6.19	0.315
Q4:紧张性	5.06	5.52	0.000

表5 男女同级别差异渐近显著性(双尾)一览表

因素	样本(n=1690)				
	正处	副处	正科	副科	其他
A:乐群性	0.021	0.000	0.000	0.000	0.000
B:聪慧性	0.106	0.118	0.482	0.296	0.646
C:情绪稳定性	0.293	0.361	0.000	0.018	0.658
E:恃强性	0.250	0.090	0.001	0.526	0.510
F:兴奋性	0.400	0.646	0.095	0.311	0.589
G:有恒性	0.346	0.080	0.449	0.169	0.342
H:敢为性	0.003	0.005	0.000	0.801	0.039
I:敏感性	0.005	0.161	0.066	0.001	0.282

续表

因素	样本(n=1690)				
	正处	副处	正科	副科	其他
L:怀疑性	0.779	0.566	0.023	0.034	0.002
M:幻想性	0.267	0.094	0.791	0.333	0.191
N:世故性	0.096	0.683	0.001	0.580	0.173
O:忧虑性	0.656	0.677	0.009	0.418	0.397
Q1:实验性	0.572	0.160	0.397	0.344	0.364
Q2:独立性	0.002	0.000	0.000	0.000	0.000
Q3:自律性	0.351	0.303	0.093	0.804	0.642
Q4:紧张性	0.048	0.025	0.764	0.005	0.001

2. 级别差异性。对同性别不同级别干部的不同因素进行差异性比较(见表6-11),可看出:正处级男性与同性别副处级间在G、O、Q3因素上存在显著性差异、与正科级在C、G、N、O、Q1、Q3、Q4因素上存在显著性差异、与副科级间在G、H、Q3因素上存在显著性差异,与一般干部间在C、F、L、M、O、Q2、Q3、Q4因素上存在显著性差异(表6);正处级女性与同性别副处级间在N因素上存在显著性差异、与正科级在I、Q2因素上存在显著性差异、与副科级间无显著性差异,与一般干部间在C、G、I、O、Q2、Q3因素上存在显著性差异(表7)。

副处级男性与同性别正科级在C、F、I、Q2、Q3因素上存在显著性差异、与副科级间在HL因素上存在显著性差异,与一般干部间在F、L、M、Q2、Q3因素上存在显著性差异(表8);副处级女性与同性别正科级在F、H、L、N因素上存在显著性差异、与副科级间无显著性差异,与一般干部间在F、N因素上存在显著性差异(表9)。

正科级男性与同性别副科级间在H、L、O因素上存在显著性差异,与一般干部间在F、L、M、N、Q1因素上存在显著性差异;正科级女性与同性别副科级间在E、H因素上存在显著性差异,与一般干部间在C、E、H、O、Q4因素上存在显著性差异(表10)。

男、女副科级与同性别一般干部分别在F、H、C、Q2因素上存在显著性差异(表11)。

表 6　男正处级与其他级别（男）间差异渐近显著性（双尾）一览表

因素	样本（n = 1221）			
	副处	正科	副科	其他
A:乐群性	0.606	0.295	0.660	0.529
B:聪慧性	0.894	0.416	0.514	0.648
C:情绪稳定性	0.122	0.000	0.141	0.023
E:恃强性	0.903	0.245	0.582	0.178
F:兴奋性	0.446	0.141	0.531	0.000
G:有恒性	0.024	0.003	0.013	0.166
H:敢为性	0.970	0.919	0.004	0.554
I:敏感性	0.482	0.296	0.397	0.892
L:怀疑性	0.209	0.318	0.060	0.000
M:幻想性	0.935	0.239	0.302	0.010
N:世故性	0.069	0.016	0.675	0.830
O:忧虑性	0.046	0.000	0.437	0.013
Q1:实验性	0.250	0.018	0.183	0.735
Q2:独立性	0.451	0.138	0.244	0.022
Q3:自律性	0.019	0.000	0.022	0.000
Q4:紧张性	0.124	0.011	0.507	0.020

表 7　女正处级与其他级别（女）间差异渐近显著性（双尾）一览表

因素	样本（n = 469）			
	副处	正科	副科	其他
A:乐群性	0.488	0.287	0.662	0.313
B:聪慧性	0.708	0.528	0.723	0.330
C:情绪稳定性	0.334	0.860	0.726	0.034
E:恃强性	0.889	0.116	0.199	0.899
F:兴奋性	0.441	0.415	0.774	0.097
G:有恒性	0.333	0.060	0.059	0.017
H:敢为性	0.154	0.833	0.155	0.135
I:敏感性	0.169	0.013	0.123	0.019

续表

因素	样本(n=469)			
	副处	正科	副科	其他
L:怀疑性	0.086	0.524	0.612	0.525
M:幻想性	0.985	0.487	0.972	0.345
N:世故性	0.008	0.455	0.108	0.328
O:忧虑性	0.107	0.542	0.148	0.027
Q1:实验性	0.906	0.239	0.537	0.850
Q2:独立性	0.127	0.026	0.492	0.009
Q3:自律性	0.197	0.142	0.062	0.005
Q4:紧张性	0.700	0.470	0.760	0.247

表8　男副处级与其他级别(男)间差异渐近显著性(双尾)一览表

因素	样本(n=1055)		
	正科	副科	其他
A:乐群性	0.076	0.949	0.265
B:聪慧性	0.418	0.573	0.678
C:情绪稳定性	0.005	0.831	0.359
E:恃强性	0.188	0.571	0.144
F:兴奋性	0.008	0.187	0.000
G:有恒性	0.592	0.421	0.543
H:敢为性	0.932	0.002	0.537
I:敏感性	0.021	0.100	0.563
L:怀疑性	0.702	0.002	0.000
M:幻想性	0.157	0.256	0.004
N:世故性	0.619	0.252	0.091
O:忧虑性	0.077	0.433	0.545
Q1:实验性	0.194	0.722	0.408
Q2:独立性	0.007	0.053	0.001
Q3:自律性	0.050	0.614	0.047
Q4:紧张性	0.321	0.564	0.300

表9 女副处级与其他级别(女)间差异渐近显著性(双尾)一览表

因素	样本(n=435)		
	正科	副科	其他
A:乐群性	0.872	0.717	0.721
B:聪慧性	0.696	0.973	0.445
C:情绪稳定性	0.074	0.285	0.228
E:恃强性	0.079	0.088	0.974
F:兴奋性	0.042	0.161	0.002
G:有恒性	0.213	0.250	0.061
H:敢为性	0.039	0.931	0.732
I:敏感性	0.259	0.884	0.377
L:怀疑性	0.004	0.097	0.001
M:幻想性	0.336	0.886	0.143
N:世故性	0.018	0.077	0.017
O:忧虑性	0.129	0.744	0.418
Q1:实验性	0.154	0.317	0.732
Q2:独立性	0.587	0.297	0.324
Q3:自律性	0.923	0.494	0.077
Q4:紧张性	0.185	0.917	0.279

表10 男女正科与其他级别间差异渐近显著性(双尾)一览表

因素	样本(n=1140)			
	男副科	女副科	男其他	女其他
A:乐群性	0.161	0.406	0.741	0.872
B:聪慧性	0.968	0.707	0.821	0.706
C:情绪稳定性	0.069	0.480	0.127	0.000
E:恃强性	0.731	0.000	0.642	0.031
F:兴奋性	0.559	0.459	0.001	0.234
G:有恒性	0.613	0.831	0.242	0.558
H:敢为性	0.001	0.024	0.546	0.011
I:敏感性	0.916	0.102	0.187	0.730

续表

因素	样本(n=1140)			
	男副科	女副科	男其他	女其他
L:怀疑性	0.002	0.135	0.000	0.974
M:幻想性	0.835	0.200	0.031	0.005
N:世故性	0.109	0.270	0.022	0.779
O:忧虑性	0.034	0.184	0.393	0.009
Q1:实验性	0.555	0.457	0.039	0.154
Q2:独立性	0.960	0.051	0.233	0.623
Q3:自律性	0.392	0.587	0.577	0.099
Q4:紧张性	0.132	0.166	0.788	0.003

表11　男女副科级与其他级别间差异渐近显著性(双尾)一览表

因素	样本(n=586)	
	男其他	女其他
A:乐群性	0.321	0.433
B:聪慧性	0.899	0.409
C:情绪稳定性	0.607	0.004
E:恃强性	0.532	0.035
F:兴奋性	0.003	0.045
G:有恒性	0.243	0.377
H:敢为性	0.022	0.852
I:敏感性	0.297	0.137
L:怀疑性	0.121	0.095
M:幻想性	0.161	0.102
N:世故性	0.809	0.369
O:忧虑性	0.229	0.179
Q1:实验性	0.310	0.464
Q2:独立性	0.382	0.009
Q3:自律性	0.289	0.294
Q4:紧张性	0.152	0.157

3. 年龄差异。课题组对不同年龄组干部的16PF各因素得分情况及差异性进行了比较。年龄采用层级分组,30周岁以下为一组,31—40周岁为二组,41—50周岁为三组,51—60周岁为四组。

不同年龄段统描述(见表12),结果显示,C因素随着年龄的增长均分呈上升趋势。A、E、I、M随着年龄的增长呈现下降趋势,其它因素性得分基本持平。

不同年龄段间16PF差异性(见表13),30岁以下组与31—40周岁组在F、M、N、Q1因素上、与41—50周岁组在A、F、L、M、Q2、Q3因素上,与51—60周岁组在A、C、F、L、M、Q2、Q3、Q4因素上存在显著差异(P<0.05);31—40周岁组与41—50周岁组、51—60周岁组分别在A、C、F、L、M、Q2、Q3、Q4与A、B、C、E、F、H、I、M、N、Q1、Q2、Q3、Q4、图示上存在显著差异(p<0.05);41—50周岁组与51—60周岁组在A、B、I因素上存在显著性差异。

表12　不同年龄组16PF各因素得分均值一览表

因素	样本(n=1690)			
	>30	31—40	41—50	51—60
A:乐群性	6.10	5.96	5.77	5.56
B:聪慧性	6.83	6.84	6.96	6.61
C:情绪稳定性	5.57	5.66	5.75	6.00
E:恃强性	6.06	6.13	5.89	5.83
F:兴奋性	6.84	6.51	6.11	6.09
G:有恒性	5.27	5.31	5.43	5.59
H:敢为性	6.38	6.47	6.29	6.20
I:敏感性	5.08	5.34	5.05	4.76
L:怀疑性	4.40	4.60	4.98	4.86
M:幻想性	5.29	4.98	4.67	4.66
N:世故性	6.74	6.46	6.59	6.82
O:忧虑性	4.90	4.89	4.60	4.57
Q1:实验性	5.22	4.77	5.01	5.14
Q2:独立性	5.14	5.37	5.91	6.12
Q3:自律性	5.79	5.78	6.30	6.26
Q4:紧张性	5.34	5.38	5.11	5.00

表13　不同年龄段间男女差异渐近显著性(双尾)一览表

表13－1　小于30岁组与其他组间差异性比较

因素	样本(n＝1690)		
	31—40	41—50	51以上
A:乐群性	0.264	0.009	0.000
B:聪慧性	0.916	0.659	0.130
C:情绪稳定性	0.372	0.152	0.015
E:恃强性	0.781	0.191	0.149
F:兴奋性	0.010	0.000	0.000
G:有恒性	0.795	0.327	0.080
H:敢为性	0.413	0.628	0.295
I:敏感性	0.065	0.920	0.092
L:怀疑性	0.169	0.000	0.004
M:幻想性	0.019	0.000	0.000
N:世故性	0.027	0.176	0.752
O:忧虑性	0.954	0.059	0.089
Q1:实验性	0.005	0.192	0.814
Q2:独立性	0.100	0.000	0.000
Q3:自律性	0.765	0.001	0.004
Q4:紧张性	0.986	0.057	0.014

表13－2　31—40岁组与其他组间差异性比较

因素	样本(n＝1473)	
	41—50	51以上
A:乐群性	0.000	0.001
B:聪慧性	0.130	0.030
C:情绪稳定性	0.015	0.041
E:恃强性	0.149	0.050
F:兴奋性	0.000	0.001
G:有恒性	0.080	0.059
H:敢为性	0.295	0.025

续表

因素	样本(n = 1473)	
	41—50	51 以上
I:敏感性	0.092	0.000
L:怀疑性	0.004	0.069
M:幻想性	0.000	0.002
N:世故性	0.752	0.007
O:忧虑性	0.089	0.053
Q1:实验性	0.814	0.003
Q2:独立性	0.000	0.000
Q3:自律性	0.004	0.000
Q4:紧张性	0.014	0.002

表 13－3　41—50 岁组与其他组间差异性比较

因素	样本(1056)
	50 以上
A:乐群性	0.015
B:聪慧性	0.006
C:情绪稳定性	0.097
E:恃强性	0.761
F:兴奋性	0.788
G:有恒性	0.195
H:敢为性	0.390
I:敏感性	0.027
L:怀疑性	0.251
M:幻想性	0.562
N:世故性	0.061
O:忧虑性	0.989
Q1:实验性	0.217
Q2:独立性	0.153
Q3:自律性	0.824
Q4:紧张性	0.320

4. 受教育程度差异。把被测对象分大专组、本科组、硕士组和博士组进行组间相互比较。结果发现，博士与硕士各因素间没有显著性差异，博士与本科在 I 项、博士与专科组在 C 项、硕士与本科在 B、C 项上、硕士与专科在 B、C、H 项上、本科与专科在 B、C 项上存在显著性差异（$p<0.05$）（表 14）。通过统计描述（见表 15）发现：乐群性方面，硕士、本科组得分均高于博士与专科组。聪慧性上，硕士及以上组得分高于本科、大专组。在敢为性因素上，博士组得分高于其它组。在敏感性因素上，博士得分低于其它三组。在怀疑性上，本科组得分最高。在世故性因素上，博士组得分最高。在自律性、紧张性因素上博士组得分高于其它组。大专组、本科组得分均显著高于硕士及以上组。

表 14　不同学历 16PF 人格特质差异渐近显著性（双尾）一览表

因素	样本（n = 1690）					
	博硕	博本	博专	硕本	硕专	本专
A：乐群性	0.316	0.328	0.700	0.874	0.294	0.282
B：聪慧性	0.504	0.636	0.070	0.005	0.000	0.004
C：情绪稳定性	0.934	0.262	0.035	0.005	0.000	0.023
E：恃强性	0.276	0.188	0.501	0.428	0.556	0.258
F：兴奋性	0.508	0.501	0.242	0.951	0.335	0.258
G：有恒性	0.452	0.480	0.286	0.870	0.361	0.252
H：敢为性	0.490	0.135	0.093	0.030	0.037	0.356
I：敏感性	0.054	0.043	0.199	0.997	0.322	0.255
L：怀疑性	0.155	0.051	0.224	0.167	0.676	0.136
M：幻想性	0.958	0.730	0.915	0.310	0.901	0.388
N：世故性	0.189	0.221	0.196	0.731	0.939	0.854
O：忧虑性	0.572	0.364	0.220	0.474	0.243	0.391
Q1：实验性	0.503	0.602	0.730	0.690	0.061	0.059
Q2：独立性	0.678	0.715	0.653	0.870	0.868	0.783
Q3：自律性	0.706	0.504	0.254	0.476	0.151	0.269
Q4：紧张性	0.056	0.106	0.297	0.441	0.162	0.328

表 15 不同学历 16PF 因素得分均值一览表

因素	样本(n = 1690)			
	博士	硕士	本科	本科以下
A:乐群性	5.55	5.85	5.84	5.65
B:聪慧性	6.94	7.14	6.83	6.25
C:情绪稳定性	6.06	6.01	5.72	5.37
E:恃强性	6.39	6.00	5.92	6.08
F:兴奋性	6.42	6.26	6.32	6.11
G:有恒性	5.52	5.40	5.43	5.22
H:敢为性	6.73	6.53	6.29	6.13
I:敏感性	4.52	5.10	5.09	4.92
L:怀疑性	4.24	4.68	4.86	4.61
M:幻想性	4.88	4.88	4.80	4.93
N:世故性	6.91	6.57	6.63	6.58
O:忧虑性	4.39	4.61	4.72	4.85
Q1:实验性	5.21	4.94	4.97	5.27
Q2:独立性	5.76	5.71	5.71	5.72
Q3:自律性	6.24	6.19	6.08	5.91
Q4:紧张性	5.61	5.12	5.18	5.32

三、讨论

(一)被测干部人格特征分析

国家卫生计生委等 22 个部门近期共同印发我国首个针对加强心理健康服务的宏观指导性文件,提出要加强职业人群、老年人、妇女、儿童、残疾人等重点人群心理健康服务。作为领导干部这一特殊群体,其人格是否健全、心理是否健康将直接影响到党的事业和国家的发展。因此在干部选拔聘任时,对其人格特征进行系统而科学的分析就显得至关重要。本研究表明,被调查的样本人格特质异于一般人群,男性样本与中国男性常模比较有 15 种人格因素存在显著性差异,女性样本与中国女性常模比较有 14 种人格因素存在显著性差异。具体表现为干部外向、热情、智慧、情绪稳定、自信、敢为、精明、内心平衡。总体看,党政干部是经过逐级选拔才走上工作岗位的,综合素质高,人格相对稳定,本研究结果得到了验证。进一步观察发现,男女样本在乐群性、聪慧性、情绪稳定性、恃强性、兴奋性、敢为性、世故性、自律性上都高于中国常模。表明被测干部乐群外向、聪慧并富有才识、情绪稳定、好强固执、轻松兴奋、冒险敢为、精明能干世故、自律严谨;男女干部在独立性上高于常模,且被测样本男性独立性得分高于被测女性,表明男性干部相对于女性干部更加自立、当机立断;其它因素(G、I、L、M、O、Q1、Q4)上男女都低于中国常模。表明男女干部更加善于权宜、理智并着重实际、信赖随和、注重现实、规矩意识强、安详沉着、有自信心、保守服从、心平气和。

(二)干部人格特征的组群差异

性别差异:男女在聪慧性、兴奋性、敢为性、世故性、自律性上得分较高,且女性明显高于男性;女性乐群性得分明显高于男性,男性独立性明显高于女性。表明干部聪明、外向、热情、敢为、成熟、自律,且女性干部人格特征更优于男性,女性干部更有亲和力,男性干部更加独立。

级别差异:正处级男性与同性别副处级、副科级分别有 3 种人格因素呈现显著差异性,而与正科级及一般管理人员有 8 种人格因素呈现显著性差异;正处级女性与同性别副处级间有一种人格因素呈现显著性差异、与正科级有两种人格因素呈现显著性差异、与副科级间人格因素无显著性差异,与一般干部间有 6 种人格因素呈现显著性差异。研究结果表明,不同级别干部之间人格特征有很大的差异性,人格特征虽然具有稳定性,但由于岗位级别的不同,岗位所需要的干部角色的要求不同,承担的责任也有很大的差异性,随着岗位的变化,对人格各因素必将产生影响,从而导致了人格因素的差异性。因此,在对干部人格评定时,必要考虑工作情境的影响因素,这样才能提高干部人格测验的准确性。

年龄差异:通过多重比较,结果呈现"1 升 4 降 8 持平"格局(见表 13),即:随着年龄的增长,情绪的稳定性因素上得分呈现上升趋势,在乐群性、恃强性、敏感性、幻想性因素上呈现下降趋势,其它因素性得分基本持平。这表明,随着年龄的增长,各级干部的阅历不断丰富、工作经验的不断积累,应对能力就更加成熟稳定,人格也逐步成熟健全起来。同时,随着年龄的增长,对工作的意义有了更加深刻的理解,对自己所肩负的责任越来越重视。

学历差异:博士与硕士各人格因素没有显著性差异,博士与本科在敏感性、博士与专科组在情绪稳定性、硕士与本科在聪慧性和情绪稳定性、硕士与专科在聪慧性情绪稳定性和敢为性上、本科与专科在聪慧性和情绪稳定性项上存在显著性差异。硕士、本科组乐群性得分均高于博士与专科组，硕士及以上组聪慧性得分高于本科、大专组，博士敢为性得分高于其它组，博士敏感性得分低于其它三组，本科组怀疑性得分最高，博士世故性、自律性、紧张性得分高于其它组。研究表明，随着学历的提升，其聪慧性人格因素得分也随之提高，自律性、敢为性也增强。值得注意的是，博士组的紧张性高于其它组别，反映高学历的人内心宁静，而低学历的人由于岗位对学历的更高要求，心理压力跤大。

（三）建议

各级组织部门要在建立干部心理健康档案的基础上，构建适合岗位特征要求的优秀人格特征模型，对照模型，提高干部选拔任用的人格匹配度。同时，各级主管部门应加强对干部的心理健康教育以增强其综合领导能力以及决策力、执行力和操作力。应加大对部门一把手心理健康的监控力度，以防止其因心理和人格问题对党和国家的事业造成损失。

新形势下促进领导干部的心理健康实践探析*

一、领导干部心理健康的重要意义

(一)领导干部心理健康是发挥其职能的必要条件

领导干部心理健康与否不仅会对自身进步与发展产生影响,同时也会对职能发挥带来影响,长此以往,必然会对国家和党的事业发展产生影响。倘若领导干部在日常工作中没有一个健康的心理素质,在处理一些棘手问题时,就很容易钻牛角尖,并形成一定心理压力,长时间的超负荷心理压力找不到出口来宣泄,心理问题无法及时化解,必然会对个人的身心健康造成损害,从而影响自己的进步与发展。除此之外,领导干部总是冲在前线,忙着处理各种问题,而大部分问题都带有突发性质,严重时则会威胁到百姓的生命健康。当其发生时,怎样才能将其妥善处理就成为领导干部的首要任务,在此情况下,良好的心理素质就显得尤为重要。倘若领导干部存在严重的心理健康问题,就难以呈现出理想的执政状态,必然会对自身心理素质产生直接影响,从而影响行政职能的发挥,也就无法妥善处理现实问题。所以,领导干部要想正常发挥职能作用,必须要拥有一个健康的心理素质,唯有此才能化解各种压力,时刻保持良好的执政状态,处理好每一个问题,不辜负百姓的期望。

(二)领导干部的心理健康有利于提高工作效率,促进社会和谐

随着国民经济的迅猛发展,以及伟大中国梦的实现,领导干部心理健康问题也就显得尤为重要。对于时刻冲在第一线的领导干部来说,拥有一个健康的心理

* 高天阳:河北医科大学人事处;武志英:河北医科大学党委组织部;张振宇:河北医科大学党委办公室、校长办公室。

素质，不仅有利于职能发挥，还能推动工作业绩上到新高度。除此之外，在工作开展过程中，领导干部只有具备了良好的心理素质，才能全面贯彻落实“以人为本”，才能转变传统工作模式，时刻保持良好的执政状态，推动社会经济迅猛高速发展。在社会转型的重要阶段，领导干部要想顺利完成使命，就要有一个积极乐观、坚定执着的工作态度，并时刻保持良好的心理状态。换言之，领导干部的心理健康，既会对自身的职责履行产生决定性影响，同时也会对执政水平以及工作效率产生直接影响。在具体工作中，要想妥善处理各种难题，实现实质意义上的创新与发展，就务必要拥有一个良好的心理素质，时刻保持乐观向上、坚定执着的工作态度和主动去探索新发展模式。由此可以看出，领导干部的心理健康，会对广大民众的心态产生很大影响，且领导干部的工作态度及状态表现也会关系到社会和谐。对于领导干部来说，要成为和谐心态的示范者与推动者，就应该具备一个良好的心理素质。

二、领导干部心理健康存在的主要问题

（一）心理失衡

哈佛大学著名学者哈斯勒说过：“关心自己在同类中所处的相对状态，是一种植根很深、不可磨灭的人性。”①把自己与别人及别的行业进行比较可以说是与生俱来的本性，而一些领导干部与其他人或行业做不合适的比较和攀比容易导致心理失衡。② 心理失衡是由于个人要求、欲望得不到满足或者遭受挫折时产生的不平衡心理状态，例如，当你尽最大努力也没有完成领导交给的任务而到领导训斥时，你可能会因为怀疑自己的能力或在领导心中的坏印象而产生自卑、恐惧等失衡心理。也有因为心理落差太大而产生心理失衡，如有的年轻人在进入机关前抱负过大，结果到机关后却只能碌碌无为且收入不高，前后的巨大差距使其产生了心理的不平衡。另外还有些资历较深的干部，在强化干部作风建设和反腐败斗争深化之前，工作清闲，社会地位和福利待遇都不错，而之后发生了巨大变化，前后巨大落差使他们产生了心理失衡。心理失衡往往会伴有补偿心理，这种补偿心理会使某些人失去理智，甚至引发信仰危机，最后失去底线，成为腐败犯罪分子。

---

① 王向阳．新常态下领导干部心理健康及调适[J]．改革与开放，2016(6)．

② 赵阳，都兰．高校领导干部的心理健康问题及调适[J]．赤峰学院学报，2016(11)：244－245．

（二）心理郁闷

心理郁闷是一种消极的精神状态，表现为情绪低落、态度消极、心情憋闷，对工作和未来缺乏信心。领导干部心理郁闷主要表现在三个方面：一是当愿望要求达不到时产生无助、怀疑、力不从心等郁闷心态。如有的干部因为不胜任自己的岗位，怀疑自己的工作能力而产生自卑自责心理。再有物价在不断上涨，但工资却增加不多，自己又无法通过自身努力提高收入水平，改善自身生活，从而感到郁闷。二是在人际关系方面出现困难和矛盾时，产生过重的思想包袱，或因精神压力过大，导致心里郁闷。部分领导干部对待周围同事和上级不够信任，产生猜疑、防御心理，不仅造成同事之间巨大的疏离感和冷漠感，还给自身带来精神和心理折磨而郁郁不欢。有些领导干部虽然想尽力去做好本职工作，却没有得到群众的理解，甚至还会遭受群众的质疑和辱骂，从而产生委屈心理而导致郁闷。三是事业不顺、发展受阻，感到前途、理想没有希望而导致郁闷。有的干部在选拔任用时由于职务没能得到提升，对自己或组织产生了消极情绪，进而失落郁闷或用消极态度来对待生活和工作。

（三）心理焦虑

焦虑就是对未来的可能威胁感到担忧，是在应激状态下很容易产生的心理情绪，主要表现为紧张、忧虑、烦躁不安、失眠、多梦等。① 领导干部肩负改革和发展的双重重任，在社会转型期，其肩上的压力必会越来越高，原有的工作方式需要转换，且会不断遇到新情况、新问题，伴有紧张、焦虑也是在所难免的。领导干部的心理焦虑大多是由那些紧张但又不太确定的工作引起的。

三、领导干部心理健康问题产生的原因分析

（一）心理健康意识淡薄，重视不够

由于传统思想观念根深蒂固，群众在对领导干部进行评价时，主要会围绕社会价值、利益放置、行为表现这三方面进行评价。② 而具有舆论导向作用的宣传报道，也都会倾向于事业与责任，而忽略了领导干部的身心健康。换言之，也就是我们对领导干部的生存质量没有给予太多关注与重视，并且，很多领导干部在实际工作开展中，也没有太重视自己的身心健康问题。从古至今，中国人就非常重视身体健康，不过却忽略了心理健康。不管是个人还是国家，对心理健康这一问

---

① 王琳娜．领导干部心理健康服务的实践途径探析[J]．经营者管理，2016(9)：412－413.

② 宋焱．领导干部心理健康及干预机制探讨[J]．才智，2014(28)：268.

题均未给予太多关注与重视,虽然有些机构会定期安排员工体检,不过却从未对员工的心理健康进行综合评估。① 除此之外,各单位的组织、人事部门在对领导干部的整体表现情况进行考核与评估时,主要是对其管理水平、文化素养及思政觉悟等相关内容进行考核,同样也没有涉及心理健康这一问题。由此可以看出,在领导干部队伍建设中,严重忽略了心理健康问题。

(二)心理健康的知识知之甚少

因为没有树立明确的心理健康观念,从而忽略了自身的心理健康,致使大多数领导干部对心理健康知识没有过多了解。据相关数据资料显示,领导干部对心理健康知识没有太多了解的占比率高达40%,而对这方面知识有一定了解与认知的占比率仅为15%。② 大多数领导干部不仅对这方面的知识缺乏了解,同时还存在一定认知误区,而这也说明了对心理健康知识没有足够了解。有些人认为谈及心理健康问题是降低身份的一种表现,本身就不接受心理健康教育,还怕别人认为自己有心理疾病。因此,在实际工作中,他们会采取一定方式、方法故意隐藏自己面临的各种压力,也非常排斥心理咨询。在对一些干部的违法违纪行为进行深度解析后可以了解到,致使他们走上违法违纪道路的原因主要有两方面:一是政治原因,二是心理原因。不过心理方面的问题是最直接的一个导火索。这些领导干部不管是在日常生活还是在工作开展过程中,都没有找准出口来宣泄自己的负面情绪。长此以往,其心理压力得不到很好排解,就容易产生心理问题。如此以来,不但对生活和工作产生影响,甚至会将自己推向万丈深渊。

(三)心理诉求渠道不够畅通

新形势下,心理健康问题引起了社会各界的广泛关注。不同的主体,其心理健康问题有着不同的表现。就领导干部而言,他们的社会角色各式各样,较一般群体有着更加丰富而又更加独特的思想情感。所以,相比较而言,他们更渴望进行心理诉求,更应当进行及时的心理疏导。然而,现实情况并非如此,由于心理诉求以及心理疏导渠道的不畅通,使得领导干部心理问题层出不穷,形式繁多。领导干部随时要应对各类复杂的事务,有些繁杂的工作很容易导致他们出现异样的情绪,如烦躁、气愤、伤心等等。而由于与外界缺乏必要的沟通与交流,这些情绪

---

① 彭丽丽,梁晓宇.领导干部心理健康素质的培养与提升[J].知与行,2016(11):102-106.

② 王萍.完善领导干部心理健康保障机制的对策研究[J].青岛行政学院学报,2016(3):50-53.

只能积压下去,无法得到及时地发泄或疏导,长此以往,有些领导会出现不同程度的心理健康问题。① 情绪疏导除了需要借助一些外部力量外,也需要行为者学会自我疏导,但实际中只有少部分领导干部具备这样的意识和能力。在现实中,许多领导干部明知自身出现了心理健康问题,但不及时向上级沟通汇报,担心一旦上报会影响上级对自己的信任,不利于自身的升迁和发展。所以,致使"自我安慰"成为现实中领导干部应对心理健康问题的主要方式。

(四)工作压力过大

现阶段,我国正处在社会转型的关键时期,领导干部肩负着领导社会转型的重任,同时要面对非常沉重的工作压力。从来源上看,这些压力既可能来自外部,也有可能来自内部。而不管来自何方,都会对领导干部的身心健康产生多重影响。而影响领导心理健康的因素越多,最终发生心理健康问题的概率就会越高。再者,如今的社会民众与以往相比民主意识更强,参政议政的积极性更高。他们对新时期的领导干部有着更高的期望,也提出了更高的要求,这就给领导干部带来了新的精神压力。除此之外,日益发达的信息网络技术,也为广大民众提供了更加便捷的监督渠道。他们能从各种渠道快速获取领导干部的相关信息,对领导干部的工作业绩、生活作风等做出及时的监督。这种环境下的领导干部长期处于高度紧张状态,迫使自己超负荷工作。除了应对民众监督外,领导干部还要随时应对各类复杂的人际关系,如上下级关系、同级关系。一旦人际关系处理不好,则容易出现被孤立的现象,这是领导干部所不能容忍的。再者,在领导干部之间,还存在着某种竞争关系。为了在竞争中赢得主动或者胜出,有些领导干部将全部精力放在如何提高工作业绩上,疏忽了心理方面的保健。这时,他们一旦在竞争中失败,则心理会瞬间崩溃,并伴随着出现焦虑、恐慌、疲惫等各种心理失衡的现象。②

四、促进领导干部心理健康的途径

(一)改进思想政治工作,加强心理健康教育,把心理健康服务纳入政府议事日程

伴随社会经济的高速发展,国家对领导干部的身心素质也提出了高标准要

① 冯小明. 心理健康教育在机关思想政治工作中的应用研究[J]. 湖南人文科技学院学报,2015(6):107－110.

② 王向阳. 新常态下领导干部心理健康及调试[J]. 改革与开放,2016(6):126－127.

求，对于领导干部来说，能否具备健康的心理素质，不仅会影响到社会和谐，也会对百姓的信任与支持产生决定性影响。所以，只有拥有健康的心理素质，才能时刻保持良好的执政状态，更好地发挥职能作用，从而成为百姓追随的榜样，实现社会和谐稳定。众所周知，“身体是革命的本钱”，只有拥有一个健康身体，才有实现远大抱负的机会。对于领导干部来说亦是如此，应不断增强自己的心理健康意识，力求做到即便在面临各种各样的难题与压力，也能从容面对、理智处理。所以，要正确对待与审视领导干部的心理健康问题，必要时可通过一些有效措施将心理健康教育与服务落实到具体。思想政治教育工作一直都是国家和党的工作强项，务必要将心理健康教育与思想政治教育工作进行有效结合，在政治思想教育工作开展的过程中，将心理健康教育作为一项重要工作来抓。与此同时，应给予领导干部更多的关心与关怀，做好他们的心理健康服务工作，以确保在第一线的领导干部能时刻保持良好执政状态，从而为党的事业更好、更快发展贡献出力量。另外，还要将心理健康服务视为一项重要工作，并将心理健康作为干部素质考核的一项重要指标。

（二）加强心理健康培训，普及心理健康知识

领导干部需要具备一定的心理健康意识，而此类意识由长期实践积淀而成。因此，形成此类意识，关键在于领导干部自身。当然，通过一些系统的、有效的培训，能够对领导干部心理健康意识起到立竿见影的效果。这也说明，一些外部的辅助和引导是非常有必要的。对于心理健康问题，多数领导干部会表现出一种敏感心态，宁愿自我承受，也不愿积极主动地接受专门的心理咨询和服务。针对这种情况，培训活动中必须强化心理健康教育的内容。通过培训，让广大领导干部掌握更多的心理健康知识，提高自身的心理健康保护技能。对此，党和政府也高度重视，并于2015年专门出台了《干部教育培训工作条例》，明确提出提高领导干部的综合素质，就必须加强以心理健康教育为主要内容的教育培训活动。在日常生活中，也要善于发现新途径、新渠道，来帮助领导干部提高心理健康意识，并找到解决问题的办法。

（三）建立领导干部心理预警机制

当前，领导干部心理健康方面仍缺乏预警机制，许多不会进行心理调适的领导干部被提拔和委以重任后，因心理健康问题影响到了实际工作。因此，建立领导干部心理预警机制已迫在眉睫。在日常的干部管理活动中，可引入心理测试内容，通过调查、抽查等形式及时发现问题并给予相应的干预。在干部选拔过程中，

可进行专门的心理测试,以此来衡量其是否适合或胜任眼前的工作。其实,心理测评的预警机制作用远非如此。① 在其辅助下,领导干部能对自身的心理健康状况有一个更加清晰的认识,并做到有的放矢,对当前存在的问题进行针对性的整改。除此之外,针对特殊的心理危机,也应建立起相应的预警机制。在现实中,各类突发事件会不同程度地影响到领导干部的心理健康,有的领导干部甚至患上了严重的心理疾病。其实,领导干部的心理危机并非无章可循,只要找准了其中的规律,就可以帮助领导干部预防各类心理健康问题。如若领导干部遇到重大责任事故,不应一味地责怪,并强调追责,而应与其进行必要的沟通,对其进行安抚,并竭尽所能帮助他,释放其紧张情绪,让其心理进行有效的过渡。

(四)进一步完善心理援助系统

心理健康问题具有一定的突发性,但心理健康问题的出现绝非偶然现象,而是各类因素长期影响的结果。因此,在形成过程中,我们可以人为地进行干预,以期降低问题发生的概率。而在组织机构中建立和完善心理援助系统,就是其中非常有效的干预方式。② 一方面,要充分发挥谈心谈话的心理疏导功能。相比较而言,来自组织的人文关怀,往往会给治疗领导干部心理问题带来更加好的效果。而人文关怀的方式有很多,谈心谈话是最普遍的一种。在现实中,要努力营造出一种良好的谈心谈话环境,让领导干部有一个倾诉的场合和机会,找出存在的问题并予以解决。另一方面,要充分发挥心理咨询专业服务功能。心理干预方式有很多,心理咨询是较为有效的一种。通过心理咨询,可为领导干部提供一个全新的渠道,用于其宣泄各种压力。然而,就目前情况看,专业的心理健康保健机构非常少,尚无法满足领导干部的心理治疗需求。针对这种情况,可借鉴心理援助系统(EAP 系统),为领导干部缓解或释放压力提供专业服务,即使是一些不良的行为嗜好,也具有突出的作用。2004 年开始,上海徐汇区和山东省潍坊市等地的政府机构尝试引入 EAP 系统,为领导干部提供心理援助服务并取得了较好效果,从一个侧面印证了此种服务的有效性。

---

① 牛晶.领导干部心理健康问题调适研究[J].企业导报,2016(7):177-178.

② 霍团英.我国领导干部心理健康服务的实践探索与启示[J].浙江学刊,2012(5):215-218.

具身道德教育:第二代认知科学在大学生思想政治教育中的启示*

一、引言

习近平总书记在全国高校思想政治工作会上的重要讲话和中发(〔2016〕31号)文件明确指出,做好高校思想政治工作,要因事而化、因势而新;要遵循思想政治工作规律,遵循教书育人规律,遵循学生成长规律;要满足学生成长发展的需求和期待;要更加注重以文化人以文育人;要运用新媒体新技术使工作活起来,增强时代感和吸引力;要坚持言传和身教相结合;培育理性平和的健康心态,加强人文关怀和心理疏导。

新形势下进一步加强和改进高校学生思想政治工作,既要注重思想政治理论课程的知识传授,更要注重探索学生成长规律,注重学生认知、情感、意志、行为的发展规律,注重道德认知、道德情感、道德行为的发展规律,注重体验、模拟、模仿、共情等“以文化人以文育人”的新途径,注重身体力行、与环境的互动等体验式思想政治教育的探索,注重自下而上、由具体到抽象、由心而生、油然而生、知行合一的知觉认知过程。

---

* 王锃:河北医科大学学生工作处、心理健康教育研究与咨询中心;岳晓东:香港城市大学应用社会科学系。基金项目:2014 年度河北省社会科学基金项目《具身认知视域下幸福概念温度隐喻的实验研究》(HB14JY031);2017 年度河北省社会科学发展研究课题《第二代认知科学技术在高校思想政治教育中的应用》(201704040203);河北省高校党建研究会 2017 年度重点课题《具身道德教育:第二代认知科学在大学生思想政治教育中的应用》(GHXDJ2017A012);河北医科大学 2017 年度人文社会科学资助项目《“三个老师”三位一体协同育人机制的效果评价与长效机制建设研究》(SKYY201704)。

二、具身道德教育

(一)具身认知理论

具身认知是心理学领域的一场革命,是第二代认知神经科学。①② 具身认知是根植于人的身体及其与环境交互作用的认知。结合哲学、心理学、神经科学的最新研究进展,具身认知的主要主张是:一、心智是具身的;二、思维大多是无意识的;三、抽象概念主要是隐喻的,而隐喻最初和最基本的来源是身体和环境的互动。③ 具身认知强调身体、心智、感知运动、环境、情境对认知的作用。也就是说,认知与身体是密切相关的,正是作用于客观世界的身体及其与环境的互动,塑造了我们的认知。这一观点,对具身道德有重要的理论意义和应用价值。

(二)具身道德及具身道德教育

而具身道德正在成为相关领域的研究前沿和研究热点。与传统道德心理学的维理性和社会直觉模型的重情性不同,具身道德认为,道德深植于身体与环境、文化的相互作用之中,并且受到脑、生理、认知和身体的约束。具身道德从客观存在的身体及情景去探讨主观的道德心理活动规律,将主客观的相互依赖作用充分结合。

1. 具身道德教育的理论基础。早在 1962 年,梅洛·庞蒂就提出道德是发端于身体之中的。Looy 从神经生理学、社会心理学等跨学科角度表明道德是嵌入式的,是具身性的;Witkowski 从伦理的角度指出,身体与道德密切相关。在具身性思潮的影响下,心理学家也紧密围绕身体与道德进行了一系列研究。叶浩生将身体洁净与道德的研究作为具身性道德研究的内容,并认为身体清洁能影响抽象的道德思维。④ 在此基础上,阎书昌以身体洁净与道德认知及判断的关系、厌恶与道德认知及判断的关系作为"具身道德"的研究内容,并首次提出了"具身道德"的概念,即"身体经验同道德认知与判断等心理过程相互嵌入和相互影响"。⑤ 近年来,具身视角下身体及其环境与道德认知、道德情绪和道德行为间相互作用研究的逐渐增多,并成为研究热点。

---

① 李恒威,盛晓明. 认知的具身化[J]. 科学学研究,2006(2):184－190.

② 李其维."认知革命"与"第二代认知科学"刍议[J]. 心理学报,2008(12):1306－1327.

③ 叶浩生. 具身认知:认知心理学的新取向[J]. 心理科学进展,2010(5):705－710.

④ 叶浩生. 具身认知:认知心理学的新取向[J]. 心理科学进展,2010(5):705－710.

⑤ 阎书昌. 身体洁净与道德[J]. 心理科学进展,2011(8):1242－1248.

具身道德(Embodied Morality)是指身体及其活动方式与道德心理和行为的相互作用。具体而言,身体的解剖学结构、知觉经验、身体与环境的嵌入作用等能够影响道德心理和行为的形成与变化,即道德的塑造基于身体及其与环境的作用;除此之外,道德的心理和行为也能影响个体知觉经验及其对环境的感知。由此可见,具身视角下的道德研究从一个截然不同的视角出发,鲜明地体现了具身道德的核心理论观点,即重视道德心理和行为所依赖的具体身体及其环境,强调身体及其活动方式与道德心理和行为的相互作用。

2. 具身道德教育的实证证据。具身道德的主要观点是,道德的形成与发展是根植于身体及其环境的。身体的解剖学结构、知觉经验、身体与环境的嵌入作用,对道德心理与行为起着决定性作用。也就是说,身体、知觉经验以及身体与环境的互动塑造了道德。

大量实证研究发现,身体知觉、运动或身体状态的体验或模拟,对认知、态度、社会知觉、情绪等发生作用。

(1)身体结构对道德的影响。相关研究发现,布洛卡区结构性损伤的孩子难以获得语言能力及与语言相关的道德信息,这种道德信息的缺失影响个体道德的形成与发展;①对孤独症儿童的研究也发现,孤独症儿童的大脑皮层较正常儿童大,皮层结构的异常使得孤独症患者难以获得共情,②继而影响他们理解道德情境并进行正常的道德判断。③ 大脑腹内侧前额叶(VMPFC)功能性损伤的患者,即使其 VMPFC 结构同正常人一样,也会因为缺乏道德决策的适应性情感体验,而无法适应日常道德生活;幼年前额叶损伤的患者其情绪加工能力受到损害并在道德行为上表现异常。④

(2)知觉经验与道德的相互作用。不同文化下的实证研究,证实了知觉与道德的相互作用。包括“道德是洁净,不道德是肮脏”“道德是上,不道德是下”“道德是明亮,不道德是黑暗”。

---

① 舒华. 脑损伤语言认知障碍研究——认知神经心理学研究途径[J]. 心理科学进展,2008(1):1-3.

② 罗跃嘉,古若雷,陈华等. 社会认知神经科学研究的最新进展[J]. 心理科学进展,2008(3):430-434.

③ 冯源,苏彦捷. 孤独症儿童对道德和习俗规则的判断[J]. 中国特殊教育,2005(6):65-69.

④ 罗跃嘉,古若雷,陈华等. 社会认知神经科学研究的最新进展[J]. 心理科学进展,2008(3):430-434.

“道德是洁净,不道德是肮脏”。Zhong 和 Liljenquist 研究表明,个人道德洁净受到威胁之后会产生清洁身体的需要,即“麦克白”效应(Macbeth effect)。① 相反的,Schnall,Benton 和 Harvey (2008) ②、Schwarz 和 Clore (1983)③的研究发现,清洁启动会影响道德判断。这些研究证实了“洁净近乎于美德”“金盆洗手”等不同文化下的隐喻。

“道德是上,不道德是下”。Meier,Sellbom 和 Wygant(2007)通过内隐联想测验发现,“道德是上,不道德是下”。④ 王锃和鲁忠义(2013)进一步发现,在中国文化中,“道德是上,不道德是下”存在于意识和无意识层面。⑤

“道德是明亮,不道德是黑暗”。在道德行为的研究中,Chiou 和 Cheng(2013)明亮的环境增加道德行为的发生。⑥ 而明度的影响也体现在道德行为和道德判断之中(Lakens,2012),⑦人们认为发生在白天的罪恶更难以接受。

孟万金、官群(2016),在《积极心理健康教育的任务与功能》一文中,首次提出了具身德育的新理念,指出具身德育是基于具身认知的德育。⑧ 身体的解剖学结构、身体的活动方式、身体的感觉和运动体验决定了我们怎样认识和看待世界,我们的认知是被身体及其活动方式塑造出来的。它不是运行在“身体硬件”之上并可以指挥身体的“心理程序软件”。可见,传统德育过多地讲道德作为知识,传授甚至于灌输给学生,这种基于“离身”认知观的传统德育脱离了身体力行,脱离

---

① Zhong CB,Liljenquist K. *Washing away your sins:threatened morality and physical cleansing.* Science (New York,N. Y.),2006,313(5792):1451 - 2.

② Schnall S,Benton J,*Harvey S. With a clean conscience:Cleanliness reduces the severity of moral judgments.* Psychological science,2008,19(12):1219 - 1222.

③ Schwarz,N.,& Clore,G. L. *Mood,misattribution,and judgement of well - being:informative and directive functions of affective states.* Journal of Personality & Social Psychology,45(3),513 - 523.

④ Meier B P,Sellbom M,Wygant D B. *Failing to take the moral high ground:Psychopathy and the vertical representation of morality.* Personality & Individual Differences,2007,43(4):757 - 767.

⑤ 王锃,鲁忠义. 道德概念的垂直空间隐喻及其对认知的影响[J]. 心理学报,2013(5):538 - 545.

⑥ Chiou W B,Cheng Y Y. *In broad daylight,we trust in God! Brightness,the salience of morality,and ethical behavior.* Journal of Environmental Psychology,2013,36(4):37 - 42.

⑦ Lakens D. *Review of Schubert Thomas W. and Maass Anne* (eds.). Berlin:Mouton de Gruyter,2011,353pp. Language & Cognition,2012,4(2):134 - 140.

⑧ 孟万金,官群. 积极心理健康教育的任务与功能[J]. 中小学心理健康教育,2016(24):24 - 27.

了认知、情感、意志和行为。

Bobro(1999)认为具身化是创造道德秩序的条件。这为具身道德在高校思想政治教育中的应用产生了重要的启发,并为提高思想政治教育工作的针对性和时效性、吸引力和感染力产生了革命性的影响。① 近来,具身认知最前沿的研究成果已经开始应用于语言学习、数学学习、概念学习等领域。

三、第二代认知科学在大学生思想政治教育中的启示

(一)本课题研究的理论和实际应用价值

本研究考察具身道德教育的基本理论、应用价值、机制和具体应用。其中,重点考察具身道德教育的机制、对高校学生思想政治教育的启示及具体应用。在具身道德教育视域下,考察体验、模拟、模仿、共情等体验式学生思想政治教育的有效途径,能够促进学生的知行统一,影响学生的道德认知、道德情感和道德行为。

1. 理论价值。基于大学生的认知特点和心智发展规律,探索学生思想政治教育的有效策略和新路径。具身道德教育对于道德知识向道德品质转化具有关键作用。考察具身道德教育的基本理论框架。解答具身道德教育的机制等科学问题。

2. 实际应用价值。(1)第二代认知科学技术,满足国家立德树人战略需求的深远战略意义。传统的说教式、灌输式高校思想政治教育,已经远远不能适应新时期大学生的发展需求和高等学校立德树人、培养人才的要求。从培养社会主义事业的建设者和接班人的战略高度,将第二代认知科学中具身认知新技术,应用于意识形态工作(特别是学生思想政治教育)具有深远的战略意义。

(2)遵循自下而上的认知规律,变革传统说教式的自上而下的灌输式德育具身道德教育,变革了传统思想道德教育的弊端。从以人为本的角度,从个体身心发展规律的角度,从个人的认知、情感、意志、行为发展的特点的角度出发,主张通过模拟的、模仿的、体验的、共情的、沉浸式的,以及感知觉的、动作(操作)的、环境互动的方式,调动学生自下而上的加工机制,产生积极的道德认知、道德情感、道德行为。

---

① Bobro, M. E. (1999). *Leibniz on embodiment and the moral order*. Southern Journal of Philosophy, 37(3), 377 - 396.

（二）开拓了大学生思想教育的新途径、新思路

1. 心理模拟。心理模拟可以认为是对所描述事件的替代体验。对行为的心理模拟能力、对我们计划和采取行动、对理解别人的行为都是至关重要的。镜像神经元的发现为心智具身性提供了神经生物学的证据。镜像神经元在动作执行和动作观察时皆被激活的事实表明，所谓内部心理过程可能就是身体动作经验的心理模拟过程。情境模拟、心理模拟在学生思想政治教育中具有关键作用。

2. 动作模拟。感知运动模拟理论主张，身体的感觉运动与理解、判断抽象概念之间紧密联系；反过来，抽象概念也能够影响具体的感觉运动。因此，感觉运动经验与道德概念之间有着交互作用，道德认知、道德情感、道德行为的形成与感觉运动经验密切相关。劳动、实践是构建道德体系的重要基础，因此，在道德教育中，要重视动作模拟、劳动、实践在道德体验和道德经验形成中的积极作用。

3. 情感体验。丁峻等基于第二代认知科学的视角还讨论了情绪的具身观，指出认知具身化概念旨在强调身体、动作、情境在认知过程中的重要性，并由此引发了认知领域具身性的研究。语言、情绪乃至审美等人类高级心理过程的具身性日益受到重视。身体、情境在情绪体验理解中的重要性是情绪具身观的核心内容。情绪具身观的提出使得我们开始重视身体在情绪体验过程中的重要性，并为情绪的具身观奠定了理论基础：模仿他人的情绪表达是对他人状态体验的一种身体上的再现。因此，体验性是道德情感形成的重要基础，在大学生思想教育中，要重视情感体验的作用以及教育活动的体验性，避免灌输性、体验性缺失的教育活动，增强学生的情感认同、思想认同、政治认同。

4. 感觉知觉经验。具身认知理论重视自下而上的感觉知觉经验对于道德的影响作用。抽象的符号不能形成稳固的道德认知、道德情感和道德行为，而具体的感知觉经验、身体、环境的交互作用，对于道德认知、道德情感和道德行为的构建具有不可或缺的作用。因此，在学生思想政治教育中，空洞的、说教的、自上而下的灌输往往不能达到良好的效果，参与性的、互动式的、有感知觉经验的、自下而上的教育活动，才能有良好的针对性和实效性。

基础医学教育阶段临床医学学生学习倦怠现象的思考与对策*

"倦怠"(Burnout)是美国临床心理学家 Freudenberger 提出的心理术语,①专业学习倦怠是指大学生由于对专业学习缺乏兴趣或缺少动力而引起一系列消极情绪,从而产生逃避专业学习的行为。② 近年来,大学生专业学习倦怠问题已经引起了学界的关注。

我国临床医学专业培养一般分为基础教育和临床培养两个阶段,学生在基础教育阶段对理论知识的掌握程度直接影响临床阶段的培养效果。近年来,我们在工作中发现,临床医学专业学生存在不同程度的学习倦怠现象,由于学习成绩较差而退学、留级及受到学业警告处分的学生日益增多,为评估基础教育阶段临床医学学生学习倦怠的基本情况和提出预防对策,我们进行了下列工作。

一、基础教育阶段临床专业学生学习倦怠情况调查

我们采用连榕教授等编制的大学生学习倦怠量表③对我校临床医学专业 1 - 3 年级学生进行了问卷调查,发放问卷数量为 350 份,收回合格问卷 283 份,有效回收率为 81% 。采用 spass20 统计软件对调查结果进行的数据分析表明,283 份样本的总均分为 44. 88 ± 10. 04 分,情绪低落维度均分为 15. 08 ± 5. 44,成就感低

* 张琨、吴长新、张祥宏:河北医科大学基础医学院。本文曾发表于《中国高等医学教育》2017 年第 8 期。

① Freudenber HJ. *Staff Burnout*. Journal of Social Issues,1941(30):159 - 164.

② 杨丽娴,连榕. 学习倦怠的研究现状及展望[J]. 集美大学学报(教育科学版),2005(6):54 - 58.

③ 连榕,杨丽娴,吴兰花. 大学生的专业承诺、学习倦怠的关系与量表编制[J]. 心理学报,2005(5):632 - 636.

维度均分为14.83±4.16,行为不当维度均分为13.97±3.39,其中轻度学习倦怠的样本数量占总样本数量的31.45%,中度学习倦怠的样本占比约为8.5%,重度倦怠占2.1%。进一步分析发现,女生学习倦怠情况较男生更为严重($P<0.05$),有班级职务的同学相较于无班级职务同学的情况更为严重($P<0.05$),出自有医缘结构家庭的学生与无从事医疗行业亲属同学的情况更为严重($P<0.05$),但数据分析也表明随着年级的增高,出现专业学习倦怠的案例越来越少($P<0.05$)。

本次调查结果虽然只是一个学校的数据,具有一定的局限性,但结果提示我们基础教育阶段接近半数(45.05%)的临床医学学生已经出现了不同程度的学习倦怠现象,专业学习倦怠已经成为影响临床医学专业学生培养质量的重要问题。

二、基础教育阶段临床专业学生学习倦怠的原因探析

根据问卷调查结果,结合国内研究成果和我们在教学实践中对学生学习状态的观察,以及对学习落后学生情况的针对性分析,我们对学习倦怠现象产生的原因进行了初步探析。

(一)“超长”培养周期给医学生带来的压力

“5+3+x”医生培养模式的逐渐明晰与统一使我国的医学教育体系更加规范,但同时,新政策也派生出一些新问题。一个临床医学学生从基础教育到成长为正式的执业医师,需要经历五年本科、三年规培或专硕培养和x年专培等相对漫长的培养周期,需要具备终身学习的能力和意志。尽管多数学生能够正确理解这个培养过程的必要性,但也有部分学生面对超出其预期的“超长”培养周期,产生了恐惧、无望、等待等消极情绪,加之对基础阶段所学知识的重要意义认识不足,或对专业学习缺乏兴趣和耐心,或对专业学习缺少紧迫感,从而对学习产生倦怠。

(二)职业认同感教育引导不足

职业认同感的培养和医学职业教育是医学人才培养的核心要素。①② 基础医学教育阶段教学内容总体上难以使学生很好体会“医生”这一职业角色,学生普遍感觉当下的学习距离医生这一职业非常遥远,“距离感”影响学生的职业认同感,

① 王元松,李云芳,刘成玉等. 医学生医学人文素质状况调查与分析[J]. 青岛大学医学院学报,2012(4):371-373.

② 王莹,宋耀新. 医学生职业生涯规划的紧迫性及策略分析[J]. 黑龙江高教研究,2015(8):85-87.

同时学校在课程安排、教学内容和教师辅导等方面也缺乏职业认同感教育与引导方面的考虑，这些问题都在一定程度上影响了学生的学习兴趣。张亚超等学者对医学院校独生子女学生的调查发现，专业认同感是诱发学生专业学习倦怠现象产生的重要因素。① 与其研究结果相似，我校学生管理团队调查发现，职业认同感不足、学习兴趣差是临床医学专业近年来受到留级和学业警告处分学生一个共性问题。值得注意的是，我们的问卷调查也发现，随着年级的增高、临床医学课程的增加与临床背景教师接触的增多，学生中出现专业学习倦怠现象的比例下降，这进一步证实了职业认同感的缺乏会导致学习倦怠现象的产生。

（三）教师对专业学习的促进和外部监督欠缺

省级医学院校学生体量大，教师数量少，大班授课模式使专业课老师难以和学生形成良好沟通机制。此外，专业课老师既要面临繁重的教学工作，又必须承担严酷的科研任务挑战。这些均妨碍了专业课老师对学生专业学习促进和监督作用的发挥。学生辅导员作为学生管理的重要教师群体，与学生接触密切，熟悉学生，了解学生，但学校对其考核指标集中于思想政治、组织纪律等方面，忽视了其在促进监督学生学习方面的责任和优势，形成辅导员管学生但不管学习成绩的情况。

（四）对大学生活适应不良致自我评价降低

大学生的自我评价是自我调节的重要条件。② 甘怡群等人研究表明自我评价过低与学习倦怠问题密切相关。③ 医学院校课程多，医学生入学后除了要适应大学生活外，还要面临比其他专业更为繁重、枯燥和困难的课业压力，学生很难从学习中获取动力和兴趣，更容易因为学习上的暂时挫折而否定自己，对自己能力感到怀疑，自我评价降低，如不及时干预，极易发展成为专业学习倦怠。

综上可以看出，造成临床医学专业学生学习倦怠的原因既有社会、学校和教学方面的外部因素，也有学生内部因素，干预对策应综合考虑上述因素。

三、临床医学学生专业学习倦怠现象的干预对策和实践

作为学生教育者和管理者，根据专业学习倦怠现象产生的原因和目前我校实

① 张亚超，米术斌，张凤英，刘艳荣，杨佳琦．90后独生子女医学生学习倦怠现状及影响因素分析[J]．卫生软科学，2017(2)：43－46.

② 彭聃龄．普通心理学[M]．北京：北京师范大学出版社，2004：442.

③ 甘怡群，奚庄庄，胡月琴，张铁文．核心自我评价预测学业倦怠的新成分：集体自尊[J]．北京大学学报(自然科学版)，2007(5)：709－715.

际，我们采取了以下干预措施：

（一）多措并举，采取多种方式提高学生的学习兴趣

我们从新生入学教育开始，就采取了多项措施激发学生的专业学习兴趣。首先，我们请经验丰富的专家开设了《临床医学课程体系介绍》课程，向新生介绍整个临床医学课程的思路和组成、课程设置的依据、各门课程基本内容及在医学教育中的价值等，让学生对将要学习的课程有了宏观的了解，从而引导同学认识到基础理论学习的重要性。另外，还采用院士专家讲座、临床体验、基础医学课程临床练习、PBL 等多种方式，尽可能将基础理论学习与临床实践相结合，在满足医学生对医学实践好奇心的同时提高了医学生的学习兴趣。

（二）建立学业导师制度，增强医学生的职业教育

除了开设职业生涯规划课以外，为了增强基础教育阶段医学生的职业认同感和职业规划意识，我们建立了学业导师制度，聘请基础医学课程专业课老师和知名的临床专家担任各个班级的学业导师，定期与同学进行交流，从专业角度帮助医学生认识基础医学阶段各门课程的临床价值和在医学教育中的重要意义，分析解决学生学习中所遇到的问题和困惑，并通过向学生讲解临床医学的当前现状和发展趋势，帮助学生明确未来的发展方向，做好职业规划。同时，同学们也会在与各位专家互动的过程中，从专家身上获得宝贵的榜样力量，正视学习中的困难，客观评价自己的学习能力，增强专业学习的自信心。

（三）充分发挥辅导员优势，加强对学生专业学习的协调和监督作用

辅导员是高校学生管理的中坚力量。① 在日常管理中，我们强化辅导员在学生专业学习方面的管理与监督职责，要求辅导员对学生学习情况进行实时监督，一旦发现学生有学习问题的苗头，立即发挥其联系学校、家长各方的桥梁作用，调动有利资源对学生专业课学习进行及时有效的干预。通过辅导员的工作，也加深了学生与专业课老师、学生与家长的沟通，为学生们创造了和谐的学习氛围。

四、初步效果

我们针对临床医学专业学生学习倦怠问题的干预工作已开展了两个学年，多

---

① 罗会德．美国高校学生事务管理队伍建设的借鉴及启示［J］．思想教育研究，2011（8）：67.

数学生认同我们采取的各种干预措施。通过这些措施的展开在一定程度上降低了学习倦怠,挂科和学业警告的数量明显下降。

医学是关乎人类生存与发展的学科,基础医学教育又是促进整个医学专业发展的后方阵地。充分挖掘医学生的学习潜力,避免专业学习倦怠现象的产生,对于医学专业人才培养质量的提高具有重要意义,应当引起医学院校的高度重视。

河北省三级医院 ICU 护士死亡焦虑现状调查及干预研究*

英文缩写

英文缩写	英文全称	中文全称
DA	Death anxiety	死亡焦虑
ICU	Intensive Care Unit	重症加护病房
CT - DAS	Chinese Version of Templer's Death Anxiety Scale	中文版五级死亡焦虑量表
SPSS	statistical package for social science	社会科学统计软件包

一、前言

死亡焦虑是作为在死亡的必然性被提及时,个体内心深处受到死亡威胁而产生的,带有惧怕或恐惧的情绪状态。① 随着我国人口老龄化趋势日渐明显,人口

---

* 薛娜娜:河北省胸科医院;于风雪:河北医科大学第二医院。基金项目:2017 年度河北省医学科学研究重点课题计划(20170424)。

① Peters L, Cant R, Payne S, et al. *How death anxiety impacts nurses'caring for patients at the end of life: a review of literature.* Open Nurs J, 2013, 7: 14 - 21.

Sharif N H, Ebadi A, Lehto R H, et al. *The experience of death anxiety in Iranian war veterans: a phenomenology study.* Death Study, 2015, 39 (1 - 5): 281 - 287.

Nurses' Death Anxiety, Comfort Level During Communication With Patients and Families Regarding Death, and Exposure to Communication Education: A Quantitative Study. Journal for nurses in staff development, 2005, 21: 19 - 23.

张慧兰、王丹、罗羽. 国内外死亡教育发展的分析与思考[J]. 护理学报》2015(11):29 - 32 页。

唐鲁、李玉香、周玲君. 死亡教育课程对护士照护临终患者态度的影响[J]. 上海护理》2015(4):12 - 15 页。

胡成文、陶艳、丁娜. 肿瘤医院护士死亡焦虑现状及其影响因素研究[J]. 中国护理管理》2015(8):1007 - 1010.

死亡威胁越来越影响到更多的人。频频发生在周围的天灾人祸和恶性传染性疾病、癌症、肿瘤等,无时无刻不在增加处于死亡边缘的人数。① 随着医疗技术水平的提升,人类疾病谱正在逐渐发生变化,越来越多的病人都要经历或长或短的临终阶段。② 在现代生活中,人们由于工作压力、行业管理严格、角色转换不及时等原因,致使心理负担与过去相比陡然升高。ICU 护士更是如此,经常面对病人的离世和痛苦的治疗过程,加上近些年来较低医患关系水平导致的低社会评价,都使得 ICU 护士心理焦虑、抑郁、强迫症等问题日益凸显。ICU 护士每日面对和照顾的都是危急重症病患,护士的死亡焦虑水平不仅对自身身心健康造成重大影响,对于护理的危急重症患者的生命质量更是产生直接影响。ICU 护士首先要树立良好的直面死亡的形象和态度,才能够有效地协助病患及其家属去面对、解决死亡问题。并且系统的、科学的死亡态度是健全医务人员做好临终关怀的保障。开展临终关怀的重要因素是人,而 ICU 护士同危急重症病人以及家属相处的时间最长,更需要他们具备正确的死亡观、价值观和良好的心理承受能力。

由此可见,ICU 护士所持的死亡态度和死亡焦虑水平对其所辖管的病患及家属和自身的心理健康都有重大影响。目前国内大部分专家和学者对重症病人及家属死亡焦虑水平和心理波动做了大量研究,并且拟定医务人员对其进行相关心理疏导及临终关怀,忽略了对 ICU 护士本身死亡焦虑水平和心理活动的关照。ICU 护士由于其工作的特殊性,对该群体死亡焦虑现状调查已经迫在眉睫。

二、材料与方法

(一)研究对象的选择

1. 采取便利抽样 450 名河北省三级医院 ICU 护士作为研究对象。

2. 护士的纳入排除标准。纳入标准为:调查期间在岗护士、已获得护士执业资格并在重症监护室工作者;排除标准:调查期间休病假、产假的护士。

---

① 丁娜,胡成文,陶艳. 恶性肿瘤患者死亡焦虑与焦虑、抑郁的相关性研究[J]. 医学与哲学,2015(9):78-81.

② 胡佳佳. 国内临床护士死亡态度相关研究进展[J]. 全科护理,2016(10):994-995.
陈淑娟,陶艳,胡成文. 人生回顾对恶性肿瘤患者死亡焦虑的影响[J]. 医学与哲学,2016(8):86-89.
王俊晖,陈禹,姚之涵,邱礼英,穆辉提,杨娟. 高死亡唤醒职业人群的死亡态度调查研究[J]. 华南师范大学学报(社会科学版),2016(3):88-92.

（二）研究方法

1. 本次调查研究属于横断面调查，采用发放问卷调查形式，了解重症监护室护士对死亡焦虑的整体水平，通过分析其影响因素，找到主要的原因，在正式实施调查研究前先在小范围内进行预调查，发现不合理环节及时进行纠正，且经过河北省胸科医院科研伦理委员会批准。

2. 发放问卷450份，收回409份。

3. 知情同意

（1）发放问卷前得到各抽样医院及ICU病房的许可和认同。

（2）向调查对象承诺并声明本次调查仅属于研究范畴，且匿名填写，不会对个人隐私造成泄漏及损害被调查者的自身利益。

（3）调查前向所有对象阐述本次调查的目的和意义，取得同意后再统一发放问卷。

（4）告知填写内容和填写要求后，问卷由专人进行发放，被研究者自行填写，填写完毕后每科室专人负责收回。

（三）研究工具

1. ICU护士基本情况调查表。由研究者根据重症医学科护士死亡焦虑调查问卷进行调查。

2. 死亡焦虑量表采用中文版五级死亡焦虑量表（Chinese Version of Templer's Death Anxiety Scale，CT－DAS）进行标准化调查。详细见附录1。死亡教育培训课程内容详见附录2。

（四）资料收集

于2016年3月至9月对研究对象实施问卷调查活动。问卷由研究者到沟通顺畅的各个医院进行发放，委托该医院ICU护士长将填写完毕的问卷统一保存，在时间便利时由研究者将问卷一次性回收。

（五）回归分析变量赋值及说明

对于自变量X的赋值情况如下：年龄≤25岁＝0，年龄＞25岁＝1；性别：女性＝0，男性＝1；婚姻状况：未婚＝0，已婚＝1；初始学历为中专＝1，大专＝2，本科＝3，研究生及以上＝4；最高学历为中专＝1，大专＝2，本科＝3，研究生及以上＝4；用工形式：事业编＝1，人事代理＝2，聘用制＝3；职称：护士＝1，护师＝2，主管护师＝3，副主任护师及以上＝4；带教老师：否＝0，是＝1；科室带组组长：否＝0，是＝1；工作年限：≤3年＝1，3～10年＝2，≥10年＝3；参加死亡教育培训情况：否＝

0,是 =1;参与患者或亲人临终处置情况:否 =0,是 =1;目睹严重事故或威胁生命事件情况:否 =0,是 =1。因变量 Y 的赋值说明:死亡焦虑评分 <35 分 =0,≥35 分 =1。

(六)问卷质量控制

问卷由研究者亲自发放,除必要的解释和情况说明外,其余调查内容均由被调查者本人自主填写。回收时研究者对问卷填写情况进行全面检查,保证问卷有效性和可采纳性。采用数字编号方式对收回的问卷进行统一编号,利用 Epidata 软件双人双录入方式对问卷录入,对于两次录入不一致的数据,由研究者调查原始问卷资料进行核对后纠正,保证数据录入准确性。

(七)统计方法

采用 SPSS22.0 数据包对所得结果进行分析,计数资料间的对比采用卡方检验、计量资料间的对比采用 t 检验和方差分析进行对比;资料间的两两对比采用 SNK - q 检验进行;死亡焦虑的影响因素分析采用条件 Logistic 回归方法;培训前后死亡焦虑得分情况对比采用配对 t 检验。设定检验水准 $\alpha = 0.05$,以 $P < 0.05$ 认为数据间具有统计学差异。

三、结果

第一,ICU 护士死亡焦虑评分 45.16 ±6.07 普遍得分较高,386 人(94.38%)表现出较高死亡焦虑水平。其中女性护士存在死亡焦虑比例达 95.3%,高于男性护士的 86.4%,差异有统计学意义,$P < 0.05$。结果详见表 1。

表 1 在不同性别中死亡焦虑水平分布情况对比分析

	有死亡焦虑	无死亡焦虑	2	P
男	38(86.4%)	6(13.6%)	5.965	0.015
女	348(95.3%)	17(4.7%)		

第二,ICU 护士一般情况与死亡焦虑评分的对比情况如下:年龄≤25 岁的护士死亡焦虑评分为 38.74 ±5.66,明显低于 >25 岁的护士得分水平 47.32 ± 4.45,$t = -15.761$,$P < 0.001$;ICU 男性护士的死亡焦虑评分为 43.43 ±7.97,明显低于女性护士的 45.37 ±5.78,$t = -2.006$,$P = 0.046$;护士初始学历是中专、大专和本科水平的护士死亡焦虑评分分别为 46.63 ±6.02、45.78 ±5.24 和 42.53 ±7.44,三者对比有统计学差异,$F = 12.230$,$P < 0.001$,学历越高死亡焦虑评分越低,初始学

历为本科的ICU护士死亡焦虑水平相较于其他学历水平明显降低；职称水平分别为护士、护师、主管护师和副主任护师及以上的护士死亡焦虑评分分别为43.81±5.36、44.73±6.03、46.16±5.46和40.57±4.86，四者对比有统计学差异，$F=3.259$，$P=0.033$，副主任护师及以上的死亡焦虑评分最低，低于其他职称；主管护师的死亡焦虑评分最高，高于其他职称。不同婚姻状况对死亡焦虑评分的影响：未婚者死亡焦虑评分为45.47±5.96，已婚者评分为44.95±6.13，两者对比$t=0.854$，$P=0.394$；最高学历对死亡焦虑评分的影响情况为：最高学历是中专的死亡焦虑评分48.56±8.73，大专学历的评分为45.54±5.72，本科学历的评分为44.96±6.09，学历为研究生及以上的评分为44.20±3.96，四者对比$F=1.220$，$P=0.302$，最高学历对死亡焦虑评分情况影响无差异；用工形式对死亡焦虑评分的影响情况为：事业编职工死亡焦虑评分为44.72±5.99，人事代理员工评分为44.80±2.86，聘用制员工评分为45.29±6.12，三者对比$F=0.318$，$P=0.728$；科室带教老师死亡焦虑评分为45.37±5.84，非带教老师评分为45.04±6.18，两者对比$t=0.512$，$P=0.609$；科室带组组长死亡焦虑评分为45.22±5.87，非科室带组组长评分为45.14±6.13，两者对比$t=0.102$，$P=0.918$；工作年限≤3的护士死亡焦虑评分为45.31±6.49，工作年限3－10的护士评分为45.04±5.95，工作年限>10的护士评分为45.25±5.69，三者对比$F=0.090$，$P=0.914$。不同婚姻状况、最高学历、用工形式以及是否为科室带教老师、科室带组组长和工作年限等对ICU护士死亡焦虑评分情况影响差异没有统计学意义，$P>0.05$。结果详见表2。

表2 不同社会角色死亡焦虑水平分布情况

项目	例数	死亡焦虑评分	t/F值	P
年龄				
≤25	103	38.74±5.66	-15.761	<0.001
>25	306	47.32±4.45		
性别				
男	44	43.43±7.97	-2.006	0.046
女	365	45.37±5.78		
婚姻状况				
未婚	165	45.47±5.96	0.854	0.394

续表

项目	例数	死亡焦虑评分	t/F 值	P
已婚	244	44.95 ±6.13		
初始学历				
中专	52	46.63 ±6.02	12.230	<0.001
大专	265	45.78 ±5.24		
本科	92	42.53 ±7.44 *		
研究生及以上	- -	- -		
最高学历				
中专	9	48.56 ±8.73	1.220	0.302
大专	95	45.54 ±5.72		
本科	300	44.96 ±6.09		
研究生及以上	5	44.20 ±3.96		
用工形式				
事业编	90	44.72 ±5.99	0.318	0.728
人事代理	5	44.80 ±2.86		
聘用制	314	45.29 ±6.12		
职称				
护士	108	43.81 ±5.36	3.259	0.033
护师	232	44.73 ±6.03		
主管护师	62	46.16 ±5.46#		
副主任护师及以上	7	40.57 ±4.86 *		
是否为科室带教老师				
是	143	45.37 ±5.84	0.512	0.609
否	266	45.04 ±6.18		
是否为科室带组组长				
是	97	45.22 ±5.87	0.102	0.918
否	312	45.14 ±6.13		
工作年限				
≤3	125	45.31 ±6.49	0.090	0.914
3 - 10	209	45.04 ±5.95		
>10	75	45.25 ±5.69		

* #: means pairwise comparison results, compared with other groups , the DA levels expressed differently

第三,是否接受过死亡教育及事件对死亡焦虑评分影响情况

参加过死亡教育或临终关怀的培训或学习的护士死亡焦虑评分为 42.37 ± 6.92,明显低于未参加过死亡教育或临终关怀的培训或学习的护士 46.01 ± 5.52,差异有统计学意义,$t = -5.293$,$P < 0.001$;参与患者或亲人的临终处置的护士死亡焦虑评分为 44.52 ± 6.63,明显低于未参与患者或亲人的临终处置的 45.62 ± 5.59,差异有统计学意义,$t = -2.017$,$P = 0.045$;是否目睹过严重事故或威胁生命事件对死亡焦虑评分的情况无影响,差异没有统计学意义,$P > 0.05$。结果详见表 3。

表 3　是否参加过死亡教育培训对死亡焦虑评分的影响情况

项目	例数	死亡焦虑评分	t 值	P
参加过死亡教育或临终关怀的培训或学习				
是	95	42.37 ± 6.92	−5.293	<0.001
否	314	46.01 ± 5.52		
参与患者或亲人的临终处置				
是	170	44.52 ± 6.63	−2.017	0.045
否	239	45.62 ± 5.59		
目睹过严重事故或威胁生命事件				
是	230	45.19 ± 5.96	0.097	0.923
否	179	45.13 ± 6.21		

第四,将 23 例不存在死亡焦虑的护士作为研究对象,按照 1∶2 比例进行科室、性别、家庭环境进行匹配,追溯其填写的调查问卷,采用条件 Logistic 回归研究死亡焦虑评分的影响因素。研究表明年龄≤25 岁、有参与亲人临终处置的经历和曾经系统参加临终关怀相关培训工作是死亡焦虑的“保护因素”。年龄低社会心理压力相对低,面对死亡事件心理波动相对较小;参加过临终关怀培训的 ICU 护士对待死亡的态度和心理波动更趋于平缓,参与亲人临终处置的经历的 ICU 护士死亡焦虑水平相较于没有此类经历的人群也更能够坦然面对死亡事件。结果详见表 4。

表4 条件 Logistic 回归分析 ICU 护士死亡焦虑评分的影响因素

项目	B	SE	Wald	*P*	OR	95% CI
年龄	5.266	3.095	8.021	0.001	2.379	(1.366,5.832)
初始学历	1.383	1.278	1.986	0.079	1.233	(0.984,2.966)
职称	2.467	1.574	2.238	0.064	1.378	(0.931,3.677)
参与亲人临终处置	-4.987	2.122	5.831	0.016	0.011	(0.005,0.433)
参加临终关怀培训	-4.996	2.189	6.925	0.009	0.010	(0.008,0.389)

第五,采用就近原则的方法,在河北省胸科医院组织对45名ICU护士进行死亡焦虑培训工作,观察培训前后死亡焦虑评分的变化情况。死亡教育培训从死亡教育概述和相关研究、临终关怀与姑息照顾、疼痛管理、癌症患者的心理评估、临床患者的舒适护理、死亡观和死亡态度、失落与悲伤的护理以及死亡相关的伦理法律问题进行宣教。使该院ICU护士对不同年龄段人群对死亡认知的特点、死亡教育的重要性、临终关怀和与重症患者的沟通技巧等方面有了全面、系统的认知和掌握。培训前ICU护士死亡焦虑评分为45.36±5.93,培训过程中进行调查,结果发现ICU护士死亡焦虑评分降低至44.36±5.62,培训结束后ICU护士死亡焦虑评分降低至42.36±6.15。可见开展系统性死亡教育课程,通过科学合理的培训,有助于缓解ICU护士的死亡焦虑水平。结果详见图1。

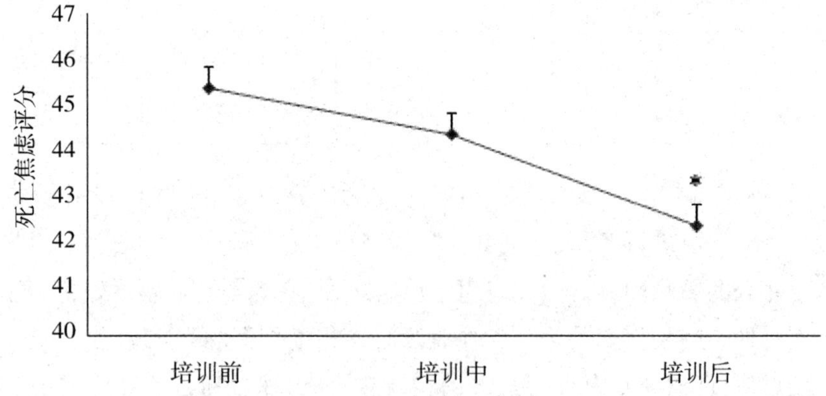

图1 培训前、中、后死亡焦虑得分对比变化图

四、讨论

(一)ICU 护士高死亡焦虑状态应引起有关卫生行政部门及社会关注

有国外相关研究表明,经常接触死亡的工作群体死亡焦虑情况要明显高于一般群体。① 本次调查研究显示:ICU 护士死亡焦虑评分普遍得分较高,386 人(94.38%)表现出较高死亡焦虑水平,其中女性护士存在死亡焦虑比例竟然高达 95.3%。ICU 护士由于其工作的特殊性,护理的对象一般都是急症、重症病人。此类患者由于疾病或是突发事件迅速被转移至 ICU 病房,并且伴有或长或短的死亡前期时间。ICU 护士是接触此类人群最多、最频繁的群体,尤其是面对和护理的患者是濒死状态或是经历重大创伤的情况时心理难免会产生一定波动,在为病患感到惋惜的同时伴有焦虑和恐惧。长时间、高负荷、高风险、高度紧张的工作状态可能对 ICU 护士的高死亡焦虑水平有极大的促进作用。有关卫生行政部门及社会需要清晰地认识到 ICU 护士在对重症患者实施护理工作的过程中也面对着强烈的负性心理刺激,该群体在面对死亡事件的全过程中本身死亡焦虑亦处在较高水平。众所周知,心理负担越重在日常工作和实施操作过程中更容易产生不必要的失误。ICU 护士所处的高死亡焦虑水平不仅仅需要医疗行业及卫生行政部门引起注意,更是一项社会问题,一线护士的死亡焦虑水平直接影响到人民群众的生命健康安全,及时开展心理疏导等活动已经迫在眉睫。

(二)ICU 护士死亡焦虑水平在不同角色中存在差异

本次调查研究纳入了被研究者的一般社会学资料,如:性别、年龄、职称、初始学历、工作年限等。研究结果表明年龄小于等于 25 岁的 ICU 护士死亡焦虑评分明显低于大于 25 岁的护士得分水平,这与美国的一项研究相反,②但是和英国一

---

① Peters L, Cant R, Payne S, et al. *How death anxiety impacts nurses'caring for patients at the end of life: a review of literature.* Open Nurs J, 2013, 7: 14 – 21.
朱海玲、史宝欣. 死亡态度影响因素的研究进展[J]. 中华护理杂志》2010(6):569 – 571 页。
梅思娟、段培蓓. 国内临床护士的死亡观和死亡态度现状与展望[J]. 护理学报》2010(13):5 – 7 页。
陈蓄、梁燕仪. 临床护理人员死亡态度现状及影响因素的研究进展[J]. 中国医学伦理学》2016(6):985 – 989.

② Peters L, Cant R, Payne S, et al. *How death anxiety impacts nurses'caring for patients at the end of life: a review of literature.* Open Nurs J, 2013, 7: 14 – 21.

项专门针对医务人员年龄、性别不同对死亡焦虑水平的影响结果研究保持一致,①年龄水平越高心理亦随之成熟、考虑的事项也会越来越多,原来接触不到的各项社会问题、关于人生思考等问题接踵而至,就会表现为较高水平死亡焦虑。ICU 女性护士的死亡焦虑评分明显高于男性护士,说明死亡焦虑存在一定的性别差异,相较于男性护士,女性护士本身情感更加细腻,加之现代社会中对女性提出了更高要求,不仅需要适应工作、家庭角色的转换,生活压力在女性中分担情况也越来越明显,这就容易导致同等工作压力下女性 ICU 护士死亡焦虑水平高于男性的现象,这一现象与土耳其的一项针对人生经历导致护士焦虑水平的研究一致。② 护士初始学历越高死亡焦虑评分越低,总结国内学者针对文化程度对死亡焦虑的影响,③一致认为文化水平高,其判断力和情感控制水平越高,能够辩证、理性地看待死亡事件;相反文化程度越低对待死亡态度就会更极端和感性。职称水平增高死亡焦虑评分相对升高,这与前面所叙述的年龄顺序保持一致,但是达到副主任护师及以上职称的 ICU 护士死亡焦虑评分明显低于职称较低者。职称达到副主任护师及以上的人员经历的死亡事件相对多、社会阅历也更加丰富,能够更加理性地直面死亡事件并且调整心态,积极的心理态度有助于降低死亡焦虑水平。

(三)ICU 护士死亡焦虑水平与是否接受死亡教育培训情况有关

本次调查研究显示:参加过死亡教育或临终关怀的培训或学习的护士死亡焦虑评分明显低于未参加过死亡教育或临终关怀的培训或学习的护士,结果表明,科学的培训工作对人的心智成熟大有裨益。一项伊朗的研究证实,未接受过死亡教育相关培训以及经历死亡事件少的护士存在较高死亡焦虑水平,并且护士对临终患者不能提供良好的护理服务,这与本次研究结果一致。④ 参与患者或亲人的临终处置的护士死亡焦虑评分也明显低于未参与患者或亲人的临终处置的护士,

---

① Halliday, Lesley E. BSc (Hons); Boughton. *The Moderating Effect of Death Experience on Death Anxiety: Implications for Nursing Education Journal of Hospice & Palliative Nursing*. Volume 10 (2), 2008, 476 - 82.

② Hamid Sharif Nia, Rebecca H Lehto, Abbas Ebadi. *Experience of Death Anxiety among Nurses and Health care Professionals.* A Review Article. IJCBNM. 2016; 4(1): 2 - 10.

③ 胡成文,陶艳,丁娜. 肿瘤医院护士死亡焦虑现状及其影响因素研究[J]. 中国护理管理,2015(8):1007 - 1010.

④ Inci F. *Effects of death education on nurses' death anxiety, depression regarding death, and attitudes towards the dying patients.* AnadoluPsi - kiyatriDergisi 2009; 10: 253 - 60.

亲历过亲人的死亡事件对个人成长有一定的影响,使其更加客观地看待其他家庭和工作中的死亡事件。

(四)ICU 护士死亡焦虑水平受到多种因素影响

本次研究中发现,不同性别、不同社会角色和人生阅历的人死亡焦虑水平也大不相同。研究表明,在排除一定社会学因素后,年龄≤25 周岁、有参与亲人临终处置的经历和曾经系统参加临终关怀相关培训者,能够有效降低 ICU 死亡焦虑水平。在现实生活中,ICU 护士会不可避免地接触到死亡患者,但是年龄低、真正发生在身边亲人和参与过亲人临终处置的护士死亡焦虑才处于相对较低水平,年龄低的护士社会角色转换没有年龄高的护士那么复杂,而且相对而言心理压力也不高;并且只有 ICU 护士处于临终患者家属和护士双重社会角色时,真正设身处地参与到临终事件中后,对于人生和死亡的感悟相对于没有如此经历的人方才有更明确的感悟。

(五)ICU 护士死亡焦虑水平可以通过开展临终关怀相关培训适当降低

在调查出真正影响 ICU 护士死亡焦虑水平后,河北省胸科医院开展了相应的临终关怀培训。本研究显示,通过连续系统培训后降低死亡焦虑水平效果显著。根据对比图分析可知,在培训过程中发放调查问卷,调查培训过程中 ICU 护士死亡焦虑水平的变化情况,结果表明虽有一定程度的降低,但是差异并无统计学意义,而培训教育结束后死亡焦虑水平明显下降($P<0.05$)。由此可知,死亡焦虑培训是行之有效的,但是从表观接受教育到内心真正体悟需要一定的时间。系统性开展死亡教育课程能使 ICU 护士从不同层面解释死亡,接受死亡是自然界循环的普遍现象,敢于谈论和理性看待死亡。① 这与一项土耳其的研究每周 90 分钟教育课程,持续 7 周进行培训后,护士的死亡焦虑水平和失落感会有明显改善并且随

---

① Halliday, Lesley E. BSc (Hons); Boughton. *The Moderating Effect of Death Experience on Death Anxiety: Implications for Nursing Education Journal of Hospice & Palliative Nursing*. Volume 10 (2), 2008, 476 – 82.

唐鲁、张玲、李玉香、周玲君、崔静、孟宪丽、赵继军. 中文版死亡态度描绘量表用于护士群体的信效度分析[J]. 护理学杂志》2014(14):64 – 66 页。

陈鹏、王敏、刘宇、孙静、韩凤萍. 北京市 157 名护士的死亡态度及临终关怀教育需求调查分析[J]. 护理学报》2014(16):29 – 32 页。

谈学灵、曾涛. 中年住院患者家属的死亡态度及死亡教育需求的调查[J]. 解放军护理杂志》2012(10):6 – 9 页。

常青、张亚平. 死亡教育在癌症患者中的应用现状[J]. 天津护理》2013 年度 5):461 – 462.

着培训时间增长，死亡焦虑水平下降越明显的现象相一致。①

五、结论

第一，三级医院 ICU 护士死亡焦虑评分普遍得分较高，94.38% 表现出较高死亡焦虑水平，并且存在性别差异，女性护士存在死亡焦虑水平高于男性护士。

第二，ICU 护士死亡焦虑评分在年龄、初始学历、职称水平上存在差异，护士年龄≤25 岁的护士死亡焦虑评分明显低于 >25 岁的护士得分水平；初始学历越高死亡焦虑评分情况相应越低；职称水平升高死亡焦虑评分情况相应较好。

第三，参加过死亡教育或临终关怀培训或学习，以及参与患者或亲人的临终处置的护士，死亡焦虑评分低于没有上述经历的护士。

第四，条件 Logistic 回归研究死亡焦虑评分的影响因素，结果表明年龄≤25 岁、有参与亲人临终处置的经历和曾经系统参加临终关怀相关培训工作有助于降低 ICU 护士死亡焦虑水平。

第五，组织开展 ICU 护士的死亡焦虑系统培训工作行之有效，在参加过系统培训后，死亡焦虑水平降低效果显著。

六、建议

（一）合理安排调休

三级医院 ICU 护士工作量大、工作压力繁重，合理安排其休息对于恢复精力、缓解紧张焦虑情绪无疑益处良多。

（二）医院组织定期开展心理辅导课程

精神支柱对于处在社会生活中的个体意义重大，定期、持续开展心理辅导课程可以缓解心理疲劳，科学地做好情绪管理，对降低死亡焦虑水平会有一定促进作用。

---

① Hamid Sharif Nia, Rebecca H Lehto, Abbas Ebadi. *Experience of Death Anxiety among Nurses and Health care Professionals.* A Review Article. IJCBNM. 2016;4(1):2 – 10.

Inci F. *Effects of death education on nurses' death anxiety, depression regarding death, and attitudes towards the dying patients.* AnadoluPsi – kiyatriDergisi 2009;10:253 – 60.

Brisley P, Wood LM. *The impact of education and experience on death anxiety in new graduate nurses.* Contemp Nurse. 2004;17:102 – 98.

（三）针对性开展临终关怀培训，适当降低 ICU 护士死亡焦虑水平

临终关怀培训和死亡教育可以帮助 ICU 护士认识死亡本质，降低甚至消除直面死亡的恐惧和回避心理。

附录 1

重症监护室护士死亡焦虑的调查研究

亲爱的各位护理同仁：

您好！感谢您在百忙之中填写此问卷，这是一项关于重症医学科护士死亡焦虑的调查研究，希望能为重症医学科护士提供帮助，调查包括三部分：（1）一般情况问卷；（2）死亡焦虑调查量表；本问卷采用匿名填写，您填写的资料我们将严格保密，所得数据仅用于此研究。请您务必根据自己的情况如实填写，对您给予的支持与合作表示衷心的感谢！

第一部分：一般情况问卷

填表说明：请您将需要您情况的选项涂成红色或在“（　　）”内填写。

性别：①男②女年龄：（　　）周岁

婚姻状况：①未婚②已婚③离异④丧偶

若有子女，子女状况：①婴幼儿②学龄期③初、高中④大学及以上

初学历：①中专②大专③本科④研究生及以上

最高学历：①中专②大专③本科④研究生及以上

职称：①护士②护师③主管护师④副主任护师及以上

职务：①无②护士长③科护士长④护理部主任

用工形式：①事业编制②人事代理③聘用制

是否为科室带教老师：①是②否

是否为科室带组组长：①是②否

是否参加过死亡教育或临终关怀的培训或学习情况：①是②否

是否参与患者或亲人的临终处置情况：①是②否

是否目睹过严重事故或威胁生命事件情况：①是②否

参加工作年限:(　　)年

第二部分:死亡焦虑量表

填表说明:本问卷均为单一选择题,答案无所谓对错,请就您实际感受和想法,不用仔细考虑,凭第一感觉逐一作答,并在您认为最合适的选项框打"√"。

条目	非常同意	比较同意	不确定	不太同意	非常不同意
1. 我非常害怕死亡					
2. 我很少想到死亡					
3. 人们谈论死亡时我不会紧张					
4. 我想到自己接受手术治疗会害怕					
5. 我一点也不害怕死亡					
6. 我不是很害怕患癌症					
7. 我从来不会因想到死亡而烦恼					
8. 我常常为时间过得飞快而烦恼					
9. 我害怕痛苦地死去					
10. 关于死后的话题令我非常困扰					
11. 我很担心心脏病发作					
12. 我经常会想生命如此短暂					
13. 当人们谈到世界末日时,我会吓得发抖					
14. 我看到尸体会毛骨悚然					
15. 我对未来没有什么可恐惧的					

本问卷到此全部结束,请检查有无遗漏和误填,衷心感谢您的协作!

祝您身体健康,万事如意!

附录 2

课程题目	授课内容或知识点	授课者	课时
死亡教育概述及相关研究	1. 死亡及濒死的概念 2. 死亡及濒死的过程 3. 死亡教育的定义 4. 国内外死亡教育的现状及发展 5. 死亡教育对护理专业的重要性 6. 死亡教育的实施方法	郑荣坤 主 任 护 师	2
临终关怀与姑息照护	1. 临终关怀历史与背景 2. 各国临终关怀准入系统的比较 3. 临终关怀服务内容 4. 临终关怀的研究内容、进展与最新观念。 5. 姑息治疗的概念、主要任务、治疗阶段 6. 姑息照护的目标与特点	薛娜娜 副主任 护 师	2
疼痛管理	1. 疼痛的概念 2. 疼痛的评估 3. 疼痛管理 4. 护士的专业培训 5. 疼痛的最新进展	马宏伟 副主任 医 师	1.5
癌症患者的心理评估	1. 癌症患者护理的基本程序 2. 沟通的技巧 3. 心理评估的主要功能 4. 临床心理评估的实施原则与注意事项 5. 心理评估的常用方法	张红斌 副主任 医 师	1.5
临终患者的舒适护理	1. 临终关怀的概念 2. 临终患者的特点 3. 生理舒适护理、症状控制、心理舒适护理 5. 死亡规划的内容与意义 6. 死亡准备及实践模式	刘玉芳 副主任 护 师	1.5
死亡观和死亡态度	1. 与死亡有关的态度 2. 影响死亡与濒死态度的因素 3. 哲学的死亡观 4. 不同宗教的死亡观 5. 民间习俗的死亡观 6. 儿童对死亡的认知 7. 青少年对死亡及濒死的态度 8. 成年人对死亡及濒死的态度 9. 老年人对死亡及濒死的态度 10. 护士面对临终患者应有的态度 11. 护士面对临终或患者死亡时个人的心理调适	郝志芳 主 任 护 师	2

续表

课程题目	授课内容或知识点	授课者	课时
失落与悲伤的护理	1. 临终患者的心理特点和需求 2. 临终患者家属的心理特点和需求 3. 丧失的概念与类别 4. 丧失的悲伤反应 5. 影响丧失所致悲伤的因素 6. 丧失所致的悲伤情绪的处理 7. 丧亲者的哀伤辅导	李春霞 主管护师	1.5
死亡相关的伦理法律问题	1. 自杀的定义 2. 自杀的迹象及预防 3. 发生自杀后的处理措施 4. 自杀伦理问题 5. 安乐死的伦理问题 6. 预立指示及国外其他相关法律与制度	郭晓鹤 三级律师	1.5

恶性肿瘤患者心理问题研究及干预*

随着医学模式由传统的生物医学模式向生物—心理—社会医学模式的转变，心理问题作为恶性肿瘤的病因已深入到临床进行研究。近几十年来，行为医学研究显示：复性心理因素（如焦虑、抑郁、痛苦、紧张等）与人类一些恶性肿瘤的发生有一定关系。本文根据国内外一些文献报道，对恶性肿瘤患者心理问题方面的研究结果简要综述如下：

一、与恶性肿瘤发生发展有关的社会心理因素

社会因素对恶性肿瘤的发生发展及转归具有重要作用。社会致癌因素包括生活方式、经济状况、居住条件、环境因素、生活水平及文化素质等。

（一）生活方式与恶性肿瘤的关系

吸烟与环境烟雾对健康的危害是明显的，尤其表现在如果一个人活到75岁，吸烟可以使肺癌的发病风险增加10—15倍。① 在美国83.5%的肺癌患者有吸烟史，②我国辽宁省的调查表明，55%男性肺癌与吸烟有关，37%女性肺癌与吸烟有关。除肺癌以外，吸烟还与多种癌症有关，如肝癌、食管癌、胃癌、乳腺癌、胰腺癌、膀胱癌等。台湾的研究表明，③习惯性饮酒者发生肝癌的危险性增加；还有研究

* 刘志敏、刘巍、胡新彦、吕雅蕾、王龙、刘嘉寅：河北医科大学第四医院。

① 胡成平．肺癌流行病学与烟草控制的研究进展[J]．中国肺癌杂志，2008(1)：25－28.

② Krebs P, Coups EJ, Feinstein MB, et al. *Health behaviors of early – stage non – small cell lung cancer survivors.* Journal Cancer Survivorship 2012, 6(1): 37 – 44.

③ Ya – Hsin Li, Shwn – Huey Shieh, Chih – Yi Chen. *The influence to Health Behaviors on Survival in Lung Cancer Patients in Taiwan.* Japanese Journal of Clinical Oncology. 2011, 41(3): 365 – 372.

表明,饮混合酒和烈性酒发生肝癌的危险性分别是不饮酒的7.4倍和6.5倍。①

环境因素中,食物是人体直接大量接触的物质,不良的饮食习惯是恶性肿瘤发生的重要危险因素。近年来,国内外专家针对食管癌进行了大量的流行病学和病因学研究,腌制食品、霉变食品中亚硝胺类的化合物含量较高,有很强的致癌作用;饮食不规律、进餐速度快、爱吃烫食可损伤食管黏膜,为细胞在有害物质作用下产生癌变创造了有利条件;有研究表明,三餐不定时、暴饮暴食、进食快、喜烫食也是胃癌发生的危险因素;动物实验和流行病研究发现,腌制食品摄入量与胃癌发生呈正相关;②动物脂肪及糖类食物摄入过多是结直肠癌发病的高危因素;③④多项研究均发现肥胖与乳腺癌有关,发胖年龄越早,乳腺癌的危险性越大;经常摄入豆制品是乳腺癌的保护性因素,经常食用豆制品的妇女发生乳腺癌的危险性降低。⑤

(二)社会支持系统与恶性肿瘤的关系

1. 生活事件与恶性肿瘤的关系。有研究表明,压抑的生活事件、日常生活应激,诸如家庭不幸、劳累过度、工作不顺利等,均是恶性肿瘤发生的危险因素。Protheroe 等报道,⑥⑦不愉快的生活事件能增加患乳腺癌的风险,生活压力和乳腺癌之间是一种因果关系。Greene 的研究也认为生离死别的悲伤、忧郁、焦虑多发生

① 张竹梅,边建超. 饮酒与肝癌研究进展[J]. 中华流行病学杂志,2002(6):477-479.

② 肖景榕,陈增春,周衍等. 生活习惯和饮食与胃癌发生的相关研究[J]. 中华肿瘤防治杂志,2007(24):1854-1856.

③ 冯斐,燕锦,袁萍等. 饮食习惯、生活方式与结直肠癌的配对病例对照研究[J]. 山东大学学报(医学版),2013(7):107-112.

④ 袁凯涛,张展强,冯伟东等. 膳食摄入n-3脂肪酸与结直肠癌发生风险的分析[J]. 中华普通外科学文献(电子版),2014(3):245-249.

⑤ 靳亚丽,沈月平,童建. 豆制品摄入与乳腺癌关系的meta分析[J]. 中国肿瘤,2006(10):664-666.

⑥ Protheroe D, Turvey K, Horgan K, et al. *Stressful life events and difficulties and onset of breast cancer: case-control study*. BM J, 1999, 3(19):1027-1030.

⑦ Chen CC, David As, Nunnerley H, et, al. *Adverse life evens and breast cancer :case control study*. BMJ, 1995, 311(7019):1527-1530.

在癌症前一年左右。① 大量国内外文献通过回顾性或前瞻性研究,②③经过过多的应激生活事件及伴随烦恼、焦虑、疲倦和抑郁情绪是乳腺癌发病的重要危险因素之一。一项乳腺癌患者的研究表明,④其发病前 3 年的生活事件频率和强度均显著高于其他各种配对条件相同的良性乳腺疾病患者。在一些研究中也发现,妇科肿瘤、颈部肿瘤、胰腺癌、胃癌、肺癌和结肠癌的患者在发病之前有较为频繁的压力性生活事件。

2. 负性情绪与恶性肿瘤的关系。负性情绪的存在给恶性肿瘤的发生提供了条件,忧郁、压抑、仇恨、悲观、绝望与恶性肿瘤的发生和发展有关。不少研究发现,负性情绪削弱了机体的免疫功能,而加强了机体对癌症的易感性。Tomatis 认为:在个体早期生活中形成的模式多少会成为癌症的危险因素,其特征以抑郁情绪表现出来。⑤ 国内学者报道,经受精神创伤的妇女患乳腺癌的危险度可提高 2 - 3 倍。⑥ 另有一项对早期乳腺癌患者生存率的前瞻性研究发现,经焦虑、抑郁量表(HAD)评定,抑郁得分高的患者,5 年死亡危险性明显增加。⑦ 还有研究显示,负性精神因素能够增加女性乳腺癌的风险,是较强的发病危险因子。⑧

3. 个性特征与恶性肿瘤的关系。易患癌症患者具有特殊的性格特点:习惯于自我克制,过于服从无主见,过分耐心,回避冲突,压抑情感,缺乏自信,有不安全感,不让任何负性情绪表现出来。有研究发现,⑨性格内向的恶性肿瘤患者,突然面对恶性肿瘤的消息时,会迅速出现过度误解和绝望,无助、不信任、过分悲观等

---

① Greene WA, Swisher SN. *Psychological and somatic variables associated with the development and course of monozygotic twins discordant for leukemia.* Ann N Y Acad Sci, 1969, 164(2): 394 - 408.

② 马骏,傅继华. 生活方式与乳腺癌发病相关性的研究进展[J]. 中华肿瘤防治杂志,2012(5):397 - 400.

③ 左惠芬. 腺癌发生的危险因素分析在预防中的临床意义[J]. 中国妇幼保健,2010(32):4697 - 4698.

④ 张丽辉,黄带发,许凤芝等. 乳腺癌发病与各类生活事件的相关性探讨[J]. 中国肿瘤临床与康复,2000(5):47 - 48.

⑤ Tomatis L, *Between the body and the mind: the involvement and of psychological factors in the development of multifactorial diseases.* Eur J cancer, 2001, 37(suppl 8): 148 - 152.

⑥ 唐丽丽,王建平. 心理社会肿瘤学[M]. 北京:北京大学医学出版社,2012.

⑦ 沈雁英,代宏,朱建国. 肿瘤心理学[M]. 北京:人民卫生出版社,2010.

⑧ 姚雪英,倪姗姗,周俊等. 浙江地区女性乳腺癌危险因素的病例对照研究[J]. 浙江大学学报(医学版),2012(5):512 - 518.

⑨ 张成显,李维丽,王兆平. 老年恶性肿瘤患者抑郁症状与个性及社会支持的关系[J]. 精神医学杂志,2011(3):203 - 205.

异常心理反应。

二、恶性肿瘤对患者心理的影响

(一)恶性肿瘤患者的一般心理特征

1. 恶性肿瘤患者一般随着疾病病情的进展,患者会出现四个期的心理反应。发现期患者的心理反应主要是焦虑,否认和不相信自己得了癌症,寝食不安,夜不能寐。

2. 确诊后患者的心理反应是会拒绝接受诊断结果,认为医生误诊了,经常反复到设备更好的医院复诊,企图否认癌症的诊断,此期患者会压抑自己对疾病的强烈情绪反应,将自己封闭起来,常有愤怒、悲伤、孤独、被遗弃感,①表现出焦虑不安、恐惧、惶惶不可终日,同时还会出现不同程度的失眠、心率加快、血压升高等。饮食和睡眠变得没有规律,无法集中精力进行工作、学习和日常生活。患者将所有心思都集中在诊断和诊断有关的事情上,同时把一切希望寄托在医生身上,千方百计寻找最佳治疗方案。

3. 治疗期患者的心理反应是对肿瘤的恐惧转变为接纳,开始接受肿瘤治疗。在治疗开始后,患者感到疾病已经开始治疗了,已经能正视现实,存在许多幻想,希望能够出现奇迹,紧张、恐惧、焦虑的情绪得到放松,患者开始变得乐观,积极配合治疗,生活也逐步恢复常态。② 多数恶性肿瘤患者需要进行综合治疗,如手术、放疗、化疗、靶向药物治疗等。各种治疗手段引起的毒副作用会增加患者的心理压力,焦虑、恐惧、抑郁心理会再次出现。伴随治疗时间的延长,身体免疫力下降,各种并发症如感染、疼痛、发热、低蛋白血症及多脏器功能衰竭,其心理承受能力达到极限,对治疗完全失去信心。

4. 康复期患者的心理反应仍然表现为焦虑与恐惧。患者不断担忧恶性肿瘤会再次复发,尤其是与恶性肿瘤有关的重要日子出现时,如疾病确诊的日期、手术日期、复查日期,焦虑和恐惧会迅速加剧。患者此时主要表现为恐怖、易怒、睡眠不好。造成这种焦虑的原因主要是有两个:首先是担心所接受的治疗不能根治癌症,其次是害怕医生不再密切关注他们。康复期患者存在一种“预期性”焦虑和创

---

① Bruera E, Neumann CM. *The uses of phychotropics in symptom management in advanced cancer*. Psycho – Oncology, 1998, 7(4): 346 – 358.

② 张小培,史慧颖,李丹等. 快速眼动疗法的治疗研究述评[J]. 中国健康心理学杂志,2010(11):1401 – 1404.

伤性应激障碍,会有噩梦、焦虑、抑郁、情景重现和感情麻木等诸多症状。①

(二)恶性肿瘤患者的心理需要

患者被确诊为恶性肿瘤后,需要人们的理解和尊重。特别需要医生对他们的恐惧、无望提供帮助;同时需要一个健康和谐的婚姻生活及家庭环境。稳定、亲密的家庭关系对癌症患者来说是十分必要的,尤其在女性患者中,社会支持作用更明显。② 家庭成员的照护是患者信念、动机传递的来源,良好的家庭支持可以影响患者的行为,帮助患者理解其痛苦经历,了解疾病信息,提供情感支持,排解各种心理痛苦,帮助患者按计划治疗和康复锻炼,尽快适应疾病治疗过程。有研究表明,社会支持资源利用好的女性患者适应的更好,而且生存期更长。③ 恶性肿瘤患者不仅需要医护人员、家人的关心支持和生活帮助,而且参与照料患者要给患者倾诉的机会,不要让他们觉得伤害了自尊,要像对待正常人一样对待他们的工作、生活和学习,使患者不会感到孤独和被遗忘。恶性肿瘤患者还需要社会支持,心理学家认为,参加康复支持小组的活动可以为患者提供交流的机会和精神物质支持,为患者提供心理支持的有效手段,可提高患者生存质量。④ 有报道显示,社会和家庭支持等对提高肺癌患者的生活质量很关键。⑤ 也有研究发现,社会支持系统可以提高癌症患者的生存率,乳腺癌患者术后与密友交谈、倾诉与生存率增高呈正相关。⑥⑦ 常常拒绝别人帮助的患者适应较差,经常焦虑和抑郁,不仅生活质量较差,而且可能会过早离世。⑧

---

① 鄢利福,褚倩,于世英.癌症患者创伤后应激障碍特征[J].神经损伤与功能重建,2010(4):306－311.

② Callahan C. *Facial disfigurement and sense of self in head and neck cancer.* Soc work Health Care,2004,40(2)73－87.

③ 金辉,刘巍.肺癌患者生活质量的影响因素[J].国际肿瘤学杂志,2013(6):447－449.

④ Farhadi M,Reisi－Dehkordi N,Kalantari M. *Efficacy of group meaning centered hope therapy of cancer patients and their families on patients' quality of life.* Iran J Nurs Midwifery Res. 2014,19(3) 290－294.

⑤ Mazzocato C,Stiefel F,Buclin T,et al. *Psychopharmacology in supportive care of cancer:a review for clinician,* Ⅱ. Neuroleptics. Support Care Cancer,2000,8(2):89－97.

⑥ Maunsell E, Brisson J, Deschenes L. *Social support and survival among women with breast cancer.* Cancer,1995,76(4):631－637.

⑦ Weihs KL,Simmens SJ,Mizrahi J,et al. *Dependable social relationships predict overall survival in stages and breast carcinoma patients.* J Psychosom Res,2005,59(5):299－306.

⑧ Groenvold M,Petersen MA,Idler E,et al. *Psychological disdress and fatigue predicted recurrence and survival in primary breast cancer patients.* Breast Cancer Res Treat,2007,105(2):209－219.

三、心理因素可能的致癌机制

（一）神经内分泌功能失调

神经内分泌系统在实现神经系统对全身各种生理功能的调节中起着关键作用。社会心理性应激可引起神经内分泌系统，特别是交感—肾上腺髓质系统和垂体—肾上腺皮质系统的反应。长期过度的反应将损害免疫系统、心血管系统及消化系统等的功能，从而危及人身健康。许多研究证明，不同类型的压力可产生与个体应对情况有关的内分泌的变化，此种内分泌反应可以改变机体的免疫能力。淋巴细胞膜上存在不同的激素受体，激素间和激素与受体间的相互作用，可导致免疫功能的下降，促进肿瘤的生长。例如乳腺癌、宫颈癌、卵巢癌、前列腺癌等的发生与内分泌紊乱有关。有研究表明，某些动物在遭受伤害时，如热应激、被捆绑等束缚应激时能明显影响它们的免疫功能，提高动物对肿瘤感染和自身免疫性疾病的易感性。①

（二）免疫功能失调

免疫功能失调是肿瘤重要的发病机制之一。强烈的情绪反应，可以改变机体的免疫防御功能，而免疫防御功能抑制可以促使肿瘤的发生发展并影响其预后。② 社会心理性应激可以引起免疫功能下调，特别是淋巴细胞增值能力下降，NK 细胞数量及毒性下降，一定程度上将影响肿瘤患者接受治疗的疗效。李建中等认为，在社会心理因素与恶性肿瘤患者的免疫功能关系中，负性生活事件、社会支持和抑郁等因素对免疫功能影响较大，其中负性生活事件主要影响体液免疫 IgM，而抑郁主要影响细胞免疫 CD3 + 。③④ Moyad 等认为，精神状态与人体的神经系统、内分泌系统和免疫有密切关系，抑郁可通过神经内分泌免疫调节，改变机

---

① 候殿东，刘辉．不同应激对小鼠免疫功能的影响及其与 H2 – Eb 基因多态性的关系［J］．现代免疫学，2006（3）：187 – 191.

② 高军，高国兰，张艳玉等．慢性心理应激对 SKOV3 荷瘤裸鼠血清 NE、IL – 10 和 CA125 的影响［J］．现代妇产科进展，2010（8）：589 – 592.

③ 李建中，吴爱勤，赵海园．心理干预对肿瘤患者情绪及免疫功能的影响［J］．中国行为医学科学，2003（3）：271 – 272.

④ 李建中，吴爱勤，吴彩云．肿瘤患者的心理社会因素与免疫功能的测定［J］．中国心理卫生杂志，2002（6）：386 – 389.

体的应激水平和免疫功能，影响肿瘤的发生和发展。①

中枢神经系统主要通过两条途径调节免疫系统：一条是自主神经系统，分布于免疫器官，通过神经末梢释放儿茶酚胺，控制免疫器官的活力；另一条是通过下丘脑—垂体—靶腺轴（HPA），调节免疫系统。HPA是中枢神经系统调控免疫应答的主要途径之一，社会心理应激主要是通过间接途径激活室旁核的促肾上腺素皮质激素，释放激素（CRH）神经元分泌CRH，应激后数分钟CRH分泌被激活，进而促进促肾上腺素皮质激素（ACTH）的分泌，ACTH的大量分泌使肾上腺皮质激素随之增加，肾上腺皮质激素对肿瘤生长有直接作用。② 近年来有研究表明，应激动物的血清中存在由T细胞产生的应激免疫抑制蛋白，它能明显地抑制淋巴细胞转化，抑制体外培养的T淋巴细胞释放IL-2。由此可以得知，此蛋白在应激时对T细胞产生抑制作用，降低细胞免疫功能，可能与肿瘤的发生和转移存在某种关联。

四、肿瘤患者心理状态对预后的影响

随着人们对肿瘤认识的逐渐深入，肿瘤患者的心理状态成了肿瘤病因的研究热点。当患者得知自己患上恶性肿瘤后，心理影响贯穿于疾病的诊断、治疗、疾病缓解、进展直至最后死亡的整个过程。肿瘤患者的心理应对方式、社会支持及心理干预方式，在一定程度上影响着肿瘤的预后和转归。Shekelle等的研究显示癌症的死亡率和患者的死亡率有明显的相关性。③ 冯杰等的研究表明，是否抑郁和抑郁的严重程度分别与新生肿瘤率和死亡率呈正相关。④ 抑郁作为一种心理应激，可能对机体免疫功能产生负面影响，从而影响疾病的转归。

肿瘤患者的应对方式与生存时间之间也有关系。性格外向、积极应对、主动配合治疗的患者比性格内向、深感绝望、被动接受治疗的患者存活时间长。乐观

---

① Moyad MA, Pienta KJ. *Insulinlike growth factor - 1 clinical depression ; and breast prostate, and other cancer risk - an unmeasured and masked mediator of potential siginficance.* Urology, 2002, 59(4):4-8.

② 吴树亚，邓玉兰，丁桂凤等．应激免疫抑制蛋白的细胞来源［J］．北京医科大学学报（医学版），2000(4):332-333.

③ Shekelle RB, Raynor WJ Jr, Ostfeld AM, et al. *Psychological depression and 17 - year risk of death from cancer.* Phychosom Med, 1981, 43(2):117-125.

④ 冯杰，郎森阳，宋克群等．老年男性慢性躯体疾病合并抑郁患者新生肿瘤和死亡的随访研究［J］．中华老年多器官疾病杂志，2008(5):392-394.

积极的患者对生活中的负性事件,常会努力寻找其积极的一面,用积极健康的心态去应对;而悲观消极性的患者,常采用逃避的方式去应对,屈服应对与负性情绪正相关显著,与正性情绪负相关显著。①

五、心理行为干预对恶性肿瘤患者生活质量的影响

恶性肿瘤发病的社会心理因素已被众多学着认可,采取心理社会干预疗法结合现有的医疗手段对恶性肿瘤患者进行综合治疗,不仅可以显著地改善患者的生存质量,还可以延长患者的生存期。②③④ Moyad 等分析发现心理干预能够显著改善癌症患者生活质量,对乳腺癌患者进行心理干预后发现,心理干预组睡眠持续时间明显高于非干预组,提高了患者的睡眠质量。⑤ 总体来讲,心理干预倾向于提供心理功能上的改善,对情绪的影响是肯定的。目前研究显示,心理干预是有效的,所有根据患者的需求,选择适合患者的心理干预模式,将成为心理社会干预未来发展的趋势。

---

① 杨智辉,王建平. 癌症患者情绪状况及其影响因素[J]. 中国心理卫生学杂志,2011(1):72-74,115.

② 洪伟涛,许庆文,陈伟南等. 老年恶性肿瘤患者抑郁症状与个性社会支持的关系[J]. 吉林医学,2012(15):3162-3163.

③ Michael H, Antoni, Ph D. *Psychosocial intervention effects on adaptation disease course and biobehavioral processes in cancer.* Brain Behav Immun,2013,30(suppl):88-98.

④ Temoshok LR. *Rethinking research on psychosocial interventions in biopsychosocial oncology: an essay written in honor of the scholarly contributions of Bernard H.* Fox. Psychooncology. 2004, 13(7):460-467.

⑤ Moyad MA, Pienta KJ. *Insulinlike growth factor-1 clinical depression; and breast prostate, and other cancer risk- an unmeasured and masked mediator of potential siginficance.* Urology, 2002, 59(4):4-8.

第七篇 07

医院文化篇

从医院宗旨探寻文化建设的根本*

医院文化建设对医院运行具有重要作用,这种观点已经得到业界的广泛认同。当前人们广泛关注,并在观点和做法上有所不同的是,建设什么样的医院文化,以及怎样更好开展医院文化建设的问题,也就是目标和方法问题。本文认为,要寻找到更好解决这些问题的办法,应当从医院的宗旨这个根本问题上着眼。

一、关于公立医院的宗旨

(一)公立医院的首要责任是服务社会

公立医院(以简称医院)是政府举办的纳入财政预算管理的社会机构,是我国医疗服务体系的主体,承担着实现公益性、解决人民群众健康保障需求的主要责任。从医院的这个定义来看,医院是国家为健全社会功能而设立的代表政府在医药卫生领域实现服务社会保障作用的机构。承担起医疗保健服务功能是医院存在的价值和条件,也是社会公众对医院的期待和要求。因此,服务社会就成为医院宗旨中的先务。

(二)医院第二项责任是实现自我发展

独立社会实体的性质,决定医院需要实现自我发展。作为一个具有独立人事、财务和设施管理权限的社会实体,医院在遵循党的路线、方针、政策,接受政府行业管理与指导的前提下,要实现发展首先要靠自身的良好运行;同时,在目前体制下,医疗行业具有一定的市场性质,医院的生存也就面临着社会竞争。这就决定了我们在思考医院发展时,既要从服务社会职能的角度看问题,也要从营运的角度看问题。发展是存在的根本,也是实现服务社会职能的依托,因而自我发展

---

* 张文军:河北医科大学第三医院。本文 2017 年 8 月被收录于《现代医院管理研究》一书。

就成了医院宗旨中的要务。

(三)医院第三项责任是成就职工

1. 医院是职工生活的依托。医院是职工获得社会经济报酬的来源,医院的良好运行是职工经济保障的前提。而医院为职工提供经济保障,则是医院的一项重要义务。因为从协议角度看,职工为医院工作是以相应的经济收益作为交换条件的。

2. 医院是职工连接社会的桥梁。职工是社会的一员,他们在医院工作,由此产生人与人之间的联系和交往,构成了整个社会的一部分。职工获得怎样的社会交往环境,具备怎样的社会地位和尊严,与医院提供的条件有着密不可分的联系。可以说,在为职工提供良好社会交往条件方面,医院承担着相应的责任。而职工与社会的良好关系,也正是医院正常运行的必要条件。

3. 医院是职工事业发展的平台。医院是职工的从业场所,是他们利用社会资源,发挥个人能力,为社会做出自己贡献的职位。医院作为社会机体中的一部分,其服务社会的功能,恰恰是在有效地组织职工和为职工提供各种条件,进而发挥职工能力的过程中实现的。

由此可见,成就职工的生活,成就职工的社会地位,成就职工的事业发展,既是医院的责任,也是医院生存与发展的需要,是医院宗旨中的本务。

二、实现医院宗旨是文化建设的根本

医院文化建设的出发点和最终目标,是促进医院宗旨的更好实现。所以文化建设要紧紧围绕"服务为先,发展为要,职工为本"的办院理念,通过精神、物质、制度和行为四个方面的推进,强化办院理念,以办院理念引导管理和服务的思路与行为。

(一)医院文化要体现服务社会的宗旨

1. 引导改进服务态度的意识。服务态度是决定医院服务能力发挥程度的重要因素,是服务行业永恒的课题。改进服务态度既是医院管理工作的常规内容,也是每个职工在从业期间需要始终面对的问题。医院文化建设的任务,主要是注重发挥树立观念、转变观念和深化观念的作用,通过各种渠道,运用各种形式,把正确的人生观、价值观、职业道德观和服务意识充实到全体成员的头脑,使之成为职工的主体意识和习惯思维。

2. 引导提升技术能力的追求。作为医疗服务单位,技术能力的提高,在决定服务能力、服务水平方面有着十分重要的作用。从本质上说,技术能力所起到的作用,是解决患者来到医院最想要解决的核心问题,是治疗效果问题。因此医疗技术能力的提升,也必然是实现服务社会宗旨的核心内容。

3. 引导完善服务功能的努力。服务功能的良好实现,是对技术能力、各类人员和各种资源高效的组织与利用。要追求对能力、人力和资源的高效利用,就需要医院从管理层到普通职工,在科学的制度和运行机制下做到严谨工作。这其中首先的关键是医院运行的设计,要素是组织与领导,其次的要素是中层干部的执行意志与执行力,同样重要的还有一线职工的信念和理解程度。促进这三方面因素的作用充分发挥和协调一致,是实现医院服务社会宗旨的主导因素。

(二)医院文化要体现自我发展的宗旨

在医院发展方面,比较普遍的问题,是领导层与普通职工思想不能统一,即:普通职工对医院发展重视程度不够,不能正确看待具体工作与医院发展之间的紧密联系,不能摆正医院发展与个人眼前利益的关系。而文化建设的任务之一就是要对这种现象给以正确的引导。

1. 引导树立发展的意识。在职工中树立医院发展意识,关键问题是要让职工明确个人利益与医院发展的一致性和紧密联系。人类自身观念中自然存在着利己倾向,职工在这种思想倾向作用下,容易造成对医院管理意图和有关措施的抵触情绪,也容易形成对做好本职工作的主观性障碍。在这方面,医院文化建设的任务就是要展示医院发展给职工带来的直接利益,明确医院发展为职工带来的长期利益,鼓励职工为医院的发展做贡献;通过正确引导,使职工形成关心、参与、促进医院发展的自觉意识,增强职工的主人翁意识和责任感,促进在全院范围形成以院为家的良好风气,进而推动各项工作的更好开展。

2. 引导坚定发展的信心。这是文化建设的另一项任务,是医院文化"鼓动功能"所对应的任务和目标,通过坚定职工的信心,达到促进发展的目的。

从心理学概念上讲,所谓信心,就是对自身行为必定成功的信念。信心的构成要素包括三个方面:一是对行动实现难度的外在认知,即对行动未来发展状况的预期;二是对行动实现难度的情绪,即面对困难时基于经验感受所做出的心情表达;三是行动实现难度的外在意识,即对事物觉察的清醒程度以及反应灵敏程度。

医院文化的作用,就是要通过鼓动的手段,提高职工对医院发展成功的预期,激发和扩散职工克服困难、敢于胜利的情绪,激发和调动职工做好本职工作的潜能。

3. 引导科学发展的理念。医院的发展必须是符合科学发展观的。在这方面，文化建设的首要任务就是以影响指导思想确定的方式，让管理者把科学发展的理念体现在决策制定、制度的设计和运行机制的确立之中；而文化建设的第二项任务，则是采取思想渗透的方式，让广大职工把科学发展的理念作为认知与行为的评判标准。如此推动各项工作按照"全面，协调，可持续"发展的理念开展，以实现社会、医院和职工各方利益的最大化。

4. 引导增强发展的动力。医院发展动力的根源在于职工积极性的发挥。影响职工积极性发挥的因素主要存在于两个方面：一是职工的观念，表现为职工对待个人利益与医院利益的态度；二是职工对自身利益的认知，表现为职工基于自身既得利益之上的获得感。医院文化在这里的作用，就是要从这两个方面入手，采取适当的方式，树立和强化职工正确的利益观，使他们真正明确医院发展与个人利益之间的紧密关系，在对待看似无关个人利益的事物上，在对待看不到眼前利益的事物上，甚至在对待眼前利益受到一定程度影响的情况时，都能够主动维护医院利益，保障医院工作顺利推进；另外，要宣传医院在关心、维护与保障职工利益方面所做的努力以及取得的成效，使职工对自身既得的利益有更加客观的了解，以利于形成和维护他们积极向上的心态。

（三）医院文化要体现成就职工的宗旨

成就职工是医院运行的目的之一，是促进医院良性发展的重要因素，也是职工对医院最根本的要求。医院文化建设的第三个任务，就是要促进医院在管理工作中，更加注重实现成就职工的宗旨。

1. 注重提高职工的生活质量。医院为职工提供的个人生活资源分为两个方面：一是物质生活资源的全部或主体，二是精神生活资源的重要部分。医院在尽可能为职工提供丰富的合法经济收入之外，尤其不能忽视的，是为职工提供更多的精神生活资源。具体说，就是要为职工工作提供良好的人文环境，即重视人、尊重人、关心人和爱护人的工作理念与工作氛围。

2. 注重提升职工的社会地位。从广义角度看，职工的社会地位与医院的社会地位具有高度一致性；从狭义角度看，医院为职工所提供的物质与精神方面的各种条件，则是不同单位的职工，社会地位存在差异的根源所在。

3. 注重促进职工的事业发展。医院是学术因素所占比重很大的单位，职工对个人事业的重视程度普遍较高。作为职工事业发展的依托，医院要把为职工提供良好的软件、硬件支持，完善职工事业发展平台的功能；而与此相一致的医院专业水平提升的目标，也会在这个相辅相成的过程中得以很好的实现。

4. 注重鼓励职工奉献社会。奉献社会是每一个公民应尽的义务，尤其作为医院这个特殊行业的职工，更应当把奉献社会作为一种主体意识，明确地体现在思想、语言和行为中。一个具有奉献社会牢固意识的职工，无疑会成为一个有人格、有尊严、有发展、有成就的好职工。而拥有众多这样好职工的医院，无疑会成为一个好的医院。这样的结果，正是医院文化建设的唯一目标。

综前所述，医院文化不是做给自己看，或是做给社会看的形象工程，其根本是引导医院、引导职工实现医院宗旨的实质性管理行为。

加强医务人员和医学生人文素养教育，积极构建和谐医患关系*

人文素养是指人们在人文方面所具备的综合品质，概括来说就是以人为本，尊重人的价值。对于医务人员来说，其人文素养主要体现为敬畏生命、关爱患者、救死扶伤、治病救人。近年来，医患矛盾日趋严重，医疗纠纷频发，严重影响着社会和谐。中国医师协会的调查指出，80% 的医疗纠纷原因是语言沟通、服务态度等方面的问题。① 医患沟通能力、服务态度是医务人员人文素养的综合外在表现。可见，医务人员缺乏应有的人文素养，已成为引发医患纠纷、造成医患关系紧张的最主要因素。医学生是未来的医务工作者，他们的人文素养水平直接关系到我国医学事业的发展。因此，新形势下加强医务人员和医学生的人文素养教育已显得日益紧迫、重要。

一、加强医务人员和医学生人文素养教育的重要意义

（一）现代社会对医生职业的要求

医学的本质是对人的尊重与关怀，是对生命健康的珍爱。随着疾病谱的改变，和人们文化素质、生活水平的提高及人权和法律意识的增强，广大患者对医疗服务质量的要求也越来越高。同时，现代的生物—心理—社会医学模式更加强调医学界对整个社会所承担的责任，这就对医生的人文素养提出了更高要求。医生不仅要医治患者的疾病，还要融入人文关爱，注重与患者沟通交流，调解患者的心理状态，从而有利于改善医患关系，促进和谐社会的构建。

---

* 郭艳久：河北医科大学第四医院。

① 宿小满，万兵华，薛赤．医患纠纷现状与成因分析[J]．中国医院管理，2010(10)：56－58.

（二）提升医学教育质量的需要

培养德才兼备的医学人才是医学教育的宗旨，因此医学教育本身就应包括人文素养教育。随着医生职业道德日益成为全社会关注的焦点，医学生教育质量问题已成为导致当前医患关系恶化、医患矛盾突出的一个重要原因。现代医学模式也要求医学院校必须改变传统的医学教育模式，加强医学生人文素养教育，提升教学质量。

（三）增强医务人员综合素质的需要

"医乃仁术"，优秀医生不仅要有精湛的医疗技术，更要有高尚的职业道德。目前，一些医务人员，特别是年轻医务人员和医学生，由于受独子效应、传统医学模式和极端利己主义、拜金主义等不良思潮影响，道德观、价值观出现了偏差，导致其人文精神欠缺，医德水平不高。这些现象急需纠正，这就对加强人文素养教育，增强医务人员和医学生的自身综合素质提出了新的要求。

二、我国医务人员和医学生人文素养教育存在的问题

现阶段，我国医务人员和医学生在人文素养教育方面，还存在一些亟待解决的突出问题。

（一）医务人员人文素养教育所存在的问题

1. 医院"以院为本"的管理理念存在偏差。① 为了能够在日益激烈的竞争中得以生存和发展，医院普遍出现了片面追求经济利益的企业化趋向，弱化了医院的公益性质，忽视了医学人文服务和医务人员人文素养教育。

2. 医院人性化管理制度不够完备有效。医院在制定管理制度时，往往从自身便捷、安全和实用方面出发，较少从方便病人的角度考虑，不利于医务人员人文素养的培养和人文关怀的实施。如许多医院挂号、划价、交费等患者就医流程还有很大优化余地，检查、手术、药物使用等属于患者知情权和选择权范畴的事宜，还需进一步深化落实。

3. 医院医务人员人文素养教育措施不力。医院对医务人员人文素养的教育与要求流于形式，有关活动开展得少，内容简单，参与人员范围小，作用不明显。对于缺乏人文关怀、违反医德规范、引发患者投诉的医务人员，处罚力度不够，不

① 倪健辉，施琳玲，张涛．医学实践中人文精神缺失的症结解析[J]．中国医学伦理学，2014(6)：800－802.

能起到警示教育效果。

(二)医学生人文素养教育所存在的问题

1. 教育理念落伍。我国医学院校还停留在传统的医学教育模式,对医学生只重视专业知识技能培养,忽视了人文素养培养,造成了从教师到医学生重专业课,轻人文课的局面。

2. 课程设置不合理。国内医学院校的人文课程设置缺乏全程化和系统性,学时明显偏少。

3. 教学方法不灵活。人文教育方式理论脱离实践,往往偏重理论知识的单向灌输,未能与医学专业知识、医疗实际有机结合,医学生缺乏学习兴趣。

4. 教育评价标准单一。我国医学院校的人文课程以理论考核为主要评价标准,以人文课程考试成绩来衡量医学生的人文素养水平,这种评价方式对人文素养教育起不到多大作用。

(三)整体教育效果不理想

由于存在以上问题,导致医务人员和医学生知识面狭窄,人文素养较差,法律意识淡薄,缺乏科学严谨的工作态度和敬业精神。医务人员往往过度依赖医疗设备,缺乏敬畏生命、尊重生命的情感,忽视患者的心理需求,与患方沟通简单,缺少人文关怀。少数人医德医风较差,在医疗服务中出现了对病人生、冷、硬、推,以及开大处方、收受回扣和红包等不正之风。

三、新形势下加强医务人员和医学生人文素养教育的对策

人文素养培养是一个长期持续的过程,是一项复杂的系统工程。① 我们要正确认识存在的突出问题,全面加强医院科学管理,深化医学院校职业教育改革,努力提升医务人员和医学生的人文素养。

(一)医院在医务人员人文素养教育方面的措施

1. 明确社会主义办院方向。医院,特别是公立医院要坚持社会主义办院方向,突出公益性质,更加注重社会效益。要通过加强管理,提高医疗水平,提供人性化优质服务,来降低医疗成本,提高经济效益。

2. 加强人性化制度建设。建立健全患者知情同意、政工查房、院长接待日、患者投诉处理、医患座谈会、出院患者电话回访等制度,完善医患沟通渠道。应充分

① 王宜静. 人文素质教育探讨[J]. 中国水电医学,2010(3):181 - 184.

尊重患者的知情权、隐私权和选择权,听取患者的意见、建议,并及时改进工作。要建立医德医风考核体系,设立医务人员医德档案,定期对人性化服务、实施医学人文关怀的情况进行考核,奖优罚劣,并将考核结果与个人评优、职称晋升、奖金分配等切身利益挂钩。

3. 持续深入开展人文教育活动。医院要把人文教育活动与医德医风建设、继续医学教育、住院医师规范化培训、新职工岗前培训等工作紧密结合起来。要组织医务人员认真学习医疗技术规范、职业道德规范、医学伦理学、医患沟通学等内容,广泛开展文明服务礼仪培训、先进事迹演讲会、医疗风险防范讲座、"假如我是一名患者"换位思考大讨论、表彰大会等各种有益活动。要发挥榜样的示范带动作用,以卫生系统先进人物的人格魅力激励、感染医务人员。要剖析全国以及身边典型医患纠纷案例,使医务人员引以为戒。特鲁多医生的墓志铭"有时去治愈,常常去帮助,总是去安慰"是医学人文精神的精髓①,对此,要让广大医务人员深刻认识、理解,全面提高人文意识,增加人文关怀,努力为患者提供优质、高效、温馨的医疗服务。

(二)医学院校在医学生人文素养教育方面的措施

1. 转变教育理念。医学院校要树立起人文素养教育与医学教育并重的理念,将二者有机结合,加大人文素养教育力度。从学校阶段提前"发力",通过强化医学生的人文素质,为他们将来走上工作岗位后养成良好的职业道德奠定坚实基础。

2. 加强课程体系建设。在医学院校普遍开设马克思主义理论、思想品德、医学伦理学课的基础上,增设哲学、社会学、心理学、美学、法律法规以及医患沟通艺术等人文社科类课程,并增加课时,特别要把医学伦理学列为核心课程。要与医学课程有机融合,贯穿于医学教育的全过程。

3. 丰富教育内容。坚持以社会主义核心价值体系为根本,对医学生进行爱国主义、集体主义、社会主义、共产主义道德教育,和医学职业道德、心理素养、医疗法规等方面的教育,特别要重视医患沟通能力的培养,要引导医务人员和医学生树立正确的世界观、人生观、价值观,树立医学职业意识、敬业精神、法制观念与责任感。

4. 优化教学方法。理论联系实际,结合现代化多媒体教学手段,采取案例分

---

① 何裕民. 特鲁多与医学人文精神[J]. 金融博览,2015(2):20-21.

析式、讨论式、启发式、研究式、问题式等多种教学方法，促进师生互动。鼓励医学生积极参与医疗下乡、赈灾募捐、义务献血、社会调查等实践活动。尤其要抓紧临床实习、见习这个关键阶段环节，培育学生关爱患者和生命的情感，使其领会人文精神的深刻内涵。

5. 加强师资建设。要加大经费投入，改善医学院校师资力量，改善人文教育教学设施。不断优化教师的知识结构，建设知识渊博、具有科学方法和技巧的医学人文社科教师队伍，更好地为医学生传道、授业、解惑。要注重选派优秀带教医生言传身教，带头践行医德规范和医德价值。

6. 建立科学的评价体系。要建立健全管理目标和考评机制，从学科和医学生自身特点出发，将人文素养、医患沟通能力纳入医学院校的教学考核评价体系，作为医学生评奖评优、违规处分的量化标准。严格实行学校考核与实习医院考核相结合，把实习、见习阶段的医德表现列入重要的考核指标，并作为医学生综合测评、考研推荐、毕业就业推荐的重要依据，从而让每一个医学生切身体会到人文素养的重要性。

总之，医院和医学院校只有适应时代和社会的发展要求，全面加强人文素养教育，才能使医务人员和医学生牢固树立起"医者仁心""以病人为中心"的理念，尽力给患者更多的关心和安慰，才能不断提高患者的综合满意度，促进医患和社会和谐。

云计算技术在医院信息化建设中的应用研究*

一、引言

随着社会的不断发展,国家之间的竞争越来越集中于技术和人才。在这样的背景下,科学技术以前所未有的速度迅猛发展,计算机技术被越来越多的应用到了社会生活的各个领域。同时,由于医院的发展使得医院的规模在不断扩大,医院日常运作中遇到的问题也变得更加复杂,医疗体系的改革和升级是一个必然趋势。因此,国家鼓励医院积极改进自身管理体系,加强先进技术在医院管理中的应用,来达到降低运营成本、提供优质服务、实现资源配置的高效率目标。在这样的背景下,云计算技术被应用于医院的信息化建设之中,最突出的表现是医院的信息系统与云计算相结合。但是,云计算技术在医院中的应用并不是十分成熟,如何在医院信息管理系统上合理应用云存储等手段,实现智能的医院管理,已成为目前专家学者们关注的热点之一。

云计算技术在不断地发展成熟,云计算在医院信息化建设中的应用也在不断创新之中。本文以医院信息化建设为主要研究对象,研究了云计算技术在医院信息化建设中的应用发展情况,可以为现阶段的云计算应用实践提供一些指导,并为解决实际操作中的问题提供思路,具有一定的实践意义。此外,以往的研究大多是针对系统和平台的设计,本文则以研究云计算技术在医院信息化建设中的最新应用发展情况为主要目标,可以补充现有的医院信息化建设理论研究,具有重要的理论意义。

* 李鑫:河北医科大学第一医院。

二、云计算技术与医院信息化结合的应用研究述评

20 世纪 80 年代,John Mocarthy 提出云计算的思想。他认为,计算会在未来的某一天变成一种能够公用的基础设施。这样的表述也意味着计算会成为一种能够流通的商品。① 2006 年,亚马逊最早提出了弹性计算云服务。到了当年 8 月份,谷歌正式提出了云计算概念。云计算迅速发展起来,成为学界和产业界的研究热点。微软、IBM、亚马逊、英特尔等国际知名的大型公司纷纷推出云计算产品、技术和服务。国外对于云计算在医院信息化建设中的应用研究可以分为三个主要阶段。第一个阶段是行政管理功能的开发,第二阶段是医疗信息处理领域的技术开发,第三个阶段是各种云计算技术的整合、系统的智能化。② 我国的云计算研究起步较晚,经历了独立单机的应用研究阶段,以及模块式极端,如今已经进入到了系统发展的阶段。③

(一)云计算技术推进医院信息化的可行性研究综述

通过云计算技术来帮助实现医院信息化是有一定的可行性基础的,学者在这方面的研究通常包括两个方面,分别是外部架构层面以及相对应的内部层次结构。④ 在医院的信息化建设中应用云计算技术是十分必要的,因为医院与公众的日常生活是紧密相关的。医院不仅仅要对患者进行治疗,还要对医院职工进行管理和协调。这样的背景下,将云计算技术应用到医院管理之中,可以降低医院的运营和维护成本,还能够通过虚拟化的手段来实现服务与沟通。⑤ 从外部架构上来说,提供云计算技术的厂商实质上是为医院提供了一套系统的虚拟化服务设施,而医院根据自身需求的特点,可在这个云平台上实现资源和信息的整合以及整体的动态管理。而内部构架层面,云计算技术的应用就是将服务模式进行重新的构造,进而保证在该平台上亿元信息的安全与可靠。

总之,研究表明,云计算技术的诞生为医院的建设和发展提供了前所未有的

---

① 姜维宁. 云计算在医院信息化建设中的应用研究. 吉林大学硕士学位论文,2013.

② Ekaterina Kldiashvili. *Cloud Computing as the Useful Resource for Application of the Medical Information System for Quality Assurance Purposes.* International Journal of Computers in Clinical Practice (IJCCP),2016(1):2.

③ 刘英. 昌吉州医院信息系统的设计与实现. 大连理工大学硕士学位论文,2009.

④ 马锡坤,韩雄,陈一君,薛以锋,林亚忠. 医院信息化云计算应用的可行性分析[J]. 中国卫生质量管理,2014(6):18 – 20.

⑤ 张力. 浅谈云计算在医院信息化发展中的可行性及风险[J]. 信息通信,2015(3):143.

机遇。虚拟化技术的应用能够高效整合医院的信息资源和基础架构，能够通过云数据处理中心和各种具体应用来加快医院的信息化建设进程，最终推动医疗服务的发展。

（二）服务器和存储设备中心的应用研究综述

依托于云计算技术的服务期和存储设备中心的研究也是学者们关注的研究方向之一。在该领域，学者们的思路和想法集中在对原有的设备和服务器进行必要的虚拟化，进而搭建起一个一体化的云计算平台。[①] 在构建云极端服务器和存储设备平台的过程中，需要遵循两个基本途径。第一个是将原有的高配置服务器，通过分割虚拟化来切成小型服务器，这些小型服务器具备各自特定独立的功能。另一个途径是指把医院之前拥有的低配的独立服务器整合起来，通过虚拟联合成一个统一的大型服务器群，这样可以帮助实现比以前更为强大的功能。

在这方面的研究中，学者们关注的核心技术就是各种利用虚拟化的应用技术，如果从服务器的技术层面上去理解这个核心，其意义在于 IAAS 基础设施的应用。显然，在这个过程中，虚拟化的具体操作对象就是 CPU 以及 IO、内存。[②] 在实际操作中，多个服务器之间的资源在云端进行整合，然后由统一的软件对数据进行统一管理。后端通过虚拟存储设备保证云端数据的调取和分配。一般采用 SNA 结构来构建数据的存储端，以此来保证该架构的功能稳定。

（三）桌面云终端技术的相关研究综述

因为医院在信息维护方面的工作需要以及管理人员对数据获取便利度的要求，桌面云终端技术得到了长足发展。该技术是目前云计算技术中发展最为成熟的技术，充满发展活力。桌面云终端技术很容易被医院接受和吸收。[③] 该技术主要是通过后台硬件的"云"化搭建医院基础设施平台。在 PC 移动端可以进行各项登录和使用操作。这个技术的关键在于要对后台的云存储进行可靠的加密处理，以保证信息安全。该技术使用最广泛的模式是 VDI 虚拟桌面模式，该技术采用的手段是对多台服务器进行并行处理，或者做冗余配置。

---

① 王毅琳，李刚荣，吴昊．云计算在区域医疗信息系统建设中的应用[J]．中国数字医学，2012（3）：38－40．

② Shini. S. G，Dr. Tony Thomas，Chithraranjan. K. *Cloud Based Medical Image Exchange －Security Challenges*. Procedia Engineering，2012（38）：454－461．

③ 马锡坤，于京杰，杨国斌．存储虚拟化技术在医院信息系统平台中的作用[J]．中国医疗设备，2011（26）：39－40，50．

桌面云终端技术的创新和发展为云计算在医院信息化建设中的应用带来了许多优势,不仅有利于提高信息的安全性,还可以提高资源信息的利用效率,减少发生故障的可能性。并且,桌面云终端所要求的技术门槛实际上是比较低的,这十分有利于医院工作的信息化改革。

(四)区域医疗云服务平台建设研究综述

目前,云计算在医院中的应用已经不仅仅局限于上述几点。在服务器和存储设备等方面的进步支撑下,云平台的虚拟化搭建以及桌面终端都取得了实质性突破。在这样的背景下,基于云计算的区域医疗平台逐步形成。许多专家学者研究了如何利用云计算建设区域医疗云服务平台,并且探索了这个服务平台的实施方案。① 以区域为核心,依靠云计算技术搭建云服务平台数据中心,可以丰富医院获取资源和信息的渠道,有利于患者进行跨省治疗。并且,在这样的云服务平台支撑之下,患者及其家属可以共享相关健康信息,从而提高医院医疗服务的水平和质量。

云计算应用在区域范围内,最大的效果就是提高了区域整体联动性。在云计算的运作机制下构建 IAAS 数据中心,把各种相关信息、资源统一收集存储在一个大的资源池中,然后在这个数据中心之上建成 SAAS 云软件,最后构建 PAAS 云计算平台。通过这个平台实现区域间的资源联动。② 对于医院而言,利用云计算技术加强信息化建设,构建区域云计算平台,其实就是在医院之间共享平台。这样有利于患者资料和就诊历史的获取,能够更有针对性的治疗,有利于医院服务水平的提升。

(五)技术手段与研究成果评价

通过对现有的研究成果归纳发现,学者在进行相关研究时,普遍采用文献研究法、理论分析法、案例研究法等具体的技术手段,但是这些手段和方式基本上都属于定性的研究方法。此外,还有小部分学者研究了具体的云计算平台的搭建,在这样的研究中使用了定量的方法。但是从学界研究的整体上来看,使用定性方法多于定量研究方法,这是目前成果的一个不足之处。因为只有从技术的角度以及定量的角度来分析问题,才能够为医院工作中云计算技术的应用提供具有可操

① 孙中海,杨叔禹,姚冠华,孙卫,王继伟. 区域云计算医疗信息服务平台建设:以厦门市健康医疗云实践为例[J]. 中国卫生质量管理,2014(6):15 - 17.

② 侯佳音,史淳樵. 云计算技术在医院的信息化建设中的应用研究[J]. 电子设计工程,2016(5):35 - 39.

作性的建议。

目前,云计算技术在医院的应用还存在其他一些问题,比如没有统一的规划、没有公认的标准、缺乏整体管理等等,这些都是学者正在研究和希望解决的方面。

云计算在医院信息化建设中的发展显现出扩大集群规模的趋势,并且将来会趋向于更加完善的虚拟化服务器集群的构建方面。云计算技术发展的下一个目标是要逐步提高依托云计算技术的医院信息平台的整体系统性能,提升平台数据的安全性。同时,解决云计算的标准问题也是将来研究的一个主要发展方向。云计算在医院信息化建设中的应用逐渐显示出与物联网的发展相结合的倾向,未来或实现一个全面新型的医疗服务模式。

三、结论与启示

云计算产业的发展已经进入了成熟期,相关研究也取得了丰富的研究成果。云计算在医院信息化建设中的应用也得到了学者们的广泛关注和探讨。对于医院来说,云计算技术有利于其获得更多的信息和资源,有利于医院降低日常管理的成本,能够帮助提升其工作效率。但是,云计算中的数据连续性、信息安全性等问题,都制约了云计算的更深层次的应用。

在接下来的研究中,云计算要突破技术限制,提升云计算平台的可维护性以及软硬件的可用性,这样才能够推动云计算的发展。此外,接下来的研究还需要考虑如何提升云平台数据的安全性,只有信息安全才能够获得更加广泛的应用。现阶段,关于云计算技术的各项技术标准都没有形成公认的规范,这样只会给用户带来更高的成本,不利于云计算的发展。

医院内刊在医院文化建设中的作用、现状及发展策略*

随着时代的不断发展,越来越多的医院管理者认识到了医院文化在医院发展过程中所起的根本性作用,可以说医院文化是医院重要的战略资源,也是保证医院和谐发展的核心精髓。在新的医改形势下,医院的发展环境也将更加复杂,竞争更加激烈,进而也更能够体现出医院文化建设的重要作用。可以说,医院文化涉及医院顶层设计,是医院管理的主线。

而医院文化建设离不开载体的建设,在信息化发展的今天,医院自己创办的内部刊物,既是对医院发展史的无缝化记录,又是医院职工进行精神交流和沟通的桥梁,打造一本独具本院特色和个性鲜明的内刊,便成为了医院文化建设的重要方面。

一、医院内刊在文化建设中的作用

(一)让医院文化之"魂"看得见、摸得着

浓厚的医院文化底蕴是现代医院竞争力的决定性因素,一定要努力弘扬现代化的医院文化,充分发挥医院文化在医院建设中的导向功能、凝聚功能、激励功能和控制功能。常规的医院文化包括以下几个方面:物质文化、意识文化、科技文化、管理文化等,而这些要素大多是非具象的,因此,十分有必要建设一个本单位的文化载体,也就是说,让医院文化"看得见、摸得着"。医院的内刊定位基本为内部发行、同行交流,面向广大职工和行业同仁,直接体现医院的生产活动、行为管理、制度建设和精神面貌,是一个鲜活的医院文化载体。

---

* 季永超:河北医科大学第四医院。

（二）记录医院历史进程，搭建交流平台

医院内刊的主要作用体现在记录和交流两个方面。首先，内刊作为医院文化的重要载体，通过与职工互动，如：投稿、编辑、阅读等，使职工参与度提升，既提升了内刊的渗透力和感染力，也会变相增加医院的凝聚力。随着电子媒介的发展，纸质媒体受到了前所未有的冲击，然而纸质媒体在历史进程中不会消失，它具有记录历史、便于保存的重要作用，是医院文化建设的重要一环。另外，行业交流也是医院内刊的重要定位之一，通过刊登本单位的新闻和表现医德医风的故事等，向同行传递信息，通过学习其他医院的个性和特点，形成行业间的良性竞争，可以说是医院文化之间、技术之间沟通的纽带。它可以将一家医院内部的、自有的、狭义的文化，扩展、融汇到更广泛的、全医务界的乃至全社会的思想文化之中。

二、医院内刊的现状

在医疗改革持续深入、行业竞争日益激烈的当下，医院文化建设对医院综合发展的重要性日益凸现，医院内刊的作用也自然不言而喻。那么，当下我国医院内刊在编辑出版印刷过程中都存在那些缺陷呢？

（一）内刊与医院文化发展的不协调

医院之间的发展程度存在着很大不同，医院规模、人才梯队、技术水平、环境条件、设备等方面都可能有大小差异，因此文化建设也存在良莠不齐的现象。这并不是说，技术实力强的医院文化建设就一定搞得好。有些历史悠久、规模巨大甚至国内知名的医院，医院内刊却没有定期出版，没有统一固定的通讯员队伍，职工的文化交流互动性差，医院形象没有得到有效宣传，医院文化建设惨淡。而有些规模小的市级甚至二级医院，内刊出版的却极其精彩，十分有内涵，从而树立了医院的优质形象，为医院发展提供了强劲的动力。因此，医院文化和内刊是否和谐共存，关系着医院的良性发展。

（二）医院内刊的创办存在主观随意性

有些医院的内刊在创办过程中一味地“跟着感觉走”，凭医院管理层的主观臆断，盲目指挥内刊的发展方向，缺乏对自身情况的全面考量，肯定如无源死水，没有活力。医院内刊的创办是一个简单而又复杂的过程。简单是因为，只不过几十页纸，再添加些文字，表面功夫大家都能做一些；复杂是说，内刊要定位准，凸显个性，就需要在前期做大量的调研工作，主编团队必须对医院的历史、现状和发展方向有全面的认识和深刻的理解，对员工的精神状态和医德医风现状有全局的把握和运筹的手段，并能针对性地开展编发工作，设法引起职工的共鸣，得到大家心理上的认同和共鸣，形成共同的价值取向和行为标准，从而有利于医院文化的建设。

（三）内刊版面设计缺乏艺术性

医院内刊的版式就是医院的脸面，大多数内部报纸版式古板，有的简单得几乎就像一本说明书。有的又像是大杂烩，花拳绣腿，排版人员感觉好看就挪用过来，造成整个内刊风格不统一。版面的视觉效果尤为重要，要根据设置的内容来确定风格，忌满满当当不留空缺，内容过分拥挤的后果就是眼疲劳，读者不愿看。此外，大部分内刊对所使用的字体缺乏雕琢，或字体单一，或花里胡哨，一期刊物中内文的字体都不统一。这些都极大的影响了医院内刊的视觉传播效果。

（四）编辑流程缺乏严格的分级审稿制度

许多医院是几个人在办内刊，从采编到总编一人负责到底，缺乏严格的分级审稿制度。制定详细的编辑工作细则，明确责任、奖惩措施及实施办法，可在很大程度上提高内刊的发稿质量，进而提升内刊的整体质量。此外，虽然分级审稿制度表面上看似程序繁琐，但是运行良好的编辑部就像是工厂流水线，可在更大程度上提高内刊编辑的效率。总之，严格的分级审稿制度能确保内刊新闻的时效性、客观性及发稿质量，是办好、办强内刊不可或缺的一部分。

三、医院内刊的发展策略

要想让内刊在医院文化建设中发挥作用，在职工思想教育中凸显优势，就要努力把内刊办成一本有信息、有情感、有生活、有深度的可读性高的刊物。

（一）对内刊要有精确的定位

内刊所刊载的信息的受众群体是本单位所有医务工作者及外单位的同行，其定位应该是反映本院物质文化、精神文化、科研文化、教学文化和管理文化等的读物。这些就决定了医院内刊的表现形式和社会公开发行的专业期刊或者综合性刊物不同。第一，在内容上，学术期刊及专业性期刊更多的是局限于某一方面，而内刊在刊载内容上更加丰富，医院新闻、科室动态、学术前沿、杏林文化等，所有与医疗工作、医务工作者生活息息相关的内容均可刊登。第二，在面向读者方面，市场类综合刊物多面向社会大众，因此其销售手段更加多样化，而内刊主要面向医疗这一领域的读者，因此读者群较为固定。第三，在编辑排版方面，由于内刊刊载内容的多样性，因此在排版设计上也应该呈现出丰富多样的版式，既有学术类的严谨，又有文化综合类的温馨和新颖。

（二）确立并保持内刊自己的风格

内刊孕育产生于浓厚的医院文化中，又反哺医院文化的建设，因此必须要与个性鲜明的本院文化相映衬、相呼应。独特的内刊风格主要表现在栏目设置、内容表现形式、版式设计、编辑风格等方面。而且，随着时代的变迁，内刊的编辑方针也要与时俱进，在各栏目比例之间进行协调，在保持风格前后一致的同时，又能做到随时补充新鲜血液，保持刊物的活力。

（三）打造集采写编评摄、医学专业知识于一身的编辑团队

医院内刊多为医院自办，由医院宣传部门、期刊部门或者其他行政部门负责具体编辑出版业务，因此大多数内刊编辑人员缺乏专业的办刊知识。我们的编辑人员要不断学习，掌握必要的传播知识，如：采访、写作、编辑、评论、摄影、排版、设计等，还要对专业的医疗知识有一定的了解，要在实践中不断摸索，提高业务水平。

要“站得高”。俗言有道：站得高、看得远。要有政治敏感性，对党和国家的政策方针有充分认识，熟悉当下医疗卫生计生系统的政策，对医院的发展方向、管理策略、职工思想教育有全方面的了解，做到胸中有数，唯有如此，内刊才能呈现出医院建设和发展的全景。

要“能深入”。贴近临床、贴近职工是内刊的重要编辑方针，内刊编辑人员要学会深入临床一线采集新闻素材，真实记录职工的工作状态，倾听患者的心声，全面、细致、准确地传递医院精神，呈现医院文化特色。

（四）建立稳定又活泼的通讯员队伍

组建一支高水平的通讯员队伍，既可以保证内刊的稿源，又可以随时掌握临床一线的动态，是一本成熟内刊的关键所在。而临床工作又相对忙碌，因此组建通讯员队伍首先要得到院领导的重视，在制度上进行约束。其次，编辑人员要主动深入临床一线，与通讯员多沟通、多交流，发动广大医务工作者，并在编辑出版中有意识地进行鼓励，以增强内刊的可读性，提升内刊的亲切程度，激发受众群体尤其是通讯员的阅读兴趣，进而形成一个优质循环，保证刊物的优质稿源。

增强三项能力，构建医患和谐*

构建社会主义和谐社会是我国当前时期的一项重要任务。医院是社会的一个重要窗口，与人民群众的身体健康和生命安全密切相关，构建和谐的医患关系，已成为构建和谐社会的重要组成部分。从当前医患关系现状和人民群众的医疗需求来看，医院要达到构建医患和谐的目标，必须增强“三项能力”，即医患沟通的能力、医疗服务的能力、增强解决“看病难看病贵”问题的能力，进而才能有效改善医患关系，构建良好医患氛围。

一、当前医患关系现状

当前医患关系是社会广为关注的一个热点、难点问题。从总体上看，和谐是主流，不和谐是支流，但绝不可忽视。全国医疗机构每年提供医疗服务的人次达20多亿，即使只有1%不和谐，也有2000万人次。这直接影响着患者的切身利益，影响着医务人员与人民群众之间的感情，影响着医院救死扶伤的社会形象。党和政府一直高度重视建立维护和谐的医患关系，尽管付出了不少努力，但医患关系紧张、彼此缺乏信任、不能相互理解、医疗纠纷增加、医患矛盾对立等现象仍是目前医疗服务中十分突出的问题。据第五次国家卫生服务调查结果显示，患者对住院总体上表示满意的仅占67.2%，不满意的原因排在前三位的仍然是医疗费用高、技术水平低、服务态度差。有关专家认为，造成医患矛盾的原因，虽有社会转型、制度磨合、社会保障制度尚不完善等多方面因素，但究其根源，主要是医患之间出现信任危机、缺乏沟通和理解，医疗服务质量不高，群众看病难看病贵现象等问题使然。因此，我们必须充分认识构建和谐医患关系的重要性和紧迫性，从根

---

* 訾丽丽：河北医科大学第四医院。

源出发,高度重视并认真加以解决。

二、增强“三项能力”,有效改善医患关系,构建良好医患氛围

(一)增强医患沟通能力,建立医患之间平等尊重的良好关系

加强医患沟通,尊重病人、理解患者是构建医患和谐的关键。医疗服务承担着救死扶伤、治病救人的崇高使命,从一定意义上讲,决定着患者的生死存亡。医务人员和患者之间有一个共同目标,就是要战胜疾病,减少痛苦,保障健康和生命安全。由此,医患之间必须建立相互信任、相互尊重、相互理解、相互帮助的平等关系。医患沟通需要医疗机构、医务人员和患者三方共建理解和信任。作为主导方,医院和医务人员要坚持为人民健康服务的宗旨,维护人民群众的利益,进一步增强服务意识、转变服务理念、加强人文关爱、善待患者,以达到心灵和感情的双沟通。要注重宣传教育,建立和完善医患沟通制度,拓宽沟通渠道,通过政工查房、工休座谈会、院领导与患者见面会、住院患者满意度调查、出院患者回访等多种形式,收集患者意见并加以改进,让患者了解更多的医疗信息,增强对医务人员的理解。要建立科学的服务质量评估体系,明确医务人员行为规范,客观提出什么该做,什么不该做。与此同时,要加大监督检查力度,奖优罚劣,以保障医患沟通的实效性。

(二)增强医疗服务能力,树立医院诚信服务的社会形象

在医疗过程中,患者最容易产生不满意的地方,就是服务质量。如果患者花费很多钱,而获得的是低质量的医疗服务,且花了钱却没治好病,是群众最不满意的,也是造成医患不和谐的最主要因素。由此,医院要始终坚持以病人为中心,以提高医疗服务质量为主题,切实增强医疗服务能力,加强医疗环节管理,健全、完善各种规章制度,规范诊疗操作常规,提高医疗质量,确保医疗安全。要全面树立诚信服务意识,进一步明确临床医师岗位职责,加强医务人员“三基三严”训练,实行临床、医技科室的医疗质量全程跟踪和监控。对年轻医生定期进行技能操作考核,通过大练兵、大比武,强化基本功训练,为患者提供过硬的技术服务。建立医疗、护理质量评估小组,每月对临床工作进行考评、量化打分,提高医院的整体医疗水平。加大技术创新力度,做到“你无我有,你有我新,你新我优”,不断提高技术层次,增强医疗市场竞争力。加强人才培养,创新人才激励机制,建立合理的人才梯队,努力建设医院和谐发展与个人能力充分发挥的人文环境,以人才促发展,以质量求效益,构建和谐的医患关系。

（三）增强解决“看病难、看病贵”问题的能力，架起医院与群众之间的互信桥梁

当前卫生工作中存在的基本矛盾是群众越来越高的卫生健康需求与医疗服务供应严重不足之间的矛盾，集中的表现就是群众看病难、看病贵。近年来尽管政府不断加大投入和解决力度，虽然群众在就医方便程度上有了较大改观，但是加快卫生事业发展，努力解决好群众“看病难、看病贵”问题，仍是构建医患和谐的根本。近年来，政府从改革医疗服务体制、加快城镇居民和新型农村合作医疗全覆盖、发展农村卫生基础设施和农村卫生人才事业等多方面，研究探索解决“看病难、看病贵”问题的有效措施。在新形势下，医院要解决群众看病难、看病贵问题，需要抓好以下几项工作：一要加强医院内部管理，全面实行成本核算和绩效考核，不断降低医疗成本；二要严格控制患者医疗总费用，重点降低药品和一次性高值耗材所占的比例，认真执行同级医院检查结果互认、临床路径和单病种手术最高限价等制度，让利于民，减轻患者的经济负担，减少因病致贫、因病返贫现象的发生；三要大力开展医疗扶贫工作和“医疗惠民工程”，通过下乡医疗、对口协作医院技术帮扶、基层卫生人员到大医院进修等多种途径，努力改变农村卫生条件落后的现状。如河北医科大学第四医院，坚持30多年医疗扶贫不放松，建立县级协作医院20余家，长期帮扶国家级贫困县赞皇、磁县、南皮等县医院，培养专业技术人员千余名，捐赠医疗设备及药品数百万元，派出医疗队300多批次，行程百万公里，免费普查百万人群，直接或间接地为群众节约医疗费用上千万元，把党和政府的温暖送到了千家万户，受到当地政府和老乡的欢迎。在为贫困山区群众解决实际困难的同时，医务人员也了解到农村缺医少药的现状，从中受到深刻教育，与当地老乡建立了深厚的情谊，达到了共同受益的效果。

探索加强医院文化建设的途径和方法*

随着社会的快速发展,越来越多的医院将文化建设提上日程,希望通过医院文化建设的推进来实现医院核心竞争力①的提升,使医院的发展带动所有职工的发展,并且为患者打造文明、仁爱、创新、诚信的文化氛围。

一、医院文化建设的内涵

具体说来,医院文化建设主要包括精神文化建设、管理文化建设和科技文化建设。

(一)医院精神文化建设

医院精神文化建设的主要目的是为了给医务人员以精神上的鼓励和支持,使其能够以更加热情的状态投入到工作中,并且具有更强的团队精神和奉献精神②。同时,还要重视对医务人员医德的培养,使其具有强烈的责任感,从而树立起全心全意为患者服务的思想,并努力提高自身的专业素质,减少医疗失误。

(二)医院管理文化建设

医院管理文化建设的主要目标是在医院内部形成一种共同进取、合作互助的人际关系,使工作氛围宽容、和谐,将医务人员看作一个整体,重视医务人员与其他工作人员的共同利益,妥善处理医院中的各种关系,从而使医务人员和患者的情感能够得到有效沟通和无障碍交流。

---

* 周孟:河北医科大学第四医院。本文曾发表于《中外企业家》2015 年第 5 期。

① 方春生. 医院文化对提高医院核心竞争力的作用研究》,重庆医科大学硕士学位论文,2012 年。

② 李敬民. 加强医院文化建设,增强医院发展的内动力[J]. 中国水电医学,2002(5):306 - 308.

（三）医院科技文化建设

创新和发展是时代的永恒主题，在医院文化建设中也不例外。而医院科技文化建设能够在医院内部形成良好的科研氛围，能够形成尊重人才、尊重知识的氛围，从而使科技创新型人才能够发挥自己的才华，使医院中充满科研工作的积极性、主动性，使医疗事业能够得到创新和发展。

二、加强医院文化建设，提高医院核心竞争力

（一）加大对医院文化建设的宣传力度

宣传工作是做好医院文化建设工作的基础，因此宣传部门应加强对医院文化建设内涵和重要性的宣传，使每名医务工作者都能认识到文化建设对于自身和医院发展的重要作用，使所有医务工作者的思想和行为得到统一，在文化建设方面达成共识，使医务人员能够自觉地发挥自己在医院文化建设中的主体作用，形成大宣传意识，从自己的利益和需求出发来加快医院文化建设步伐。宣传部门可以利用组织学习、院刊、网站、微信等多种形式进行医院文化建设的宣传和推广，并对支持医院文化建设宣传工作的人员予以表扬和奖励，可建立考评制度，①鼓励医务人员都全身心投入到医院文化建设的队伍中。

（二）加强技术培训和教育

为了能够使医务人员快速掌握当前领先医学技术的发展动态，提升自己的专业能力，医院应组织医务人员定期进行专业技术培训，使自己的业务水平得到提高，使医院的业务水平紧跟当前科学技术的发展。同时，还应加强对医务人员的职业道德及规范教育，使医务人员能够明确自己的岗位职责，按照工作标准来开展服务，不断改进服务质量，提高医务人员依法办事、遵守纪律的自觉性。

（三）抓好思想政治工作

思想政治工作的重点在于对医务人员思想境界的提升和文化熏陶，通过对思想政治工作的宣传和教育，能为医院文化建设工作提供新思维和新方法，从而为医院文化建设工作的开展奠定了良好的思想基础。因此，在日常的工作中，应注重对思想政治理论的传播和宣传，使每名医务人员的思想境界得到提升，从而树立正确的人生观、价值观和世界观，用崭新的姿态去应对工作中的各种挑战。

---

① 周乃忠．医院文化建设考评体系研究．山西医科大学硕士学位论文，2012.

（四）开展丰富多彩的文化活动

为了能够促进医院文化建设的顺利进行，我们应积极对医务人员日常活动进行改革，多多组织丰富多彩的文化活动，使医务人员可以在活动中领悟医院的精神和文化，从而自发地去践行医院文化。例如，上级领导部门在逢年过节对医务人员致以衷心的问候，对医务人员的身体、生活进行了解和关心，并且组织开展"春节联欢晚会""国庆节联欢晚会""智力竞猜大赛""歌咏比赛"等联欢、竞技类活动，让医务人员可以在丰富的活动中互相联络感情、加深对医院文化的认识，从而能够使医院文化建设工作得到快速传播和充分实践。

（五）营造良好的医疗文化环境

在医院环境建设方面，也要体现出文化氛围，使医务人员和患者有赏心悦目的感觉。在医院的走廊、病房等地，张贴一些文化类的牌匾等，让患者可以在治疗过程中感受到文化的渲染，并且在医院设置一些健身器材、娱乐设施、景观小品等，让患者康复的同时还能感受到医院的文化韵味，使医院的文化建设①能够在环境的影响下进一步发展。

三、结语

综上所述，医院文化建设对于提高医院的核心竞争力、营造和谐稳定的工作氛围、促进医疗水平的提升和进步有着重要的意义。因此，在医院日常工作中，宣传部门要发挥积极的作用，努力对医务人员进行思想政治教育和文化渗透，在医院内部营造出一种和谐、进取、创新的文化氛围，使患者感受到医务人员的爱心，享受高科技的服务，从而促进医疗服务水平的发展。

① 侯宁健，章毓林．加强医院文化建设提升医院核心竞争力的探索［J］．大家，2010（3）：273－274.

加强医患沟通，构建和谐医患关系*

医患关系主要是指医务人员还有患者的家属在诊疗医疗过程中所形成的一种特定性关系，伴随着社会的不断变化和发展，人们的法律意识逐渐强化，患者的维权意识也在提升，因此医患关系变得越来越微妙，医疗纠纷也在不断地增加和恶化。为了更好地解决医患矛盾，调和医患关系，本文旨在对加强医患沟通，构建和谐的医患关系进行分析和研究。

一、医患缺乏沟通产生的问题分析

（一）非医疗事故性纠纷增多

在改革开放的20多年发展过程中，我国的医疗卫生事业已经取得了非常大的成绩，医疗卫生服务的能力也在不断地提升。生活水平的提高使得人们对于医疗服务的要求也在提升，患者开始有更多的平等性和自我保护性意识，其中维权意识越来越显著。但是还有一部分医疗服务人员在思想观念上并没有跟上当前的形势，因此也未能够很好地关注良好医患关系的形成，在沟通上意识非常淡薄，在很多的医疗活动中未能尽到主动告知，这样就会让患者对病情的改变一无所知，对于病情恶化也缺少心理准备，缺少风险上的预估。医患之间出现了不信任和误解，服务的态度又十分生硬、冷漠，造成患者不满意程度提升，一旦在诊疗上没有得到满意的效果，那么就非常容易引发各种医疗纠纷和医疗事故。①

---

* 赵春燕：河北医科大学第四医院。本文曾发表于《赤子》2017年第11期。

① 侯胜田，张永康．主要医患沟通模式及6S延伸模式探讨[J]．医学与哲学，2014(1)：54－57.

（二）社会舆论对医疗机构人员的评价产生偏差

我国的医疗保障体系当前还不是十分完整，政府对于医疗卫生事业的投入也不是非常全面，群众参与到医疗保险当中的此例非常小。而群众在医疗上个人的支出费用又非常高，最近几年的医疗费用一直在增长，个人在支付上的比例也在逐年提升，因此很多由看病难和看病贵所导致的矛盾发生在医院当中。在长期的发展过程中医疗服务一直处于供不应求的状态，但是医院对于医患之间的良好沟通关系没有重视，在工作当中难免会出现较多的纠纷，又不能及时有效地和家属之间做好解释工作；而一些医务人员还存在收红包，吃回扣现象，因此导致医患矛盾不断地增加。由于医院和社会之间，以及医生和患者之间的沟通不顺畅，因此在整体评价上也存在较大的偏差。

二、强化医患之间的沟通

（一）转变服务方面的理念

在构建和谐社会的过程中，和谐的医患关系也是其中的重点内容，这就需要医护人员首先得进行思想观念的转变，树立起以病人为中心的多种服务理念，不断地在人性化理念的背景下，让医疗服务充满温情，充满人情味。在医疗过程中，医生和患者之间要认真沟通，彼此尊重和理解，对自己的病人应更加关心、照顾，且能够换位思考，同时对病人的关心要更为主动，更加全面。要保障医疗和护理的质量，能够给病人提供生活上、心理上以及生理和安全上全面性的服务，应给不同的病人进行更加个性化的指导，要有爱心、细心以及耐心，更要有责任心，从而在医务人员和患者之间创建起更加温馨和谐的氛围①。

（二）医患之间掌握沟通的技术

医务人员要掌握好医学理论知识，同时还要有更好的心理学知识，在和病人进行沟通的过程中要学会倾听，用自己的高度还有耐心以及同情心等让家属了解患者的病情，以便消除病人的紧张情绪、恐惧情绪还有因为病情以及经济原因造成的心理压力。另外，医务人员还要进行更多的解释，要以病人还有家属能够接受以及理解的方式进行解释。在为患者家属解释清楚的同时，还要做好仔细的观察，在交流和沟通过程中需要进行主动观察，了解家属的基本情况和文化背景。

---

① 张涛，施琳玲．大医精神指导下的沟通文化与实践[J]．医学与哲学，2015(3)：48－49，52.

最后还要做好控制工作,医务人员需要关注沟通过程中的语言使用,争取能够做到用真诚和热情还有简洁性的语言安抚患者的情绪,不能因为自身的繁忙对患者有不耐烦的情绪。①

(三)关注沟通的重要环节

沟通首先发生在门诊环节,病人在就医过程中首先找到的就是门诊,因此,门诊的引导人员要更加热情,对于病人的询问要认真地回答,并且给病人排忧解难,才能方便患者就诊。门诊医师需要给患者更多的同情,不能有忽视和歧视以及不耐烦情绪,注意使用文明用语,态度也要更加亲切。在入院之后,护理人员需要热情地接待,耐心地给患者讲解病情,帮助患者对医院的环境进行熟悉,这样才能够在此进行放心和安心的治疗。

结束语

本文对加强医患沟通,构建和谐医患关系进行了分析和研究。在构建社会主义和谐社会的过程中,医患关系是其中非常重要的内容,因此对医患关系中的矛盾原因进行分析,有助于医患关系的改善。

① 陈华,叶尘宇,刘文娟等. 社会化媒体时代的医患关系沟通探索[J]. 医学与哲学,2014(5):52-54.

后　记

为落实立德树人根本任务，推进医学人文研究与实践，凝练医学人文教育成果，我们组编了《医学人文研究与探索》一书。本书是《高校校园文化建设成果文库》入选书目之一，由河北医科大学党委常委、纪委书记傅英会提出总体思路，学校党委宣传部部长李晓玲设计全书框架，并负责全书编辑审定工作。参与本书编辑校对工作的有党委宣传部张冶、田丽娟、刘学民、马梦瑶、王学嘉、吕森、岳云鹏、曹晓菲以及河北医科大学第四医院陈伯仁、河北医科大学第一医院李鑫等。学校党委非常重视本书的组织与编写工作，并对本书的策划出版给予了悉心指导和大力支持，学校相关部门的领导、专家对本书的策划出版提供了很多帮助，在此表示衷心的感谢。

2018 年 1 月